营养指导员考试习题集

曾迎春　主编

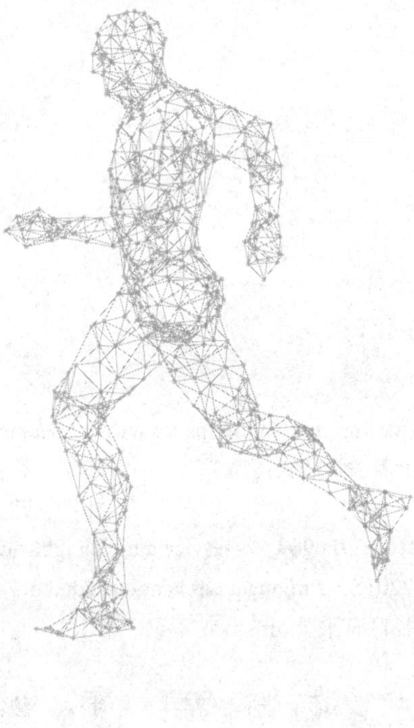

清華大學出版社
北京

图书在版编目 (CIP) 数据

营养指导员考试习题集 / 曾迎春主编. -- 北京：清华大学出版社, 2024. 10. -- ISBN 978-7-302-67490-0

Ⅰ. R151-44

中国国家版本馆CIP数据核字第2024VV8418号

责任编辑：刘　杨
封面设计：何凤霞
责任校对：欧　洋
责任印制：沈　露

出版发行：清华大学出版社
网　　址：https://www.tup.com.cn，https://www.wqxuetang.com
地　　址：北京清华大学学研大厦 A 座　　邮　　编：100084
社 总 机：010-83470000　　邮　　购：010-62786544
投稿与读者服务：010-62776969，c-service@tup.tsinghua.edu.cn
质量反馈：010-62772015，zhiliang@tup.tsinghua.edu.cn
印 装 者：三河市天利华印刷装订有限公司
经　　销：全国新华书店
开　　本：185mm × 260mm　　印　张：17.75　　字　　数：440 千字
版　　次：2024 年 10 月第 1 版　　印　　次：2024 年 10 月第 1 次印刷
定　　价：68.00 元

产品编号：106667-01

前　言

2019 年中华人民共和国国务院（以下简称“国务院”）发布的《健康中国行动（2019—2030 年）》指出，合理膳食是健康的基础。饮食风险因素已成为影响人群健康的主要危险因素，营养指导员可以为居民提供合理膳食、均衡营养指导，有效减少相关慢性病的发生，还可以有效促进相关慢性病患者康复。营养指导员的培养是国务院部署的《健康中国行动（2019—2030 年）》的工作之一，目标是到 2030 年实现“每 1 万人配备 1 名营养指导员”。

2021 年 9 月，国家卫生健康委员会就健康中国行动之合理膳食行动实施两年来的进展成效召开发布会，中国疾控中心营养与健康所所长丁钢强指出：营养指导员作为打通国民营养健康素养“最后一公里”的关键，是营养人才队伍建设的重要组成部分。营养指导员是我们社区和基层工作中非常重要的一支力量，对于重点地区、重点人群不健康饮食结构的合理化调整，营养健康支持性环境的建设，营养健康食堂、餐厅的创建等方面都将发挥重要的作用。

国家卫生健康委人才交流服务中心于 2022 年开始组织营养指导员考试，考核通过后在国家卫生健康委人才交流服务中心网上可查询电子证书。

因刚开始组织考试，考生缺少对应的辅导习题。本人参加了首批营养指导员考试，取得了 93 分的成绩，同期对考生做了教材精讲、习题带练、考前冲刺讲解等工作。考试后，很多考生的成绩都是 80 多分、90 多分，通过率在 95% 以上。为帮助更多考生顺利通过考试，结合本人的辅导经验，特推出本书。

《营养指导员考试习题集》用于考生依据《营养指导员》教材复习时进行同步练习，是巩固知识的必备用书。

本书共分为两部分。第一部分是章节习题，根据《营养指导员》教材和考试大纲顺序出题，题量丰富，涵盖考试大纲中的知识点，并拓展了部分知识（题目前标注☆），突出重点、难点，帮助考生随学随测，检测学习成绩。部分习题附有详细解析，全面分析考点、解题思路和方法，帮助考生理解和掌握知识点。笔者还专门整理了 60 张复习用的知识点思维导图，可以扫描本书封底二维码获取。

第二部分是模拟试卷，全面模拟考试真题，题目难度和考点分布均参照实际考试情况设定，旨在帮助考生临考备战时进行综合性强化巩固。笔者专门为本部分录制了讲解视频，可以扫描本书封底二维码观看。

热烈欢迎积极向上的考生选择报考营养指导员，相信通过认真复习，到考试时，一定可以通过！

虽然在编写过程中，笔者参考了营养指导员考试相关教材，同时参考了《营养与食品卫生学》（第 8 版）、《中国居民膳食指南（2022）》、《中国居民膳食营养素参考摄入量（2023 版）》、《中国营养科学全书》（第 2 版）、《中国食物成分表标准版》（第 6 版）等最新书籍，但由于作者水平和时间有限，书中难免存在一些错误或不足之处，恳请读者们批评指正，并将您的宝贵意见和建议，以及在使用本书过程中发现的问题及时反馈给我，以便对其进行必要的勘误和进一步修改、完善。

学好营养知识，做自己健康的第一责任人！

明天的你更优秀！

曾迎春

2024 年 6 月

目 录

第一部分 章节习题

第二部分 模拟试卷

第一部分

章节习题

根据《营养指导人员能力提升培训参考教材》和考试大纲顺序出题，题量丰富，涵盖考试大纲中的知识点，并拓展了部分知识（题目前标注☆），突出重点、难点，帮助考生随学随测，检测学习成绩。部分习题附有详细解析，全面分析考点、解题思路和方法，帮助考生理解和掌握知识点。

第一章 营养素

一、膳食营养素参考摄入量

（一）单选题（每题的备选项中，只有一个选项最符合题意。）

1. 在人体的代谢、能量获取、构成和修补组织、调节生理这一系列过程中，始终位于核心地位的是（　　）。

A. 空气　　B. 水
C. 营养素　　D. 宏量营养素
E. 微量营养素

【解析】食物中含有多种营养素，人体通过消化吸收从食物中获得营养素，在人体的代谢、能量获得、构成和修补组织、调节生理这一系列过程中，始终位于核心地位的是营养素。经过营养学家们一百余年的工作，如今已确认的人体必需营养素有42种。这些营养素根据人体的需要量和体内含量多少又可分为宏量营养素（包括蛋白质、脂类和碳水化合物）和微量营养素（包括矿物质和维生素）。

2. 简写为DRIs的是（　　）。

A. 膳食营养素推荐摄入量
B. 膳食营养素可耐受最高摄入量
C. 膳食营养素参考摄入量
D. 膳食营养素平均摄入量
E. 膳食营养素适宜摄入量

【解析】膳食营养素参考摄入量简写为DRIs。膳食营养素推荐摄入量为RNI，膳食营养素可耐受最高摄入量为UL，膳食营养素平均摄入量为EAR，膳食营养素适宜摄入量为AI。

☆3. 目前使用的DRIs版本为（　　）。

A. 2000　　B. 2013
C. 2022　　D. 1989
E. 2023

【解析】1938年，我国首次发布大众最低营养素的需要量，1955年开始采用“每日膳食中营养素供给量（RDA）”来表述推荐的膳食营养素摄入量标准，经过多次修订和丰富，2000年采用“膳食营养素参考摄入量（DRIs）”。2013年进行了修订，2023年又进行了修订，并于2023年9月正式发布DRIs2023版。

4. 根据目前营养素必需性的研究结果，食物中的营养素分类**不包括**（　　）。

A. 必需营养素
B. 条件必需营养素
C. 完全营养素
D. 其他可能必需的食物成分
E. 非必需营养素

【解析】根据目前营养素必需性的研究结果，食物中的营养素可以分为四类：①必需营养素（42种）。②条件必需营养素（某些氨基酸等）。③其他可能必需的食物成分（某些微量元素和植物化学物等）。④非必需营养素（多种对人体有益的食物成分）。

5. 人体必需营养素共（　　）种。

A. 7　　B. 9
C. 20　　D. 42
E. 59

【解析】已确认的人体必需营养素有42种，包括蛋白质中的9种氨基酸、脂类中的2种多不饱和脂肪酸、1种碳水化合物、7种常量元素、8 种微量元素、14 种维生素和水。

6. 按照不同营养素的需要量或体内含量，将营养素分为（　　）。
   A. 必需营养素和宏量营养素
   B. 必需营养素和非必需营养素
   C. 宏量营养素和微量营养素
   D. 必需营养素和微量营养素
   E. 非必需营养素和宏量营养素

【解析】营养素根据人体的需要量或体内含量可分为宏量营养素（包括蛋白质、脂类和碳水化合物）和微量营养素（包括矿物质和维生素）。

7. 人体常量元素为（　　）。
   A. 钙、镁、钾、硒
   B. 铁、锌、碘、硒
   C. 钙、镁、钾、钠
   D. 铁、锌、钾、钠
   E. 钙、镁、碘、硒

【解析】人体常量元素共7种，为钙、镁、钾、钠、磷、氯、硫。

8. 人体常量元素有（　　）种。
   A. 5　　B. 10
   C. 9　　D. 7
   E. 6

【解析】同第 7 题。

9. 下列属于微量营养素的是（　　）。
   A. 氨基酸　　B. 蛋白质
   C. 脂肪　　D. 矿物质
   E. 碳水化合物

【解析】矿物质和维生素为微量营养素。

10. 下列属于人体必需微量元素的是（　　）。
   A. 镁　　B. 铁
   C. 钙　　D. 磷
   E. 硫

【解析】微量元素分为三类：第一类为人体必需的微量元素，有碘、硒、铜、钼、铬、钴、铁和锌 8 种；第二类为人体可能必需的微量元素，有锰、硅、镍、硼和钒 5 种；第三类具有潜在毒性，但在低剂量时对人体可能具有必需功能的微量元素，包括氟、铅、镉、汞、砷、铝、锂和锡 8 种。

11. 人体必需微量元素包括（　　）。
   A. 钙、锌、铜
   B. 硫、铁、氯
   C. 碘、镁、氟
   D. 铁、铬、钴
   E. 钙、锌、铅

【解析】同第 10 题。

12. 下列属于人体必需的微量元素的是（　　）。
   A. 铁、碘、锂
   B. 铁、碘、硼
   C. 钙、铁、锌
   D. 碘、硒、铜
   E. 铁、镁、汞

【解析】同第 10 题。

13. 中国居民膳食营养素参考摄入量**不包括**（　　）。
   A. AMDR　　B. AI
   C. RNI　　D. RDA
   E. SPL

【解析】DRIs2023 共有 7 个指标，包括平均需要量（EAR）、推荐摄入量（RNI）、适宜摄入量（AI）、可耐受最高摄入量（UL）、宏量营养素可接受范围（AMDR）、降低膳食相关非传染性疾病风险的建议摄入量（PI-NCD）、特定建议值（SPL）。

14. DRIs 是每日平均膳食营养素摄入量的一

组参考值，**不包括**（　　）。

A. 可耐受最高摄入量

B. 平均需要量

C. 推荐摄入量

D. 基本摄入量

E. 适宜摄入量

【解析】同第13题。

15. RNI是以（　　）为基础制定的。

A. PI　　B. AI

C. UL　　D. RAI

E. EAR

【解析】EAR是制定膳食营养素推荐摄入量（RNI）的基础。

16. 能量需要量的英文简写为（　　）。

A. EAR　　B. RNI

C. EER　　D. UL

E. DRIs

【解析】能量需要量（estimated energy requirement，EER）。

17. 人群的能量推荐摄入量等于该人群的能量摄入量的（　　）。

A. AI　　B. EAR

C. EAR+2SD　　D. RNI+2SD

E. UL

【解析】能量的推荐摄入量与其他营养素不同，是以平均需要量（EAR）为基础，不需要增加安全量，也没有可耐受最高摄入量，因为只要能量摄入量高于需要量，就可能会在体内储存或出现体重超重。

18. 人群平均需要量即为其生理需要量的是（　　）。

A. 维生素　　B. 能量

C. 碳水化合物　　D. 脂类

E. 蛋白质

【解析】同第17题。

19. 对于某些营养素来说，RNI和EAR的关系是（　　）。

A. RNI=EAR+SD

B. RNI=EAR+2SD

C. RNI=EAR−2SD

D. RNI=1.3×EAR

E. RNI=EAR

【解析】推荐摄入量（RNI）一般是在研究确定的群体EAR基础上再加2个标准差（SD）计算所得，是可以满足某一特定性别、年龄及生理状况群体中绝大多数个体（97%~98%）需要量的营养素摄入水平。

20. （　　）是能满足某一特定性别、年龄及生理状况群体中绝大多数个体（97%~98%）需要的摄入水平。

A. DRIs　　B. EAR

C. AI　　D. RNI

E. UL

【解析】同第19题。

21. 当某种营养素的个体需要量研究资料不足，不能求得RNI时，可采用（　　）。

A. DRIs　　B. EAR

C. AI　　D. EAI

E. UL

【解析】当某种营养素的个体需要量研究资料不足而不能制定EAR，从而无法推算RNI时，可以通过设定AI来代替RNI。

☆22. 制定0~6个月纯母乳喂养婴儿AI的依据是（　　）。

A. 离体实验研究结果

B. 动物实验研究结果

C. 随机临床干预研究

D. 母乳摄入量和各种营养素的含量

E. 人体代谢研究

【解析】纯母乳喂养的足月产健康婴儿，从出生至6月龄，其营养素全部来自母乳，故摄入母乳中营养素的量即是婴儿所需各种营养素的 AI。根据营养良好的健康乳母乳汁中营养素含量和纯母乳喂养婴儿母乳摄入量来推算 0~6 月龄婴儿营养素的 AI 值。

23. 通过观察或试验获得的健康人群某种营养素的摄入量是（　　）。

A. UL　　B. EAR
C. RDA　　D. RNI
E. AI

【解析】适宜摄入量（AI）是通过观察或试验获得的健康群体某种营养素的摄入量。

24. 关于 DRIs，下列说法正确的是（　　）。

A. RNI 是个体每日摄入某营养素的目标值
B. RNI 是以 EAR 为基础制定的，RNI=1.5EAR
C. RNI>UL
D. 每日营养素摄入量大于 RNI，但小于 UL，也会对人体产生危害
E. RNI 是指通过观察或试验获得的健康群体某种营养素的摄入量

【解析】AI 和 RNI 的相似之处是两者都可以作为目标群体中个体营养素摄入量的目标，可以满足该群体中几乎所有个体的需要。

25. 当某营养素摄入量在（　　）之间时，摄入量是适宜的。

A. 无法判断
B. RNI 和 UL
C. EAR 和 RNI
D. EAR 和 UL
E. 小于 EAR

【解析】营养素的摄入量应该维持在 RNI 和 UL 之间的水平，以保证人体在一定时间内摄入的营养素是充足而安全的。

26. UL 的主要作用是（　　）。

A. 综合评价营养素摄入的水平
B. 作为群体营养素摄入量的目标
C. 作为健康个体营养素摄入量的目标
D. 评估人群中摄入不足的比例
E. 检查个体摄入量过高的可能

【解析】在制定个体和群体膳食方案时，应使营养素摄入量低于 UL，以避免营养素摄入过量可能造成的危害。

27. 当营养素摄入量超过（　　）并进一步增加时，损害健康的危险性随之增大。

A. DRIs　　B. EAR
C. AI　　D. RNI
E. UL

【解析】当营养素摄入量超过 UL 并进一步增加时，损害健康的危险性随之增大。

28. UL、RNI、EAR 三项比较，顺序为（　　）。

A. RNI>EAR>UL
B. RNI>UL>EAR
C. EAR>UL>RNI
D. UL>EAR>RNI
E. UL>RNI>EAR

【解析】可耐受最高摄入量（UL）>推荐摄入量（RNI）>平均需要量（EAR）。

29. 可耐受最高摄入量是（　　）。

A. RDA　　B. EAR
C. RNI　　D. AI
E. UL

【解析】可耐受最高摄入量（upper levels of intake，UL）。

30. 小春某种营养素摄入量达到 EAR 水平，说明（　　）。

A. 无法判断
B. 小春缺乏这种营养素的概率是 50%
C. 小春缺乏这种营养素的概率是 100%
D. 小春缺乏这种营养素的概率是 0%

E. 小春缺乏这种营养素的概率是 97%

【解析】当一个随机个体摄入量达到 EAR 水平时，缺乏该营养素的概率为 50%。

31. 当一个群体的平均摄入量达到RNI水平时，人群中有（　　）的个体有可能缺乏。

A. 2%~3%　　B. 50%

C. 97%　　D. 10%

E. 5%

【解析】平均摄入量达到 RNI 水平时，随机个体摄入不足的概率变得很小，发生缺乏的概率在 3% 以下；群体中绝大多数的个体没有发生缺乏的危险，只有 2%~3% 的个体有营养素缺乏的可能。

32. 营养素的安全摄入范围为（　　）。

A. 平均需要量与可耐受最高摄入量之间

B. 平均需要量与适宜摄入量之间

C. 平均需要量与推荐摄入量之间

D. 推荐摄入量与可耐受最高摄入量之间

E. 推荐摄入量与适宜摄入量之间

【解析】处于推荐摄入量（RNI）和可耐受最高摄入量（UL）之间的区域是一个“安全摄入范围”，在此范围内发生缺乏和中毒的可能性都很小。

33. 下列营养素中，具有 PI 的是（　　）。

A. 碘　　B. 蛋白质

C. 钙　　D. 钠

E. 铁

【解析】钠、钾和维生素 C 这三种营养素有 PI。

34. DRIs2023 中，其特点之一是具有上限和下限的是（　　）。

A. PI　　B. EAR

C. AI　　D. RNI

E. AMDR

【解析】AMDR 指蛋白质、脂肪和碳水化合物三种营养素的摄入范围及三者之间的适宜比例，常以某种营养素摄入量占摄入总能量的比例来表示，其显著的特点之一是具有上限和下限。

☆35. DRIs2013 中，相比 DRIs2000，新增加的是（　　）。

A. UL　　B. EAR

C. AI　　D. RNI

E. PI

【解析】DRIs2013 相比 DRIs2000，在 EAR、RNI、AI、UL 基础上，增加了 AMDR、PI、SPL。

36. 下列**不能**用于个人营养素摄入量目标的是（　　）。

A. 钾 AI　　B. 钙 RNI

C. 铁 RNI　　D. 钾 PI

E. 视黄醇 UL

【解析】营养素摄入量要低于 UL，避免营养素摄入过量可能造成的危害。维生素 A 又称视黄醇，摄入过多可以引起维生素 A 过多症，维生素 A 的 UL 为 3000 μg RAE/d。

37. 下列具有 SPL 值的是（　　）。

A. 番茄红素　　B. 蛋白质

C. 钙　　D. 钠

E. 铁

【解析】SPL 是以降低成年人膳食相关非传染性疾病风险为目标，提出的其他膳食成分的每日摄入量水平。其他膳食成分不是维持机体生长发育所必需的，但对促进健康、降低膳食相关非传染性疾病风险具有重要作用，包括酚类（原花青素、花色苷、大豆异黄酮、绿原酸、儿茶素、槲皮素、姜黄素和白藜芦醇），萜类（番茄红素、叶黄素、植物甾醇），含硫化合物（异硫氰酸酯、大蒜素），醌类（辅酶 Q_{10}），氨基酸衍生物（甜菜碱、牛磺酸、γ-氨基丁酸、左旋肉碱），糖聚合物及其衍生物（低聚果糖和菊粉，谷物β葡聚糖、氨基葡萄糖、枸杞多糖、海藻多糖）等物质。

（二）参考答案

1. C 2. C 3. E 4. C 5. D 6. C 7. C 8. D 9. D 10. B 11. D 12. D 13. D 14. D 15. E 16. C 17. B 18. B 19. B 20. D 21. C 22. D 23. E 24. A 25. B 26. E 27. E 28. E 29. E 30. B 31. A 32. D 33. D 34. E 35. E 36. E 37. A

二、能量

（一）单选题（每题的备选项中，只有一个选项最符合题意。）

1. 0.239 kcal 的能量相当于（　　）。

A. 1 J　　B. 4.184 kJ
C. 1 kJ　　D. 1 MJ
E. 4.184 MJ

【解析】千焦耳与千卡的换算关系为：1 kcal=4.184 kJ，1 kJ=0.239 kcal。

2. 5 kcal≈（　　）kJ。

A. 1　　B. 20
C. 21　　D. 25
E. 45

【解析】5 kcal=（5×4.184）kJ=20.92 kJ≈21 kJ。

3. 国际上通用的能量单位是（　　）。

A. mmHg　　B. cal
C. kcal　　D. J
E. kg

【解析】国际上通用的能量单位是焦耳（Joule，J），营养学上通常使用千焦耳（kJ）或兆焦耳（MJ）作为能量单位。营养学习惯使用卡（cal）和千卡（kcal）作为能量单位。

4. 下列不属于产能营养素的是（　　）。

A. 葡萄糖　　B. 淀粉
C. 脂肪酸　　D. 氨基酸
E. 酒精

【解析】酒精虽可以提供能量，但不是营养素，对身体组织的生长、维持和修复无益。

5. 下列不能提供能量的是（　　）。

A. 碳水化合物　　B. 矿物质
C. 酒精　　D. 脂类
E. 蛋白质

【解析】维生素和矿物质不能提供能量。

6. 1 g 脂肪能提供的能量为（　　）。

A. 9 kcal　　B. 2 kcal
C. 4 kcal　　D. 3 kcal
E. 7 kcal

【解析】能量系数最高的营养素是脂肪，每克可以释放 9 kcal 能量。其次是碳水化合物和蛋白质，每克提供 4 kcal 能量。

7. 人体的能量来源于膳食中的蛋白质、脂肪和碳水化合物，它们在体内的产热系数分别为（　　）。

A. 17 kJ/g、17 kJ/g、17 kJ/g
B. 17 kJ/g、17 kJ/g、37 kJ/g
C. 17 kJ/g、37 kJ/g、17 kJ/g
D. 37 kJ/g、37 kJ/g、17 kJ/g
E. 17 kJ/g、37 kJ/g、37 kJ/g

【解析】蛋白质和碳水化合物的产热系数为 17 kJ/g，脂肪的产热系数为 37 kJ/g。

8. 某食物，含碳水化合物 15.6 g、蛋白质

23 g、脂肪 8.5 g，其提供的能量为（　　）。

A. 188 kcal　　B. 424 kcal

C. 346 kcal　　D. 231 kcal

E. 266 kcal

【解析】蛋白质和碳水化合物的产热系数为 4 kcal/g，脂肪的产热系数为 9 kcal/g。（15.6×4+23×4+8.5×9）kcal=230.9 kcal≈231 kcal。

9. 维持人体基本生命活动的能量消耗是（　　）。

A. 生长发育　　B. 体力活动耗能

C. 基础代谢　　D. 体脂储备

E. 食物热效应耗能

【解析】基础代谢是维持人体最基本生命活动所必需的能量消耗，是人体能量消耗的主要部分，占人体总能量消耗的 60%~70%。

☆10. 基础代谢所需能量占总能量消耗的（　　）。

A. 80%~90%　　B. 40%~50%

C. 50%~60%　　D. 60%~70%

E. 70%~80%

【解析】同第 9 题。

11. 儿童、青少年能量消耗与成年人相比，还需要（　　）所需能量。

A. 排泄

B. 基础代谢

C. 食物特殊动力作用

D. 学习和劳动

E. 生长发育

【解析】成年人能量消耗主要包括基础代谢、身体活动和食物热效应三方面。对于一些特殊人群，能量消耗还包括：儿童、青少年维持最佳生长发育所需能量，孕妇和乳母在妊娠和哺乳过程中额外的能量消耗。

☆12. 身体活动的能量消耗占人体总能量消耗的百分比是（　　）。

A. 50%~65%　　B. 10%~20%

C. 15%~30%　　D. 20%~30%

E. 40%~50%

【解析】各种身体活动所消耗的能量占人体总能量消耗的 15%~30%。

☆13. 除了基础代谢外，人体能量消耗的主要因素且能够自我调控的是（　　）。

A. 排泄　　B. 生长发育

C. 身体活动　　D. 静息代谢

E. 食物热效应

【解析】人体能量消耗主要由基础代谢率（BMR）、食物动力学和身体活动组成。其中前两部分主要由遗传决定，而身体活动不受遗传影响，能够自我调控，多运动就能多消耗能量。

☆14. 食物热效应最高的是（　　）。

A. 膳食纤维　　B. 蛋白质

C. 脂肪　　D. 碳水化合物

E. 维生素

【解析】碳水化合物、脂肪和蛋白质的食物热效应，分别为其本身产生能量的 5%~10%、0~5% 和 20%~30%。

☆15. 脂肪的食物热效应是（　　）。

A. 30%~50%　　B. 0~5%

C. 5%~10%　　D. 15%~20%

E. 20%~30%

【解析】同第 14 题。

☆16. 蛋白质的食物热效应是（　　）。

A. 10%~20%　　B. 10%~15%

C. 0~5%　　D. 5%~10%

E. 20%~30%

【解析】同第 14 题。

☆17. 一般混合膳食的食物热效应约增加基础代谢的（　　）。

A. 30%　　B. 10%

C. 20%　　D. 25%

E. 5%

【解析】一般混合膳食的食物热效应约增加基础代谢的 10%。

☆18. 以下对食物热效应的描述**错误**的是（　　）。

A. 混合膳食食物热效应约为 10%

B. 过去称食物特殊动力作用

C. 因摄食而引起的能量额外消耗

D. 这种额外能量消耗伴有体温升高

E. 这种额外能量消耗与摄食无关

【解析】食物热效应也称食物特殊动力作用，为人体摄食过程中引起的额外能量消耗，是人体在摄食后对营养素的一系列消化、吸收、合成、代谢转化过程中所引起的能量额外消耗现象。成年人摄入混合膳食，每日由于食物热效应而额外增加的能量消耗，相当于总能量消耗的 10%。

19. 能量的推荐摄入量等于人群能量的（　　）。

A. 平均需要量+2 个标准差

B. 平均需要量

C. 平均需要量+10%

D. 平均需要量+20%

E. 平均需要量×1.3

【解析】能量的推荐摄入量与其他营养素不同，是以平均需要量为基础，不需要增加安全量，也没有可耐受最高摄入量，因为只要能量摄入高于需要量，就可能会在体内储存或出现超重。

20. 小春一天摄取 350 g 碳水化合物，碳水化合物提供的热量占全天能量的 65%，试计算小春全天摄取的总能量为（　　）。

A. 2500 kcal　　B. 2154 kcal

C. 2253 kcal　　D. 2099 kcal

E. 2110 kcal

【解析】（350×4÷65%）kcal≈2154 kcal。

21. 根据《中国居民膳食营养素参考摄入量（2023 版）》，我国 18~29 岁轻体力劳动的成年男子，能量的推荐摄入量是（　　）。

A. 2600 kcal　　B. 1800 kcal

C. 2250 kcal　　D. 2150 kcal

E. 2400 kcal

【解析】DRIs2023 中，18~29 岁成年男性轻体力劳动者能量摄入量为 2150 kcal，18~29 岁成年女性轻体力劳动者能量摄入量为 1700 kcal。相比 DRIs2013 的 2250 kcal 和 1800 kcal，均减少了 100 kcal。

22. 珊瑚幼儿园某女童，3 岁半，她的每日能量需要量可能是（　　）。

A. 1500 kcal　　B. 400 kcal

C. 100 kcal　　D. 800 kcal

E. 1200 kcal

【解析】DRIs2023 中，3~4 岁女童能量 EER 为 1150 kcal，4~5 岁女童能量 EER 为 1250 kcal，题目中为 3 岁半女童，选择 1200 kcal 最为恰当。

（二）参考答案

1. C　2. C　3. D　4. E　5. B　6. A
7. C　8. D　9. C　10. D　11. E　12. C
13. C　14. B　15. B　16. E　17. B　18. E
19. B　20. B　21. D　22. E

三、蛋白质

(一) 单选题 (每题的备选项中，只有一个选项最符合题意。)

☆1. 人体氮的唯一来源是（　　）。

A. 维生素　　B. 蛋白质
C. 脂肪　　D. 碳水化合物
E. 矿物质

【解析】碳水化合物和脂肪中仅含碳、氢、氧，不含氮，蛋白质是人体氮的唯一来源。

☆2. 大多数食物中蛋白质的含氮量相当接近，平均约为（　　）。

A. 25%　　B. 10%
C. 12%　　D. 16%
E. 20%

【解析】蛋白质的平均含氮量约为 16%。因此在一般生物样品中，1 g 氮相当于 6.25 g 蛋白质，其折算系数为 6.25。只要测定生物样品中的含氮量，就可以估算出其蛋白质的大致含量，氮的含量一般采用凯氏定氮法测定。

☆3. 食物蛋白质含量应为测定（　　）乘以 6.25。

A. 总钾　　B. 总碳
C. 总氧　　D. 总氮
E. 总硫

【解析】同第 2 题。

4. 蛋白质的基本组成单位是（　　）。

A. 多肽　　B. 脂肪酸
C. 氨基酸　　D. 肽
E. 单糖

【解析】蛋白质是由氨基酸以肽键连接在一起，并形成一定空间结构的高分子有机化合物。

5. 下列不属于蛋白质主要生理功能的是（　　）。

A. 构成和修复组织器官
B. 重要器官的保护层
C. 供给能量
D. 构成体内生理活性物质
E. 参与机体免疫调节

【解析】蛋白质生理功能：构成和修复组织器官，构成体内生理活性物质，供给能量，肽类的特殊生理功能等。选项中重要器官的保护层，保护机体免受外力和极端温度的伤害，这是脂肪的功能。

6. 构成和修补人体组织、构成酶和激素成分的营养素为（　　）。

A. 维生素　　B. 脂类
C. 矿物质　　D. 蛋白质
E. 氨基酸

【解析】同第 5 题。

7. 下列均为必需氨基酸组合的是（　　）。

A. 赖氨酸、亮氨酸、苏氨酸、苯丙氨酸
B. 苏氨酸、色氨酸、赖氨酸、谷氨酸
C. 蛋氨酸、苯丙氨酸、色氨酸、酪氨酸
D. 谷氨酸、色氨酸、酪氨酸、赖氨酸
E. 亮氨酸、异亮氨酸、组氨酸、甘氨酸

【解析】人体必需氨基酸有 9 种：异亮氨酸、亮氨酸、赖氨酸、蛋氨酸、苯丙氨酸、苏氨酸、色氨酸、缬氨酸和组氨酸，其中组氨酸为婴儿必需氨基酸，另 8 种有个记忆口诀“笨蛋来宿舍晾一晾鞋”。

8. 膳食蛋白质中非必需氨基酸具有节约蛋氨酸的是（　　）。

A. 色氨酸　　B. 半胱氨酸
C. 酪氨酸　　D. 精氨酸

E. 丝氨酸

【解析】半胱氨酸和酪氨酸被称为条件必需氨基酸，在体内分别可以由蛋氨酸和苯丙氨酸转变而成，如果膳食中能直接提供这两种氨基酸，则人体对蛋氨酸和苯丙氨酸的需要量可分别减少 30% 和 50%。

9. 半胱氨酸和酪氨酸在人体内可分别由（　　）转变而来。

A. 苏氨酸和色氨酸
B. 赖氨酸和蛋氨酸
C. 蛋氨酸和苯丙氨酸
D. 胱氨酸和苯丙氨酸
E. 胱氨酸和蛋氨酸

【解析】同第 8 题。

10. 下列属于人体条件必需氨基酸的是（　　）。

A. 谷氨酸　　B. 苏氨酸
C. 色氨酸　　D. 酪氨酸
E. 苯丙氨酸

【解析】同第 8 题。

11. 膳食蛋白质中非必需氨基酸具有节约苯丙氨酸作用的是（　　）。

A. 色氨酸　　B. 半胱氨酸
C. 酪氨酸　　D. 丙氨酸
E. 丝氨酸

【解析】同第 8 题。

12. 对于婴儿来说，下列属于必需氨基酸的是（　　）。

A. 甘氨酸　　B. 精氨酸
C. 组氨酸　　D. 丝氨酸
E. 胱氨酸

【解析】关于组氨酸，已经确认是婴儿的必需氨基酸，但由于人体组氨酸在肌肉和血红蛋白中储存较多，而人体对其需求量又相对较少，且很难直接证实成人体内有无合成组氨酸的能力，故尚难确定组氨酸是否为成人的必需氨基酸。

☆13. 氨基酸模式是根据蛋白质中必需氨基酸含量，以含量最少的（　　）为 1 计算出的其他氨基酸的相应比值。

A. 丝氨酸
B. 胱氨酸
C. 色氨酸
D. 甘氨酸
E. 丙氨酸

【解析】所谓氨基酸模式，是指某种蛋白质中各种必需氨基酸的构成比例。即根据蛋白质中必需氨基酸含量，以含量最少的色氨酸为 1 计算出的其他氨基酸的相应比值。

☆14. 第一限制氨基酸是指（　　）。

A. 氨基酸含量最低的必需氨基酸
B. 氨基酸含量较高的氨基酸
C. 氨基酸含量较低的氨基酸
D. 氨基酸含量较高的必需氨基酸
E. 氨基酸含量较低的必需氨基酸

【解析】食物蛋白质中一种或几种必需氨基酸含量相对较低，导致其他必需氨基酸在体内不能被充分利用而使蛋白质营养价值降低，这些含量相对较低的氨基酸称为限制氨基酸。由于这些氨基酸的不足，限制了其他氨基酸的利用。其中，含量最低的称为第一限制氨基酸，其余依次称为第二、第三……限制氨基酸。

15. 粮谷类的第一限制氨基酸为（　　）。

A. 蛋氨酸　　B. 赖氨酸
C. 谷氨酸　　D. 苯丙氨酸
E. 色氨酸

【解析】粮谷类的第一限制氨基酸是赖氨酸，豆类中的第一限制氨基酸是蛋氨酸。

16. 大豆的第一限制氨基酸是（　　）。

A. 组氨酸　　B. 蛋氨酸
C. 赖氨酸　　D. 丙氨酸
E. 苏氨酸

【解析】同第15题。

17. 大豆食品富含（　　）。
A. 牛磺酸　　B. 赖氨酸
C. 蛋氨酸　　D. 胱氨酸
E. 苏氨酸

【解析】大豆富含赖氨酸，缺少蛋氨酸。

18. 以下食物中，赖氨酸含量最高的是（　　）。
A. 胡豆　　B. 甘薯
C. 面粉　　D. 大豆
E. 红小豆

【解析】粮谷类的第一限制氨基酚为赖氨酸，豆类中富含赖氨酸。豆类又分为大豆类和杂豆类，大豆类蛋白质含量约为35%，而杂豆类蛋白质含量为20%，故大豆比胡豆，红小豆等杂豆的赖氨酸含量高。

☆19. 食物中限制氨基酸的存在使机体（　　）。
A. 机体氮平衡受限
B. 蛋白质的利用受到限制
C. 蛋白质供应能量受限
D. 合成组织蛋白质受限
E. 蛋白质分解代谢受限

【解析】人体所需蛋白质来源于多种食物，凡蛋白质氨基酸模式与人体蛋白质氨基酸模式接近的食物，其必需氨基酸在体内的利用率就高，反之则低。含量较低的限制氨基酸，限制了其他氨基酸的利用，使蛋白质的利用受到限制。

20. 常吃米、面的地区，需要搭配（　　）提高蛋白质利用率。
A. 蔬菜　　B. 大豆
C. 玉米　　D. 水果
E. 芝麻

【解析】米、面蛋白质中赖氨酸含量较低，蛋氨酸含量相对较高，而大豆中的蛋白质恰恰相反，混合食用时，可提高蛋白质利用率。

21. 在面粉中强化（　　）可明显提高蛋白质的营养价值。
A. 蛋氨酸　　B. 亮氨酸
C. 赖氨酸　　D. 苏氨酸
E. 组氨酸

【解析】粮谷类的第一限制氨基酸是赖氨酸。所以在面粉中强化赖氨酸可以提高面粉中蛋白质的营养价值。

22. 完全素食且不吃豆类者，最容易缺乏的必需氨基酸是（　　）。
A. 蛋氨酸　　B. 亮氨酸
C. 异亮氨酸　　D. 赖氨酸
E. 色氨酸

【解析】完全素食且不吃豆类者，粮谷类吃得多，而粮谷类的第一限制氨基酸为赖氨酸。

☆23. 小麦的麦胶蛋白属于（　　）。
A. 必需蛋白质　　B. 完全蛋白质
C. 半完全蛋白质　　D. 不完全蛋白质
E. 优质蛋白质

【解析】半完全蛋白质指所含必需氨基酸种类齐全，但有的数量不足，比例不适当，可以维持生命，但不能促进生长发育，如小麦中的麦胶蛋白等。

☆24. 下列食物蛋白质属于不完全蛋白质的是（　　）。
A. 大豆　　B. 乳类
C. 蛋类　　D. 瘦肉
E. 肉皮

【解析】不完全蛋白质指所含必需氨基

酸种类不全，既不能维持生命，也不能促进生长发育的蛋白质，如玉米中的玉米胶蛋白，动物结缔组织和肉皮中的胶质蛋白，豌豆中的豆球蛋白等。

25. 不同种类的食物混合食用，可提高膳食中的（　　）。

A. 脂肪利用率　　B. 蛋白质含量

C. 蛋白质消化率　　D. 必需氨基酸含量

E. 蛋白质利用率

【解析】两种或两种以上食物蛋白质混合食用，其中所含有的必需氨基酸取长补短，相互补充，达到较好的比例，从而有提高蛋白质利用率的作用，称为蛋白质互补作用。

26. 下列哪两种食物**不能**更好地发挥蛋白质的互补作用（　　）。

A. 面粉和大豆　　B. 小米和面筋

C. 玉米和排骨　　D. 米饭和鱼

E. 面条和煎蛋

【解析】小米和面筋都是谷类食物，所以蛋白质互补作用最差。蛋白质互补作用的基本原则是：食物的种属越远越好，种类越多越好，食用的时间越近越好。

27. 下列粮食中最优质的植物蛋白来源为（　　）。

A. 玉米　　B. 黄豆

C. 大米　　D. 土豆

E. 小米

【解析】豆类含丰富的蛋白质，氨基酸组成也比较合理，在体内的利用率较高，是植物蛋白的优质来源。

28. 植物蛋白的优质来源为（　　）。

A. 豆类　　B. 蔬菜

C. 水果　　D. 谷类

E. 薯类

【解析】同第 27 题。

29. 蛋白质最好的食物来源为（　　）。

A. 大枣、梨、苹果

B. 蛋类、肉类、鱼类

C. 苹果、菠菜、西红柿

D. 土豆、黄瓜、茄子

E. 大米、小米、大豆

【解析】动物蛋白和大豆蛋白属于优质蛋白质。

30. 评价人体蛋白质营养状况的基础是（　　）。

A. 体格检查

B. 膳食蛋白质摄入量

C. 肌肉功能测试

D. 血清氨基酸比值

E. 血浆（清）蛋白

【解析】评价人体蛋白质营养状况的主要指标包括膳食蛋白质摄入量、体格检查，以及生化检验。其中膳食蛋白质摄入量是评价机体蛋白质营养状况的基础，需要结合体格检查和生化检验进行评估。

31. 按照我国传统膳食习惯，膳食蛋白质的主要来源是（　　）。

A. 蔬菜、水果类　　B. 肉、鱼、禽类

C. 豆类及豆制品　　D. 蛋、奶类

E. 谷类

【解析】谷类含 8% 左右蛋白质，虽然含量不高，但由于谷类食物是人们的主食，所以仍然是膳食蛋白质的主要来源。

32. 经济不发达地区儿童缺少蛋白质，可选择（　　）。

A. 薯类　　B. 大豆及豆制品

C. 乳制品　　D. 水果

E. 蔬菜

【解析】豆类含丰富的蛋白质，氨基酸组成也比较合理，在体内的利用率较高，是植物蛋白的优质来源。

☆33. 下列食物中蛋白质营养价值最优的是（　　）。

A. 牛肉　　B. 鸡肉
C. 鸡蛋　　D. 猪肉
E. 鸭肉

【解析】动物蛋白质中的蛋、奶、肉、鱼等，以及大豆蛋白质的氨基酸组成与人体必需氨基酸需要量模式较接近，所含的必需氨基酸在体内的利用率较高，故称为优质蛋白质。其中鸡蛋蛋白质的氨基酸组成与人体蛋白质氨基酸模式最为接近，在比较食物蛋白质营养价值时常作为参考蛋白质。

☆34. 参考蛋白质为（　　）。

A. 牛乳蛋白质　　B. 大豆蛋白质
C. 肉类蛋白质　　D. 鸡蛋蛋白质
E. 大米蛋白质

【解析】同第 33 题。

35. 一般要求动物性蛋白质和大豆蛋白质占膳食蛋白质总量的比例为（　　）。

A. 50%~60%　　B. 10%~30%
C. 10%~40%　　D. 30%~50%
E. 40%~60%

【解析】一般要求动物性蛋白质和大豆蛋白质应占膳食蛋白质总量的 30%~50%。

☆36. DRIs2023 中，成人蛋白质推荐摄入量（RNI）为（　　）g/（kg · d）。

A. 1　　B. 1.16
C. 0.98　　D. 0.6
E. 0.8

【解析】DRIs2023 中，制定我国成年人蛋白质 EAR 和 RNI 时，主要依据我国利用稳定同位素示踪技术的研究结果，即我国成人蛋白质的 EAR 0.88 g/（kg · d），RNI 0.98 g/（kg · d），结合成年人体重代表值，18~64 岁男性 EAR 和 RNI 分别为 60 g/d 和 65 g/d，女性 EAR 和 RNI 分别为 50 g/d 和 55 g/d。注意与 DRIs2013 区别，2013 中为蛋白质推荐摄入量（RNI）建议为 1 g/（kg · d）。

☆37. 成年女性每人每日蛋白质摄入量为（　　）。

A. 45 g　　B. 55 g
C. 60 g　　D. 65 g
E. 70 g

【解析】DRIs2023 推荐成年男性蛋白质推荐摄入量为 65 g/d，成年女性蛋白质推荐摄入量为 55 g/d。孕早期 +0 g，孕中期 +15 g，孕晚期 +30 g，乳母 +25 g。

38. DRIs2023 建议我国成人蛋白质的摄入量以占总能量的（　　）为宜。

A. 20%~30%　　B. 8%~10%
C. 10%~15%　　D. 10%~20%
E. 18%~20%

【解析】DRIs2023 中推荐我国 18~64 岁成人蛋白质 AMDR 为 10%E~20%E，65 岁及以上老年人为 15%E~20%E。注意在 DRIs2013 中，蛋白质 AMDR 为 10%E~15%E。

☆39. 健康成年人应维持零氮平衡并富余（　　）。

A. 1%　　B. 5%
C. 10%　　D. 15%
E. 20%

【解析】当摄入氮和排出氮相等时为零氮平衡，健康成年人应维持零氮平衡并富余 5%。如摄入氮多于排出氮则为正平衡，儿童处于生长发育期、妇女怀孕、疾病恢复时，以及运动、劳动等需要增加肌肉时均应保证适当的正氮平衡，以满足机体对蛋白质的需要。摄入氮少于排出氮则为负氮平衡，人在饥饿、疾病及老年时，一般处于负氮平衡，但应尽量避免。

☆40. 下列人群中不需要维持正氮平衡的

是（　　）。

A. 孕妇　　B. 乳母

C. 青少年　　D. 成年男子

E. 婴幼儿

【解析】同第 39 题。

☆41. 婴幼儿和青少年的蛋白质代谢状况应维持（　　）。

A. 无法判断

B. 氮平衡

C. 负氮平衡

D. 排出足够的尿素氮

E. 正氮平衡

【解析】同第 39 题。

42. 小春体检血液生化学报告显示，血清白蛋白为 29 g/L，由此可以判断小春蛋白质营养状况是（　　）。

A. 重度缺乏　　B. 轻度缺乏

C. 中度缺乏　　D. 过量

E. 正常

【解析】血清白蛋白不能灵敏地反映机体蛋白质营养状况的短期变化。参考值为 35~55 g/L，30~35 g/L 为轻度缺乏，25~30 g/L 为中度缺乏，≤25 g/L 为重度缺乏。当白蛋白低于 28 g/L 时，会出现水肿。

43. 年龄别体重 Z 评分，以 <−2 界定低体重，表示（　　）。

A. 超重　　B. 生长迟缓

C. 近期营养不良　　D. 长期的营养不良

E. 消瘦

【解析】年龄别体重 Z 评分，以 <−2 界定低体重，表示近期营养不良。

44. 年龄别身高 Z 评分，以 <−2 界定生长迟缓，反映（　　）。

A. 超重　　B. 低体重

C. 近期营养不良　　D. 长期的营养不良

E. 消瘦

【解析】年龄别身高 Z 评分，以 <−2 界定生长迟缓，反映较长期的营养不良。

45. 身高别体重 Z 评分是将体重和身高结合起来评价体格和营养状况的指标，以 <−2 界定为（　　）。

A. 超重　　B. 正常体重

C. 近期营养不良　　D. 长期的营养不良

E. 消瘦

【解析】身高别体重 Z 评分是将体重和身高结合起来评价体格和营养状况的指标，以 <−2 界定为消瘦，>2 界定为超重。

46. 世界卫生组织（WHO）推荐选用肱三头肌、肩胛骨下和脐旁三个测量点，三者之和低于（　　）（男性）或（　　）（女性），则可诊断为消瘦。

A. 20 mm，30 mm　　B. 10 mm，15 mm

C. 10 mm，20 mm　　D. 15 mm，20 mm

E. 20 mm，25 mm

【解析】WHO 推荐选用肱三头肌、肩胛骨下和脐旁三个测量点，三者之和低于 10 mm（男性）或 20 mm（女性），则可诊断为消瘦。

47. 蛋白质营养状况常用的生化指标**不包括**（　　）。

A. GI　　B. 总蛋白

C. 血清氨基酸比值　　D. 白蛋白

E. 尿肌酸酐（肌酐）

【解析】GI 是血糖指数，是用于评价碳水化合物营养价值。

48. 浮肿型蛋白质–能量营养不良的儿童中，SAAR（　　）为蛋白质–能量营养不良。

A. <2　　B. =0

C. >2　　D. >3

E. <3

【解析】蛋白质营养不良的儿童，血清游离氨基酸的模式发生变化，空腹血亮氨酸、异亮氨酸等必需氨基酸减少，而其他非必需氨基酸正常或增高。这一改变主要在浮肿型蛋白质–能量营养不良的儿童中常见，消瘦型蛋白质–能量营养不良的儿童 SAAR 变化不明显。SAAR<2 为正常，>3 为蛋白质–能量营养不良。

(二) 参考答案

1. B　2. D　3. D　4. C　5. B　6. D
7. A　8. B　9. C　10. D　11. C　12. C
13. C　14. A　15. B　16. B　17. B　18. D
19. B　20. B　21. C　22. D　23. C　24. E
25. E　26. B　27. B　28. A　29. B　30. B
31. E　32. B　33. C　34. D　35. D　36. C
37. B　38. D　39. B　40. D　41. E　42. C
43. C　44. D　45. E　46. C　47. A　48. D

四、脂类

(一) 单选题（每题的备选项中，只有一个选项最符合题意。）

1. 甘油三酯占脂类的（　　）。

A. 5%　　B. 10%

C. 90%　　D. 95%

E. 50%

【解析】脂类是脂肪和类脂的统称，包括甘油酯、磷脂和固醇类。食物中的脂类，95% 是甘油三酯，5% 是其他脂类。

☆2. 在体内被称为“不动脂”的是（　　）。

A. 类脂　　B. 脂肪

C. 饱和脂肪酸　　D. 单不饱和脂肪酸

E. 多不饱和脂肪酸

【解析】类脂在体内的含量较恒定：即使肥胖患者其含量也不增多；反之，在饥饿状态也不减少。故有“固定脂”或“不动脂”之称。

☆3. 脂肪酸碳链为 12 个碳原子的脂肪酸是（　　）。

A. 胆固醇　　B. 长链脂肪酸

C. 中链脂肪酸　　D. 短链脂肪酸

E. 类脂肪酸

【解析】长链脂肪酸（含 14 碳以上）、中链脂肪酸（含 8~12 碳）和短链脂肪酸（含 2~6 碳）。

☆4. n-3 系列脂肪酸是（　　）分类。

A. 按含胆固醇的数量

B. 按脂肪酸碳链长度

C. 按脂肪酸饱和程度

D. 按脂肪酸的空间结构

E. 按第一个双键的位置

【解析】n-3 系列脂肪酸是按第一个双键的位置，脂肪酸分子上的碳原子用阿拉伯数字编号定位，通常有两种系统。△编号系统从羧基碳原子算起；n 或 ω 编号系统则从离羧基最远的甲基端碳原子算起，分为 n-3 系、n-6 系、n-7 系、n-9 系，或 ω-3 系、ω-6 系、ω-7 系、ω-9 系系列脂肪酸。

☆5. 脂肪大部分在（　　）吸收。

A. 口腔　　B. 小肠

C. 胃　　D. 肝脏

E. 大肠

【解析】食物进入口腔后脂肪的消化就已开始，唾液腺分泌的脂肪酶可水解部分食物脂肪，但这种消化能力很弱。婴儿口腔中的脂肪酶则可有效地分解奶中短链和中链脂肪酸。脂肪在胃内的消化也有限，主要消化场所是小肠，然后被小肠吸收。碳水化合物和蛋白质主要消化吸收场所也是在小肠。

☆6. 食物脂肪在血液中主要的运输形式是（ ）。

A. 磷脂　B. 长链脂肪酸

C. 中链脂肪酸　D. 短链脂肪酸

E. 乳糜微粒

【解析】血中的乳糜微粒是一种颗粒最大、密度最低的脂蛋白，是食物脂肪的主要运输形式，随血液流遍全身以满足机体对脂肪和能量的需要，最终被肝脏吸收。

☆7. 下列**不需要**分解可以直接被人体吸收的是（ ）。

A. 胆固醇　B. 甘油三酯

C. 甘油二酯　D. 磷脂

E. 乳糜微粒

【解析】胆固醇可直接被人体吸收，如果食物中的胆固醇和其他脂类呈结合状态，则先被水解成游离的胆固醇再被吸收。

8. 必需脂肪酸是指（ ）。

A. 人体可自身合成

B. 单不饱和脂肪酸

C. n-3 系列脂肪酸

D. n-6 系列脂肪酸

E. 人体不可缺少而体内又不能合成的脂肪酸

【解析】必需脂肪酸是指人体不可缺少而自身又不能合成，必须通过食物供给的脂肪酸。

9. 必需脂肪酸与非必需脂肪酸的根本区别在于（ ）。

A. 人为指定的

B. 前者是人体所必需的，而后者不是

C. 前者可以在人体合成，而后者不能

D. 前者不能在人体合成，而后者可以

E. 前者不是人体所必需的，而后者是

【解析】根据体内脂肪酸的来源可分为必需脂肪酸和非必需脂肪酸。必需脂肪酸指人体自身无法合成，必须从食物中摄取，如亚油酸、α-亚麻酸；非必需脂肪酸不是人体不需要，只是可以在体内合成，不一定必须从食物中摄取。

10. α-亚麻酸属于（ ）脂肪酸。

A. n-6 系列　B. n-2 系列

C. n-3 系列　D. n-4 系列

E. n-5 系列

【解析】必需脂肪酸指亚油酸（n-6 系列）和 α-亚麻酸（n-3 系列）。

11. 亚油酸属于（ ）脂肪酸。

A. n-6 系列　B. n-2 系列

C. n-3 系列　D. n-4 系列

E. n-5 系列

【解析】必需脂肪酸指亚油酸（n-6 系列）和 α-亚麻酸（n-3 系列）。

12. 作为 n-6 系列脂肪酸的前体可转变成 γ-亚麻酸、花生四烯酸的必需脂肪酸是（ ）。

A. DHA　B. 亚油酸

C. 亚麻酸　D. α-亚麻酸

E. 二十碳五烯酸

【解析】n-6 系列的亚油酸在体内可转变成 γ-亚麻酸、花生四烯酸。

☆13. 作为 n-3 系列脂肪酸的前体可转变成 EPA、DHA 的必需脂肪酸是（ ）。

A. γ-亚麻酸　B. 亚油酸

C. 亚麻酸　D. 花生四烯酸

E. α-亚麻酸

【解析】n-3 系列的 α-亚麻酸属必需脂肪酸，在体内可衍生为 EPA 和 DHA。

14. 下列油中，α-亚麻酸含量较少的是（ ）。

A. 葵花籽油　　B. 椰子油
C. 豆油　　D. 紫苏油
E. 亚麻籽油

【解析】椰子油虽然是植物油，但富含饱和脂肪酸，常温下呈固态。其余几种植物油都是富含不饱和脂肪酸。α-亚麻酸为多不饱和脂肪酸。

15. 下列**不属于**反式脂肪酸的是（　　）。
A. 植脂末　　B. 氢化黄油
C. 起酥油　　D. 代可可脂
E. 茶油

【解析】常用植物油的脂肪酸均属于顺式脂肪酸。部分氢化的植物油可产生反式脂肪酸，如氢化油脂、人造黄油、起酥油、植脂末、代可可脂中都含有一定量的反式脂肪酸。

16. 下列关于反式脂肪酸的描述正确的是（　　）。
A. 反式脂肪酸仅存在于加工食品中
B. 反式脂肪酸与顺式脂肪酸一样广泛存在于植物油中
C. 反式脂肪酸具有必需脂肪酸的生物活性
D. 反式脂肪酸可危害心血管健康
E. 反式脂肪酸可以在体内由必需脂肪酸转化合成

【解析】反式脂肪酸摄入量多时可升高低密度脂蛋白，降低高密度脂蛋白，增加患动脉粥样硬化和冠心病风险。不饱和脂肪酸为双键具有顺、反两种构型。天然植物和植物油中的不饱和脂肪酸双键均为顺式构型。植物油在精炼和反复煎炸过程中会产生一定量的反式脂肪酸。动物脂肪大多为顺式异构体，也含有一定比例的反式异构体。

17. 小春摄入 100 g 脂肪，能给机体提供能量（　　）。
A. 900 kcal　　B. 600 kcal
C. 90 kcal　　D. 700 kcal
E. 400 kcal

【解析】（100 g × 9）kcal = 900 kcal。

18. 脂类的生理功能**不包括**（　　）。
A. 提供必需脂肪酸
B. 促进脂溶性维生素吸收
C. 提供能量
D. 构成生物膜
E. 提供必需氨基酸

【解析】脂肪的生理功能包括：供给能量，构成生物膜，供给必需脂肪酸，提供脂溶性维生素并促进脂溶性维生素在体内的吸收，重要器官的保护层。选项中提供必需氨基酸是蛋白质的生理功能。

19. EPA、DHA 的最好食物来源为（　　）。
A. 大豆油　　B. 深海鱼油
C. 麦胚油　　D. 花生油
E. 橄榄油

【解析】鱼（尤其深海鱼）及其鱼油中含 EPA 和 DHA 较多。

20. 下列食物中含二十二碳六烯酸最多的是（　　）。
A. 鱼肉　　B. 鸡蛋
C. 鸡肉　　D. 猪肉
E. 牛肉

【解析】二十二碳六烯酸就是 DHA，而 EPA、DHA 在鱼中含量最丰富。

21. 必需脂肪酸的良好食物来源是（　　）。
A. 牛油　　B. 猪油
C. 大豆油　　D. 椰子油
E. 棕榈油

【解析】必需脂肪酸包括亚油酸和 α-亚麻酸。植物油主要含不饱和脂肪酸，亚油酸普遍存在于植物油中，α-亚麻酸在亚麻籽油和紫苏油中较多。牛油、猪油是动物油脂，富含饱和脂肪酸，而植物油中的椰子油、棕榈油也主要富含饱和脂肪酸，常温下呈固态。

22. 成年人由脂肪提供的能量占总能量摄入的比例不宜超过（ ）。

A. 50%　　B. 20%

C. 30%　　D. 35%

E. 40%

【解析】成年人由脂肪提供的能量应占总能量摄入量的 20%~30%，不宜超过 30%。

23. 成人的脂肪摄入量应该占总能量摄入量的（ ）。

A. 50%~65%　　B. 10%~15%

C. 20%~30%　　D. 60%~70%

E. 70%~80%

【解析】同第 22 题。

24. 关于脂类，下列叙述**不正确**的是（ ）。

A. 甘油三酯是由一分子甘油和三分子脂肪酸结合而成的

B. 脂类是产热营养素

C. 脂肪摄入过多可导致肥胖、高血压、糖尿病等，因此膳食脂肪越少越好

D. 脂类包括脂肪和类脂

E. 植物性食物不含胆固醇

【解析】脂肪摄入过多可导致肥胖、高血压、糖尿病等，但脂肪也有重要功能，比如提供必需脂肪酸，构成生物膜等，所以在 DRIs2023 中，建议脂肪的摄入量占总能量摄入量的 20%~30%，也不是越少越好。

☆25. 成人膳食饱和脂肪酸应低于总能量的（ ）。

A. 30%　　B. 5%

C. 7%　　D. 10%

E. 15%

【解析】我国成人、老年人、孕妇及乳母饱和脂肪酸的 U-AMDR 为 <10%E，4~17 岁人群饱和脂肪酸的 U-AMDR 为 <8%E，对 4 岁及以下婴幼儿未提出饱和脂肪酸的宏量营养素可接受范围（AMDR）。

26. 小春每天需要的能量为 2250 kcal，则脂肪的摄入量为（ ）。

A. 50~75 g　　B. 10~40 g

C. 20~50 g　　D. 30~60 g

E. 40~70 g

【解析】(2250×20%÷9) g=50 g，(2250×30%÷9) g=75 g。

27. 血脂测定**不包括**（ ）。

A. LDL-C　　B. TC

C. TG　　D. OGTT

E. HDL-C

【解析】血脂测定通常包括血清 TC、甘油三酯（TG）、HDL-C 和 LDL-C 四项。OGTT 为口服葡萄糖耐量试验。

(二) 参考答案

1. D　2. A　3. C　4. E　5. B　6. E
7. A　8. E　9. D　10. C　11. A　12. B
13. E　14. B　15. E　16. D　17. A　18. E
19. B　20. A　21. C　22. C　23. C　24. C
25. D　26. A　27. D

五、碳水化合物

(一)单选题(每题的备选项中，只有一个选项最符合题意。)

1. 减重时，脂肪组织分解所释放的脂肪酸，不能作为(　　)能量使用。

A. 胃　B. 肌肉
C. 脑　D. 肝
E. 肾

【解析】碳水化合物是人体最主要的能量来源，是神经系统和心肌的主要能源，也是肌肉活动时的主要燃料。脂肪组织分解所释放的脂肪酸不能为大脑供能。

2. 脑组织的能量来源于(　　)。

A. 蛋白质和碳水化合物
B. 蛋白质
C. 脂肪
D. 碳水化合物
E. 碳水化合物和脂肪

【解析】碳水化合物是人体最主要的能量来源，是脑组织、神经系统和心肌的主要能源，也是肌肉活动时的主要燃料。

3. 碳水化合物提供的能量应占总能量摄入的比例是(　　)。

A. 60%~75%　B. 40%~50%
C. 40%~55%　D. 45%~60%
E. 50%~65%

【解析】碳水化合物应提供50%~65%的膳食总能量。

4. 膳食中主要碳水化合物可分为(　　)。

A. 单糖、双糖、多糖
B. 糖、寡糖和多糖
C. 糖、双糖和多糖
D. 单糖、双糖、寡糖
E. 糖、糖醇和多糖

【解析】根据碳水化合物的聚合度(DP)，碳水化合物可分为糖、寡糖和多糖三类。

5. 麦芽糊精属于(　　)。

A. 糖醇　B. 单糖
C. 双糖　D. 寡糖
E. 多糖

【解析】麦芽糊精属于寡糖(3~9)中的异麦芽低聚糖。

6. 葡萄糖属于(　　)。

A. 寡糖　B. 单糖
C. 双糖　D. 低聚糖
E. 多糖

【解析】葡萄糖、半乳糖、果糖属于单糖。

7. 乳糖属于(　　)。

A. 寡糖　B. 单糖
C. 双糖　D. 糖醇
E. 多糖

【解析】蔗糖、乳糖、麦芽糖、海藻糖属于双糖。

8. 水解麦芽糖将产生(　　)。

A. 果糖、半乳糖　B. 仅有葡萄糖
C. 果糖、葡萄糖　D. 半乳糖、葡萄糖
E. 甘露糖、葡萄糖

【解析】麦芽糖是由两个葡萄糖通过α(1→4)糖苷键结合而成，所以麦芽糖水解后只有葡萄糖。

9. 下列不属于多糖的是(　　)。

A. 蔗糖　B. 淀粉
C. 纤维素　D. 糖原
E. 果胶

【解析】蔗糖为双糖。

10. 下列**不属于**碳水化合物的是（　　）。
A. 淀粉　　B. 糖原
C. 乳糖　　D. 二肽
E. 糊精
【解析】二肽属于蛋白质。

11. 最经济的能量来源是（　　）。
A. 粮谷类　　B. 蔬菜水果类
C. 油脂类　　D. 畜禽类
E. 蛋奶类
【解析】粮谷类食物含有丰富的碳水化合物，是人类最经济的能量来源。

12. 含糖原最丰富的器官是（　　）。
A. 小肠　　B. 肾脏
C. 胃　　D. 肝脏
E. 大肠
【解析】糖原是肌肉和肝脏碳水化合物的储存形式，肝脏约储存机体内1/3的糖原，是含糖原最丰富的器官。

13. 动物肌肉内碳水化合物的存在形式是（　　）。
A. 淀粉　　B. 葡萄糖
C. 乳糖　　D. 半乳糖
E. 糖原
【解析】同第12题。

14. 碳水化合物的生理功能中最重要的是（　　）。
A. 解毒作用
B. 供给能量
C. 构成有机体组织成分
D. 节约蛋白质作用
E. 抗生酮作用
【解析】碳水化合物的生理功能中最重要的就是提供能量，是人类最经济的能量来源。

☆15. 下列有关唾液淀粉酶作用的描述，正确的是（　　）。
A. 对膳食纤维进行分解
B. 对淀粉进行简单分解
C. 对蛋白质进行分解
D. 对淀粉进行完全分解
E. 对脂肪进行分解
【解析】口腔分泌的唾液中含有α-淀粉酶，可对碳水化合物进行消化，对淀粉进行简单分解，水解后的产物可有葡萄糖、麦芽糖、异麦芽糖、麦芽寡糖以及糊精等的混合物。不能对淀粉完全分解。蛋白质在胃中开始分解。脂肪的主要消化部位在小肠上段，口腔中没有消化脂类的酶，胃液酸性强，含脂肪酶甚少，故脂肪在胃内几乎不能被消化。膳食纤维不能被人体小肠消化吸收。

16. 碳水化合物供应不足时，脂肪酸不能彻底氧化，会产生过多的（　　）。
A. 辅酶　　B. 酮体
C. 草酰乙酸　　D. 类花生酸
E. 氨基酸
【解析】脂肪酸不能彻底氧化而产生过多的酮体，酮体不能及时被氧化而在体内蓄积，以致产生酮血症和酮尿症。

17. 低聚糖是体内有益肠道细菌（　　）的增殖因子。
A. 沙门菌　　B. 大肠杆菌
C. 葡萄球菌　　D. 双歧杆菌
E. 变形杆菌
【解析】除双歧杆菌外，其他四种是能使食物污染的细菌。

☆18. 关于GI，下列说法**不正确**的是（　　）。
A. GI指含50 g可利用碳水化合物的食物与相当量的葡萄糖在一定时间（一般为2个小时）体内血糖反应水平的百分比值
B. GI大于70为高GI食物

C. 55~70 为中 GI 食物
D. 小于 55 为低 GI 食物
E. GI 高的食物，进入胃肠后消化快、吸收不完全，葡萄糖不能迅速进入血液

【解析】GI 高的食物，进入胃肠后消化快、吸收完全，葡萄糖迅速进入血液。

19. 计算GI时，常作为参考食物的是（　　）。
A. 米饭　　B. 蔗糖
C. 乳糖　　D. 葡萄糖
E. 果糖

【解析】食物血糖生成指数（GI）是指含 50 g 可利用碳水化合物的食物与相当量的葡萄糖在一定时间（一般为 2 个小时）体内血糖反应水平的百分比值，反映食物与葡萄糖相比升高血糖的速度和能力。

20. 下列具有抗生酮作用的是（　　）。
A. 矿物质　　B. 蛋白质
C. 脂肪　　D. 碳水化合物
E. 维生素

【解析】膳食中充足的碳水化合物可以避免脂肪酸不能彻底氧化而产生过多的酮体的发生，称为碳水化合物的抗生酮作用。

21. GI 越低，则表示（　　）。
A. 无法判断
B. 餐后血糖应答水平百分比值越大
C. 餐后血糖升高相对缓和
D. 餐后血糖骤然升高
E. 葡萄糖在体内扩散速度急剧

【解析】GI 低的食物，在胃肠内停留时间长，释放缓慢，葡萄糖进入血液后峰值低，下降速度慢。

22. 下列能被人体消化吸收的碳水化合物是（　　）。
A. 水苏糖　　B. 棉子糖
C. 果胶　　D. 纤维素
E. 淀粉

【解析】淀粉是由葡萄糖组成的，能够被人体消化吸收，而其余几个均不能在小肠消化吸收。

23. 下列关于消化吸收快的碳水化合物餐后情况的说法，正确的是（　　）。
A. 餐后血糖应答迅速，血糖升高幅度大，餐后 3 h 血糖动态曲线下面积大，GI 值高
B. 餐后血糖应答迅速，血糖升高幅度大，餐后 24 h 血糖动态曲线下面积大，GI 值高
C. 餐后血糖应答迅速，血糖升高幅度大，餐后 2 h 血糖动态曲线下面积大，GI 值高
D. 餐后血糖应答缓慢，血糖升高幅度大，餐后 2 h 血糖动态曲线下面积大，GI 值高
E. 餐后血糖应答缓慢，血糖升高幅度大，餐后 24 h 血糖动态曲线下面积大，GI 值高

【解析】消化吸收快的碳水化合物，进入胃肠后消化快、吸收完全，葡萄糖迅速进入血液，GI 高。GI 见第 19 题解析。

24. 血糖生成指数最高的物质是（　　）。
A. 果糖　　B. 蜂蜜
C. 葡萄糖　　D. 蔗糖
E. 麦芽糖

【解析】食物 GI：麦芽糖 105，葡萄糖 100，蜂蜜 73，蔗糖 65，果糖 23。

25. 关于食物 GI，下列说法**不正确**的是（　　）。
A. 柚子，低 GI　　B. 米饭，高 GI
C. 西瓜，中 GI　　D. 荞麦，低 GI
E. 牛奶，低 GI

【解析】GI 大于 70 为高 GI 食物，55~70 为中 GI 食物，小于 55 为低 GI 食物。柚子 GI 25，低 GI；米饭 GI 90，高 GI；西瓜 GI 72，高 GI；荞麦 GI 54，低 GI；牛奶 GI 27，低 GI。

26. 下列食物中血糖生成指数最低的是（　　）。

A. 馒头　　B. 面条
C. 山药　　D. 南瓜
E. 大豆

【解析】大豆主要是富含蛋白质，碳水化合物含量较少，所以 GI 较低。馒头 GI 88，面条 GI 55，山药 GI 51，南瓜 GI 75，大豆 GI 18。

27. 下列水果中，血糖指数较低的水果是（　　）。

A. 葡萄　　B. 香蕉
C. 猕猴桃　　D. 柚子
E. 西瓜

【解析】食物 GI：葡萄 43，香蕉 52，猕猴桃 52，柚子 25，西瓜 72。

(二) 参考答案

1. C　2. D　3. E　4. B　5. D　6. B
7. C　8. B　9. A　10. D　11. A　12. D
13. E　14. B　15. B　16. B　17. D　18. E
19. D　20. D　21. C　22. E　23. C　24. E
25. C　26. E　27. D

六、矿物质

(一) 单选题（每题的备选项中，只有一个选项最符合题意。）

1. 下列**不属于**无机盐的元素是（　　）。

A. 铁　　B. 硫
C. 氮　　D. 钙
E. 硒

【解析】已知有 20 多种元素是维持机体正常生理功能所必需的元素，除碳、氢、氧、氮主要构成蛋白质、脂类、碳水化合物等有机化合物及水外，其他元素统称为矿物质，又称无机盐，是人体内无机物的总称。

2. 常量元素是指其在体内的含量（　　）。

A. 小于体重 0.001%
B. 大于体重 0.01%
C. 大于体重 0.1%
D. 小于体重 0.01%
E. 小于体重 0.1%

【解析】矿物质中体内含量大于体重 0.01% 的元素称为常量元素，小于体重 0.01% 的元素称为微量元素。

3. 微量元素是指其在体内的含量（　　）。

A. 小于体重 0.0001%
B. 小于体重 0.01%
C. 小于体重 0.1%
D. 大于体重 0.01%
E. 大于体重 0.1%

【解析】同第 2 题。

☆4. 下列关于矿物质特点描述**不正确**的是（　　）。

A. 某些微量元素在体内的生理剂量与中毒剂量范围较窄，摄入过多易产生毒性作用
B. 在体内可以合成
C. 是一类既可以通过食物获取，也可以通过天然水途径获取的营养素
D. 在体内分布极不均匀
E. 相互之间存在协同或拮抗作用，一种元素可影响另一种元素的吸收或改变另一种元素在体内的分布

【解析】矿物质在体内不能合成，必须从

外界摄取。

☆5. 体内唯一**不能**合成的营养素是（　　）。

A. 水　B. 矿物质

C. 蛋白质　D. 维生素

E. 碳水化合物

【解析】同第4题。

6. 钙是人体内含量最多的一种矿物质，其中99%集中在（　　）。

A. 肌肉

B. 骨骼和牙齿

C. 软组织和细胞外液

D. 骨骼和软组织

E. 牙齿和血液

【解析】钙是人体内含量最丰富的矿物质，约99%集中在骨骼和牙齿中。

7. 骨骼和牙齿中磷存在的形式是（　　）。

A. 与糖结合　B. 金属磷

C. 磷酸盐　D. 羟磷灰石

E. 与蛋白质结合

【解析】骨骼和牙齿中磷存在的形式是羟磷灰石。

8. 人体内钙的（　　）存在于骨骼及牙齿中。

A. 30%　B. 80%

C. 50%　D. 90%

E. 99%

【解析】同第6题。

9. 人体内含量最多的矿物质是（　　）。

A. 钠　B. 镁

C. 铁　D. 磷

E. 钙

【解析】同第6题。

10. 与血液凝固有关的矿物质是（　　）。

A. 镁　B. 钙

C. 铁　D. 铜

E. 硒

【解析】钙是血液凝固过程所必需的凝血因子，可使可溶性纤维蛋白原转变成纤维蛋白。

11. 阻碍钙吸收的膳食因素是（　　）。

A. 草酸　B. 维生素D

C. 赖氨酸　D. 低磷饮食

E. 乳糖

【解析】与钙吸收有关的膳食因素有：①维生素D、乳糖、低磷、酸性氨基酸等可以促进钙的吸收；②植酸、草酸、膳食纤维和某些脂肪酸会抑制钙的吸收。

12. 可促进钙的吸收和重吸收的是（　　）。

A. 铁　B. 维生素B_2

C. 维生素D　D. 维生素C

E. β-胡萝卜素

【解析】同第11题。

13. 可促进钙吸收的措施是（　　）。

A. 多吃富含铁的食物

B. 常在户外晒太阳

C. 经常做理疗（热敷）

D. 多吃谷类食物

E. 多吃蔬菜、水果

【解析】人体维生素D主要通过由皮肤接受紫外线照射合成或从膳食中获得。日光照射是获取维生素D的主要来源，占体内维生素D的78%~80%。维生素D可促进钙的吸收。

14. 下列关于钙吸收的描述正确的是（　　）。

A. 乳糖抑制吸收

B. 草酸盐抑制吸收

C. 植酸盐促进吸收

D. 糖类抑制吸收

E. 膳食纤维无影响

【解析】同第11题。

☆15. 成人钙的UL是（　　）。

A. 1000 mg/d　　B. 1200 mg/d

C. 1800 mg/d　　D. 2000 mg/d

E. 1500 mg/d

【解析】DRIs2023中，4岁以上人群钙的UL为2000 mg/d。

16. 反映体内钙平衡最有意义的指标是（　　）。

A. 血清总钙浓度　　B. 血钙

C. 尿钙　　D. 骨矿物质含量

E. 骨矿物质密度

【解析】尿钙反映体内钙平衡最有意义，尿钙不宜用于评价钙营养状况。

17. 评价儿童钙水平的常用指标是（　　）。

A. 钙平衡　　B. 骨矿物质含量

C. 骨矿物质密度　　D. 血清离子钙浓度

E. 血清总钙浓度

【解析】骨质测量一般采用骨矿物质含量（BMC）和骨密度（BMD）。两种测量均能定量地反映骨的健康状况，正处于生长发育期的儿童，BMC是反映钙潴留的有用指标，而BMD则不如BMC适用。成年人因骨骼已具有稳定的大小，则BMC和BMD同样适用。BMC和BMD的测量结果，因为都能反映骨质疏松程度，故两者均可作为骨折危险性强有力的预测指标。

18. 世界卫生组织（WHO）提出：女性个体BMD（　　）年轻成年女性平均值的（　　）个标准差以上者，即视为骨质疏松。

A. 高于，2　　B. 高于，2.5

C. 低于，2　　D. 低于，2.5

E. 等于，1

【解析】WHO提出：女性个体BMD低于年轻成年女性平均值的2.5个标准差以上者（T值<-2.5），即视为骨质疏松。

19. 钙最好的食物来源是（　　）。

A. 薯类　　B. 乳类

C. 绿色蔬菜　　D. 豆类

E. 瓜子

【解析】乳类含钙量高，易于吸收利用，是钙的最好食物来源。

20. 人体钠的主要来源是（　　）。

A. 水果　　B. 盐

C. 酱油　　D. 水

E. 蔬菜

【解析】日常膳食中的食盐，是钠的主要来源。

21. 下列与血压呈正相关的是（　　）。

A. 铁　　B. 钙

C. 镁　　D. 钾

E. 钠

【解析】人群调查与干预研究证实，膳食中钠摄入量与血压呈正相关。

22. 人体维持细胞外液渗透压的主要阳离子是（　　）。

A. 铁离子　　B. 镁离子

C. 钠离子　　D. 钾离子

E. 钙离子

【解析】钠主要存在于细胞外液，是细胞外液中的主要阳离子，约占细胞外液中阳离子含量的90%，与其相对应的阴离子一起构成的渗透压也占细胞外液渗透压的90%左右。钠对维持体内水量的恒定与细胞外液渗透压的调节是极其重要的。

23. （　　）等离子的浓度平衡时，对于维护神经肌肉的应激性都是必需的。

A. 钠、钾、钙、磷

B. 钠、钾、钙、镁

C. 钠、钾、钙、铁

D. 钠、钾、钙、氯

E. 钠、钾、钙、硫

【解析】钠、钾、钙、镁等离子的浓度平衡时，对于维护神经肌肉的应激性是必需的，满足需要的钠可增强神经肌肉的兴奋性。

☆24. 摄入的钠，98% 是从（　　）排出。

A. 呼吸　　B. 汗液

C. 尿液　　D. 皮肤

E. 粪便

【解析】在正常情况下，每日摄入的钠只有小部分是身体所需的，进入体内的钠主要从肾脏排出，如果出汗不多，也无腹泻，98% 以上摄入的钠由尿液排出，每天的排出量为 2300~3220 mg。

25. 主要存在于细胞内，对细胞内渗透压的维持起重要作用的是（　　）。

A. 锌　　B. 钙

C. 镁　　D. 钠

E. 钾

【解析】钾主要存在于细胞内，维持细胞内渗透压。

26. 钾的最好来源是（　　）。

A. 植物油

B. 粮谷类

C. 新鲜的蔬菜和水果

D. 畜禽类

E. 乳类

【解析】新鲜的蔬菜和水果是钾的最好来源。

27. 下列营养素中，蔬菜、水果中含量最多的是（　　）。

A. 锌　　B. 钾

C. 镁　　D. 钙

E. 磷

【解析】新鲜的蔬菜和水果是钾的最好来源。

28. 体内（　　）缺乏或过高时均可导致心律失常。

A. 铁　　B. 钠

C. 钾　　D. 钙

E. 镁

【解析】心肌细胞内外的钾浓度与心肌的自律性、传导性和兴奋性有密切关系。钾缺乏时，心肌兴奋性增高；钾过高时又使心肌自律性、传导性和兴奋受抑制；两者均可引起心律失常。

29. 对高血压患者及正常血压者的血压有降低作用的常量元素是（　　）。

A. 钠　　B. 铁

C. 碘　　D. 钾

E. 维生素 E

【解析】补钾对高血压患者及正常血压者的血压有降低作用，对高血压患者的作用较正常血压者强，对钠敏感者的作用尤为明显。

30. 小春体检时，血清钾为 1.8 mmol/L，由此可判断小春体钾水平属于（　　）。

A. 中度缺钾　　B. 正常

C. 重度缺钾　　D. 无法判断

E. 轻度缺钾

【解析】正常血清钾浓度为 3.5~5.5 mmol/L，如果低于 3.5 mmol/L，表明体钾缺乏。3.0~3.5 mmol/L 为轻度缺钾，缺乏症状较少；2.5~3.0 mmol/L 为中度缺钾，多有缺乏症状；<2.5 mmol/L，为重度缺钾，可出现严重缺乏症状。

31. 人体中镁的重要来源是（　　）。

A. 动物内脏　　B. 绿叶蔬菜

C. 海水鱼　　D. 贝壳类

E. 新鲜水果

【解析】镁是叶绿素中的一种主要物质，以螯合物的形式存在于叶绿素中，叶绿素普遍存在于绿叶蔬菜中，因此绿叶蔬菜是镁的重要来源。

32. 下列对肌肉神经兴奋和抑制作用相同又有拮抗作用的矿物质是（　　）。

A. 镁和钾　　B. 磷和钙
C. 钙和镁　　D. 镁和磷
E. 钙和钾

【解析】钙与镁对神经肌肉兴奋和抑制作用相同：血中钙或镁过低，神经肌肉兴奋性均增高；反之则有镇静作用。但钙和镁又有拮抗作用。由镁引起的中枢神经和肌肉接点处的传导阻滞可被钙拮抗。

33. 构成骨骼和牙齿的常量元素包括（　　）。

A. 钙、磷、镁
B. 钙、维生素 K、氟
C. 钙、钠、镁
D. 钙、维生素 K、镁
E. 钙、镁、氟

【解析】镁在骨骼中的含量仅次于钙、磷，是维持骨细胞结构与功能的必需元素，具有维持和促进骨骼、牙齿生长的作用。氟、维生素 K、维生素 A、维生素 D 都与成骨相关，但氟是微量元素，维生素 K、维生素 A 和维生素 D 是维生素。

34. 构成骨骼和牙齿的常量元素中，除钙外还有（　　）。

A. 氟　　B. 氯
C. 维生素 D　　D. 钾
E. 磷

【解析】常量元素中，钙、磷、镁都是构成骨骼和牙齿的成分。

35. 下列能够显著影响胃肠道功能的矿物质是（　　）。

A. 氟　　B. 钙
C. 硒　　D. 镁
E. 铜

【解析】硫酸镁溶液经十二指肠时，可使 Oddi 括约肌松弛，短期胆汁流出，促使胆囊排空，具有利胆作用。碱性镁盐可中和胃酸。镁离子在肠道中吸收缓慢，促使水分滞留，具有导泻作用。

36. 人体内含量最多的一种必需微量元素是（　　）。

A. 铜　　B. 铁
C. 锌　　D. 硒
E. 碘

【解析】铁是人体内含量最多的一种必需微量元素。

☆37. 表现肉鲜红色的主要成分是（　　）。

A. 色素　　B. 血红蛋白
C. 醇溶蛋白　　D. 红血球
E. 肌红蛋白

【解析】食品的色泽主要由其所含的色素物质和含量多少来决定，例如红色，肉及肉制品的色泽由肌红蛋白及其衍生物决定；绿色蔬菜的色泽主要由叶绿素及其衍生物决定；而黄橙红色主要由胡萝卜素类含量多少决定；黑色多由花青素含量多少决定。

38. 非血红素铁吸收率为（　　）。

A. 1%~10%　　B. 15%~35%
C. 2%~20%　　D. 15%~50%
E. 3%

【解析】食物中的铁分为血红素铁和非血红素铁：前者主要存在于动物性食物中，有效吸收率为 15%~35%；非血红素铁主要存在于植物性食物和乳制品中，主要是三价铁形式，占膳食铁的绝大部分。三价铁吸收前需转化为亚铁，且常受到许多膳食因素的影响，有效吸收率为 2%~20%。

39. 畜肉中铁的主要存在形式是（　　）。

A. 非血红素铁　　B. 铁蛋白

C. 含铁血黄素　　D. 血红素铁

E. 血清铁

【解析】同第 38 题。

☆40. 建立缺铁动物模型可以喂养的食物是（　　）。

A. 鸡蛋

B. 瘦肉

C. 动物肝脏

D. 动物血液制品

E. 牛奶

【解析】牛奶是贫铁食物，且吸收率不高，所以缺铁动物模型可以采用牛奶粉或其制品喂养动物。

41. 下列能促进非血红素铁吸收的食物是（　　）。

A. 钙　　B. 蔬菜

C. 骨头汤　　D. 鱼肉

E. 抗酸药

【解析】维生素 C、某些单糖、有机酸，以及动物肉类有促进非血红素铁吸收的作用。肉、禽、鱼类食物中铁的吸收率较高，与动物肉中一种叫肉因子或肉鱼禽因子有关。

42. 受膳食因素影响，必须与结合的有机物分离才能被吸收的是（　　）。

A. 转铁蛋白　　B. 血红蛋白铁

C. 血红素铁　　D. 非血红素铁

E. 铁蛋白

【解析】非血红素铁主要存在于植物性食物和乳制品中，主要是三价铁形式，占膳食铁的绝大部分，有效吸收率为 2%~20%。非血红素铁在吸收前，必须与结合的有机物（如蛋白质、氨基酸和有机酸等）分离，由细胞色素 B 还原成二价铁形式被吸收。

43. 下列吸收不受植酸、磷酸影响的是（　　）。

A. 硫酸亚铁　　B. 血红素铁

C. 非血红素铁　　D. 血红蛋白

E. 硫酸铁

【解析】血红素铁在体内吸收时不受膳食中植酸、磷酸等的影响，但与非血红素铁一样都受体内铁需要量与储存量的影响。

44. 下列可促进人体对铁的吸收的是（　　）。

A. 蔬菜

B. 谷类

C. 新鲜柑橘类水果

D. 大豆类

E. 牛奶

【解析】新鲜柑橘类水果富含维生素 C，而维生素 C 可以促进铁的吸收。

☆45. 下列食物中铁的吸收率最低的是（　　）。

A. 猪肉　　B. 牛肉

C. 鸡血　　D. 蛋黄

E. 猪肝

【解析】植物性食物中铁吸收率较动物性食物低，如大米为 1%，玉米和黑豆为 3%，莴苣为 4%，小麦、面粉为 5%，鱼为 11%，动物肉、肝为 22%。蛋类铁的吸收率较低，仅达 3%。

46. 下列食物中含铁量较多、吸收率最高的是（　　）。

A. 蔬菜　　B. 大米

C. 黑豆　　D. 奶类

E. 肉类

【解析】膳食铁的良好来源为动物肝脏、动物全血和畜肉类等。

47. 下列**不属于**功能性铁的主要存在形式的是（　　）。

A. 血红蛋白　　B. 细胞色素

C. 血清蛋白酶　　D. 肌红蛋白

E. 细胞色素氧化酶

【解析】铁为血红蛋白、肌红蛋白、细胞色素、细胞色素氧化酶，以及一些呼吸酶和催化剂的组成成分，参与体内氧的运送和组织呼吸过程。

48. 下列关于铁的生理功能的叙述正确的是（　　）。

A. 提供能量

B. 参与体内氧的运送和组织呼吸

C. 促进体内酶的活动

D. 维持神经和肌肉的活动

E. 促进细胞信息传递

【解析】铁的生理功能为：①参与体内氧的运送和组织呼吸过程。②维持正常的造血功能。③与含铁化学基团相关的功能。④参与其他重要功能，铁参与维持正常的免疫功能、促进β-胡萝卜素转化为维生素A，也可参与嘌呤与胶原的合成、抗体的产生、脂类从血液中转运，以及药物在肝脏的解毒等。

☆49. 当人体内缺铁处于红细胞生成缺铁期时表现为（　　）。

A. 红细胞比容下降

B. 游离原卟啉浓度升高

C. 运铁蛋白浓度升高

D. 血红蛋白浓度下降

E. 出现临床症状

【解析】体内缺铁可分为三个阶段：第一阶段为“铁减少期”，该阶段体内储存铁减少，血清铁浓度下降，无临床症状；第二阶段为“红细胞生成缺铁期”，即血清铁浓度下降，运铁蛋白浓度降低和游离原卟啉浓度升高，但血红蛋白浓度尚未降至贫血标准，处于亚临床阶段；第三阶段为“缺铁性贫血期”，此时血红蛋白和红细胞比容下降，开始出现缺铁性贫血的临床症状。

☆50. 根据机体缺铁的进展，体内缺铁的阶段依次为（　　）。

A. 铁减少期、红细胞生成缺铁期、肝铁耗竭期

B. 铁减少期、红细胞生成缺铁期、缺铁性贫血期

C. 红细胞生成缺铁期、铁减少期、缺铁性贫血期

D. 铁减少期、肝铁耗竭期、缺铁性贫血期

E. 红细胞生成缺铁期、缺铁性贫血期、肝铁耗竭期

【解析】同第49题。

51. 评价铁营养状况的指标**不包括**（　　）。

A. 血清铁蛋白

B. 血清运铁蛋白受体

C. 红细胞游离原卟啉

D. 血红蛋白

E. 白蛋白

【解析】评价铁营养状况最常用的指标包括血清铁蛋白、血清运铁蛋白受体、红细胞游离原卟啉、血红蛋白和运铁蛋白饱和度等。白蛋白是评价蛋白质营养状况的指标。

52. 隐性缺铁性贫血最好、最可靠的诊断指标为（　　）。

A. 平均红细胞容量

B. 血清铁蛋白

C. 血清运铁蛋白受体

D. 红细胞游离原卟啉

E. 血红蛋白

【解析】对血清铁蛋白的测定是诊断隐性缺铁性贫血最好、最可靠的方法。

53. 用于人群铁状况的监测，尤其是对高危人群的筛检，早期缺铁即可诊断的指标是（　　）。

A. 运铁蛋白饱和度

B. 血清铁蛋白
C. 血清运铁蛋白受体
D. 红细胞游离原卟啉
E. 血红蛋白

【解析】血清运铁蛋白受体反映了未成熟红细胞中受体的数量和红细胞生成水平。不受性别、年龄、妊娠、炎症性疾病、感染以及其他慢性病的影响，能准确反映机体铁营养状况，灵敏度高。用于人群铁状况的监测，尤其是对高危人群的筛检。

54. 用于诊断单纯性铁缺乏，人群普查的指标是（　　）。
A. 运铁蛋白饱和度
B. 血清铁蛋白
C. 血清运铁蛋白受体
D. 红细胞游离原卟啉
E. 血红蛋白

【解析】红细胞游离原卟啉是幼红细胞和网织红细胞合成血红蛋白中未能与铁结合而残留在新生红细胞内的非血红素原卟啉。作为诊断单纯性铁缺乏的指标用于人群普查。WHO 推荐其浓度用于评估人群铁缺乏的患病率。

55. 诊断贫血最常用的，低于正常参考值可诊断为贫血的指标是（　　）。
A. 运铁蛋白饱和度
B. 血清铁蛋白
C. 血清运铁蛋白受体
D. 红细胞游离原卟啉
E. 血红蛋白

【解析】血红蛋白缺乏是诊断贫血最常用的指标及缺铁的晚期表现，低于正常参考值可诊断为贫血，但在正常范围内，也不排除缺铁的可能性。

56. 用于鉴别铁缺乏和慢性病贫血的指标是（　　）。
A. 运铁蛋白饱和度
B. 血清铁蛋白
C. 血清运铁蛋白受体
D. 红细胞游离原卟啉
E. 血红蛋白

【解析】运铁蛋白饱和度是结合了两个铁离子的运铁蛋白所占全部运铁蛋白的比例，用血清铁除以总铁结合力（TIBC）计算而得，随着血清铁的变化而变化。由于 TIBC 在铁缺乏时升高，在慢性疾病时降低，所以运铁蛋白饱和度（TS）可用于鉴别铁缺乏和慢性病贫血。

57. 如果只检测血红蛋白，通过一段时间补充所缺营养素后，血红蛋白值升高则可判定为（　　）。
A. 巨幼红细胞贫血
B. 缺铁性贫血
C. 溶血性贫血
D. 维生素 K 所致出血症
E. 坏血病

【解析】血红蛋白缺乏是诊断贫血最常用的指标及缺铁的晚期表现，低于正常参考值可诊断为贫血，所以通过一段时间补铁后，血红蛋白值升高就可判定是缺铁性贫血。

58. 成年人运铁蛋白饱和度小于（　　）认为是铁缺乏。
A. 10%　　B. 12%
C. 14%　　D. 16%
E. 20%

【解析】成年人运铁蛋白饱和度<16% 认为是铁缺乏，婴儿和儿童判断铁缺乏的界值分别为 12% 和 14%。

☆59. 铁过量损伤的主要靶器官是（　　）。
A. 骨骼　　B. 血液
C. 脾脏　　D. 肾脏
E. 肝脏

【解析】肝脏是铁过量损伤的主要靶器官，过量铁可致肝纤维化、肝硬化、肝细胞瘤。DRIs2023中，成年男女RNI分别为12 mg/d、18 mg/d。铁的UL为42 mg/d，所以摄入也不能过量，过量也可引起中毒。

60. 下列食物中锌含量最高的是（　　）。
A. 胚芽　　B. 胡萝卜
C. 畜禽肉类　　D. 牡蛎
E. 鸡蛋

【解析】一般贝壳类海产品、红肉类、动物内脏等都是锌的良好来源；干果类、谷类胚芽和麦麸中也富含锌，但过细的粮谷类食物加工可导致大量的锌丢失。

61. 精制谷物在加工过程中不仅可以导致大量B族维生素丢失，还会造成大量（　　）的丢失。
A. 维生素E　　B. 钙
C. 铁　　D. 锌
E. 维生素A

【解析】同第60题。

62. 某儿童食欲减退、有异食癖、生长发育较其他同龄儿童迟缓，可能缺乏（　　）。
A. 铁　　B. 钙
C. 镁　　D. 碘
E. 锌

【解析】儿童是锌缺乏的高发人群，可造成生长发育迟缓、厌食和异食症，还会对智力、行为，以及性的发育造成影响。锌与唾液蛋白结合成味觉素可增进食欲，缺锌可影响味觉和食欲，甚至发生异食癖。

63. 下列可促进外科伤口愈合的是（　　）。
A. 铜　　B. 钙
C. 锌　　D. 碘
E. 铁

【解析】锌可参与DNA和胶原组织的合成代谢，因此伤口愈合过程中必须有锌的存在。缺锌时胸腺嘧啶核苷与DNA前体结合的比率下降，组织中的DNA含量减少，从而影响组织细胞正常的生长、修复和增殖。

64. 下列对锌的生理功能描述**不正确**的是（　　）。
A. 维持正常造血功能
B. 金属酶的组成成分或酶的激活剂
C. 促进生长发育
D. 促进机体免疫功能
E. 维持细胞膜结构

【解析】锌为维持机体正常生长、认知行为、创伤愈合、味觉和免疫调节及200余种金属酶发挥功能所必需的一种微量元素。锌的生理功能：①促进生长发育。②促进机体免疫功能。③维持细胞膜结构。④促进脑发育与维持认知功能。⑤促进创伤愈合。⑥其他作用。锌与唾液蛋白结合成味觉素可增进食欲，缺锌可影响味觉和食欲，甚至发生异食癖；锌对皮肤和视力具有保护作用，缺锌可引起皮肤粗糙和上皮角化。

65. 下列用于评价锌的营养状况指标的是（　　）。
A. 无特异敏感指标
B. 尿锌
C. 血锌
D. 发锌
E. 红细胞锌

【解析】目前仍然缺乏评价锌营养状况的特异性指标。

66. 对已患有“大骨节病”的患者，建议补充含（　　）较多的食物。
A. 铬　　B. 锌
C. 碘　　D. 铜
E. 硒

【解析】缺硒与大骨节病有关。海产品和

动物内脏是硒的良好来源，谷类等植物性食物含硒量高低与其生长的土壤含硒量高低相关。

67. 患有“大骨节病”的患者应常吃的食物是（　　）。

A. 南瓜　　B. 动物肝脏

C. 大豆　　D. 蔬菜

E. 水果

【解析】同第 66 题。

68. 参与构成谷胱甘肽过氧化物酶的营养素是（　　）。

A. 碘　　B. 铁

C. 锌　　D. 硒

E. 铜

【解析】硒是若干抗氧化酶（谷胱甘肽过氧化物酶 GPX、硫氧还蛋白还原酶 TR 等）的必需组分，通过消除脂质氢过氧化物，阻断活性氧和自由基的致病作用，从而起到防病作用。

69. 下列具有保护心血管和心肌健康作用的营养素是（　　）。

A. 硫　　B. 硒

C. 氟　　D. 铬

E. 磷

【解析】硒缺乏对人体最严重的影响是患克山病，这是一种以多发性灶状心肌坏死为主要病变的地方性心肌病。

70. 下列具有提高免疫力、抑制肿瘤功能的营养素是（　　）。

A. 铁　　B. 钼

C. 铜　　D. 碘

E. 硒

【解析】硒在人体内主要作为抗氧化物来清除活性氧和自由基；硒还具有较强的抗肿瘤作用，并在免疫功能的正常发挥、碘的代谢及拮抗重金属的毒性方面有重要作用。

71. 下列具有消除体内自由基和过氧化物作用的营养素是（　　）。

A. 铁　　B. 钙

C. 钾　　D. 碘

E. 硒

【解析】同第 70 题。

72. 克山病可能与缺乏（　　）有关。

A. 碘　　B. 铜

C. 硒　　D. 锌

E. 铁

【解析】缺硒会引起克山病、大骨节病。

73. 人体内硒主要参与构成的酶是（　　）。

A. 腺苷酸环化酶

B. 铜蓝蛋白

C. 谷胱甘肽过氧化物酶

D. 过氧化物酶

E. 超氧化物歧化酶

【解析】同第 68 题。

74. 被用来作为硒中毒的临床指标是（　　）。

A. 头发脱落和指甲变形

B. 恶心、呕吐

C. 出血

D. 谷胱甘肽过氧化物酶活性

E. 红细胞硒

【解析】目前还没有适用于高硒营养状态的灵敏评价指标，头发脱落和指甲变形被用来作为硒中毒的临床指标。

☆75. 下列属于裂变元素，半衰期短，进入消化道可被全部吸收，并聚集甲状腺内，如摄入量过大可能损伤甲状腺组织，并可诱发甲状腺癌的是（　　）。

A. ^{90}Sr　　B. ^{131}I

C. ^{87}Rb　　D. ^{40}K

E. ^{137}Cs

【解析】^{131}I 属于裂变元素，进入消化道可被全部吸收，并聚集于甲状腺内。其半衰期短，仅 6~8 天，^{131}I 可通过牧草使牛奶受到污染。由于 ^{131}I 的半衰期短，对食品的长期污染较轻，但对蔬菜的污染较重，会对人影响比较大。如摄入量过多可能损伤甲状腺组织，并可诱发甲状腺癌。

76. 碘参与合成的激素是（　　）。

A. 肾上腺皮质激素

B. 雌激素

C. 雄激素

D. 神经垂体激素

E. 甲状腺激素

【解析】碘是人体不可缺少的微量元素，在体内主要参与甲状腺激素的合成。

77. 下列食物中含碘量较为丰富的是（　　）。

A. 萝卜　　B. 苹果

C. 猪肉　　D. 淡菜

E. 胡萝卜

【解析】海产品是碘的良好来源，如海带、紫菜、干贝、淡菜、海参等。

78. 人体内碘缺乏易引起（　　）。

A. 夜盲症　　B. 软骨病

C. 呆小症　　D. 多发性神经炎

E. 坏血症

【解析】碘在体内主要参与甲状腺激素的合成。发育期儿童的身高、体重、肌肉、骨骼的增长和性发育都需要甲状腺激素的参与，甲状腺功能低下的儿童，表现为以智力发育迟缓、身体矮小为特征的呆小症（又称克汀病）。

79. 儿童期和青春期碘缺乏的主要表现是（　　）。

A. 口角炎　　B. 脚气病

C. “3D”症状　　D. 甲状腺肿大

E. 高碘性甲状腺肿

【解析】甲状腺肿大是长期碘营养不良的主要症状，长期碘缺乏和碘过量均可以使甲状腺肿大的患病率升高。儿童甲状腺肿大率 > 5%，提示该人群碘营养不良。

80. 碘的主要排出途径是（　　）。

A. 肾脏　　B. 粪便

C. 汗液　　D. 肠

E. 呼吸

【解析】碘的排泄途径主要为肾脏，其次为肠，一般有 80%~90% 的碘经肾排出，少量经粪便、汗液或呼吸排出。另外，哺乳妇女可从乳汁中排出一定量的碘，以满足婴幼儿对碘的需要。

81. 评价碘摄入量的良好指标是（　　）。

A. 甲状腺结节　　B. 尿碘

C. 甲状腺球蛋白　　D. TSH

E. 骨龄

【解析】尿碘是评价碘摄入量的良好指标，摄入碘越多，尿碘量越高。用 24 小时尿碘排出量来评价个体的近期碘营养状况能取得较好效果。

☆82. 氟的最主要作用是（　　）。

A. 预防贫血

B. 预防龋齿

C. 促进伤口愈合

D. 促进生长发育

E. 防止骨质疏松

【解析】氟是牙齿的重要成分，氟被牙釉质中的羟磷灰石吸附后，在牙齿表面形成一层坚硬的氟磷灰石保护层。此保护层具有抗酸性、抗腐蚀性的作用，并能抑制嗜酸细菌的活性和抵抗某些酶对牙齿的损害，达到防止龋齿发生的目的。

☆83. 下列具有加强胰岛素作用的营养素是（　　）。

A. 硒　　B. 钙
C. 镁　　D. 铁
E. 铬

【解析】三价铬能够改善胰岛素抵抗、增强胰岛素作用、抑制自由基产生、降低收缩压。

☆84. 下列有助于血红素形成的营养素是（　　）。

A. 硒　　B. 碘
C. 铜　　D. 钙
E. 钠

【解析】铜参与铁的代谢和红细胞生成。铜缺乏时红细胞生成障碍，可产生寿命短的异常红细胞，表现为缺铜性贫血。正常骨髓细胞的形成也需要铜。缺铜可引起线粒体中细胞色素C氧化酶活性下降，使Fe^{3+}不能与原卟啉合成血红素，可引起贫血。

☆85. 下列与骨骼构成相关的矿物质**不包括**（　　）。

A. 磷　　B. 镁
C. 钙　　D. 氟
E. 钾

【解析】镁在骨骼中的含量仅次于钙、磷，是维持骨细胞结构与功能的必需元素，具有维持和促进骨骼、牙齿生长的作用。氟是牙齿的重要成分，氟被牙釉质中的羟磷灰石吸附后，在牙齿表面形成一层坚硬的氟磷灰石保护层。钾的生理功能：①参与糖和蛋白质代谢。②维持细胞渗透压和酸碱平衡。③维持神经肌肉的应激性和正常功能。④维持心肌的正常功能。⑤降低血压。

（二）参考答案

1. C　2. B　3. B　4. B　5. B　6. B
7. D　8. E　9. E　10. B　11. A　12. C
13. B　14. B　15. D　16. C　17. B　18. D
19. B　20. B　21. E　22. C　23. B　24. C
25. E　26. C　27. B　28. C　29. D　30. C
31. B　32. C　33. A　34. E　35. D　36. B
37. E　38. C　39. D　40. E　41. D　42. D
43. B　44. C　45. D　46. E　47. C　48. B
49. B　50. B　51. E　52. B　53. C　54. D
55. E　56. A　57. B　58. D　59. E　60. D
61. D　62. E　63. C　64. A　65. A　66. E
67. B　68. D　69. B　70. E　71. E　72. C
73. C　74. A　75. B　76. E　77. D　78. C
79. D　80. A　81. B　82. B　83. E　84. C
85. E

七、维生素

（一）单选题（每题的备选项中，只有一个选项最符合题意。）

1. 下列营养素中，**不属于**脂溶性维生素的是（　　）。

A. 维生素A　　B. 维生素C
C. 维生素K　　D. 维生素D
E. 维生素E

【解析】维生素按溶解性可分为脂溶性维生素和水溶性维生素，其中维生素A、D、E、K是脂溶性维生素，维生素B_1、B_2、B_6、B_{12}、维生素C、烟酸、泛酸、叶酸、生物素和胆碱是水溶性维生素。

2. 下列**不属于**维生素的是（　　）。

A. 烟酸　　B. 核黄素
C. 钴胺素　　D. 谷氨酸
E. 泛酸

【解析】谷氨酸属于氨基酸，不属于维生素。

3. 下列易在体内蓄积的是（　　）。

A. 生物素　　B. 维生素 B_1

C. 维生素 B_2　　D. 烟酸

E. 维生素 D

【解析】脂溶性维生素易在体内蓄积，过量摄入会对机体健康产生有害效应。维生素D是脂溶性维生素，其余几项是水溶性维生素。

4. 下列有关维生素的描述，**不正确**的是（　　）。

A. 维生素生理功能重要

B. 维生素是机体的重要构成成分

C. 维生素一般存在于天然食物中

D. 维生素不提供能量

E. 机体的生理需要量很少

【解析】维生素是维持人体正常生命活动所必需的一类低分子量有机化合物。在人体内维生素含量极微，但在机体的代谢、生长发育等过程中起重要作用。

5. 下列既不参与构成人体细胞，又不为人体提供能量的是（　　）。

A. 脂类　　B. 蛋白质

C. 水　　D. 维生素

E. 碳水化合物

【解析】同第 4 题。

6. 吃营养素补充剂时，要注意对膳食及所用制剂中营养素的总摄入量进行评估，尤其是（　　），避免超过 UL。

A. 水溶性维生素　　B. 脂溶性维生素

C. 脂肪　　D. 碳水化合物

E. 蛋白质

【解析】脂溶性维生素过量摄入会对机体健康产生有害效应。可耐受最高摄入量(UL)是平均每日摄入营养素的最高限量，在制定个体和群体膳食方案时，应使营养素摄入量低于UL，以避免营养素摄入过量可能造成的危害。

☆7. 下列**不属于**水溶性维生素的共性的是（　　）。

A. 易溶于水

B. 在满足机体需要后，多余的由尿排出

C. 营养状况不能用尿负荷试验进行评价

D. 在体内贮存少

E. 体内缺乏容易出现相应的症状

【解析】水溶性维生素当机体需要量饱和后，多摄入的维生素从尿中排出；反之，若组织中水溶性维生素耗竭，则摄入的维生素将大量被组织摄取利用，故从尿中排出量减少。因此，可利用尿负荷试验对水溶性维生素的营养水平进行鉴定。

☆8. 水溶性维生素摄入过多时（　　）。

A. 可引起机体慢性中毒

B. 可在体内大量储存

C. 可经尿液排出体外

D. 极易引起急性中毒

E. 通过胆汁缓慢排出体外

【解析】同第 7 题。

☆9. 水溶性维生素的特点**不包括**（　　）。

A. 参与酶系统

B. 溶于水而不溶于脂肪

C. 在体内仅有少量储存

D. 缺乏症状出现较慢

E. 毒性较小

【解析】水溶性维生素除具有维生素的共同特点之外，也存在其他的共性：①大多数水溶性维生素以辅酶的形式参与机体的物质与能量代谢。②在体内没有非功能性的单纯储存形式。③当机体需要量饱和后，多摄入的维生素从尿中排出；反之，若组织中水溶性维生素耗竭，则摄入的维生素将大量被组织摄取利用，故从尿中排出量减少，因此，可利用尿负荷试验对水溶性维生素的营养水平进行鉴定。④水溶性维生素一般无毒性，但过量摄入时也可能出现毒性，如维生素C、

维生素 B_6 或烟酸摄入量达正常人体需要量的 15~100 倍时，可出现毒性作用。⑤若摄入过少，可较快地出现缺乏症状。

☆10. 下列有关脂溶性维生素的特点描述正确的是（　　）。

A. 几乎无毒性

B. 溶于水

C. 过量时可从尿中排出

D. 不会在体内蓄积

E. 缺乏症状出现较缓慢

【解析】脂溶性维生素除具有维生素的共同特点之外，还有其他的共性：①脂溶性维生素的吸收与肠道中的脂类密切相关。②易储存于体内（主要在肝脏），而不易排出体外（维生素K除外）。③若摄入过少，可缓慢地出现缺乏症状。④脂溶性维生素摄取过多，易在体内蓄积而导致毒性作用，一般长期摄入 5~10 倍 DRIs（RNI）量以上，即可出现中毒症状。

11. 下列有关维生素的特点说法**不正确**的是（　　）。

A. 是一类低分子量有机化合物

B. 能提供能量

C. 非机体结构成分

D. 人体只需少量即可满足，但绝不能缺少

E. 一般不能在人体合成（维生素D例外），或合成量太少，必须由食物提供

【解析】维生素的共同特点：①均以维生素本身，或可被机体利用的前体化合物（维生素原）的形式，存在于天然食物中。②非机体结构成分，不提供能量，但担负着特殊的代谢功能。③一般不能在体内合成（维生素D、烟酸等例外），或合成量太少，必须由食物提供。④人体只需少量即可满足，但绝不能缺少，否则缺乏至一定程度，可引起维生素缺乏症。

12. β-胡萝卜素来自（　　）。

A. 白色蔬菜　　B. 动物肝脏

C. 全奶　　D. 禽蛋

E. 绿色、黄色蔬菜

【解析】类胡萝卜素的良好来源是深绿色或红橙黄色的蔬菜和水果，如胡萝卜、南瓜、红薯、辣椒、芒果、柿子和杏等。动物肝脏中含的是维生素A。

13. 下列有关维生素A的生理功能，描述**不正确**的是（　　）。

A. 缺乏可导致精子数量减少、活力下降

B. 维持上皮细胞的形态完整

C. 预防动脉粥样硬化

D. 促进细胞凋亡

E. 参与细胞 RNA、DNA 的合成

【解析】维生素A的生理功能：视觉功能，维持皮肤黏膜层的完整性，维持和促进免疫功能，促进生长发育和维护生殖功能（参与细胞 RNA、DN 的合成，对细胞的分化、组织更新有一定影响）。维生素A及其异构体能够促进终末分化、抑制增殖、促进凋亡，对组织恶变过程中的细胞发挥抗肿瘤作用。选项中预防动脉粥样硬化是不饱和脂肪酸、维生素E的生理功能。

14. 下列食物中维生素A原含量相对较高的是（　　）。

A. 芋头　　B. 菠菜

C. 萝卜　　D. 肝脏

E. 土豆

【解析】类胡萝卜素中只有一小部分可在小肠和肝细胞内转变成视黄醇和视黄醛的称为维生素A原，如α-胡萝卜素、β-胡萝卜素和β-隐黄质。维生素A的良好来源是各种动物肝脏、鱼肝油、乳制品、禽蛋等，类胡萝卜素（维生素A原）的良好来源是深绿色或红橙黄色的蔬菜和水果，如胡萝卜、菠菜、南瓜、红薯、辣椒、芒果、柿子和杏等。

15. 下列食物中维生素A含量最丰富的是（ ）。

A. 肥肉　　B. 猪肝

C. 鱼　　D. 瘦肉

E. 粮谷

【解析】同第14题。

16. 维生素有多种命名方法，下列两种命名**不一致**的是（ ）。

A. 维生素K——叶绿醌

B. 维生素A——视黄醇

C. 维生素E——生育酚

D. 维生素B_1——生物素

E. 维生素C——抗坏血酸

【解析】维生素B_1正确别名是硫胺素，抗脚气病因子。

17. 构成视觉细胞内感光物质的成分是（ ）。

A. 维生素E　　B. 维生素A

C. B族维生素　　D. 维生素C

E. 维生素D

【解析】维生素A是构成视觉细胞内感光物质的成分。

18. 有维护皮肤细胞功能的作用，可使皮肤柔软细嫩，有防皱去皱功效。缺乏该维生素，可使上皮细胞的功能减退，上皮更新减慢，导致皮肤弹性下降、干燥、粗糙、失去光泽，该维生素是（ ）。

A. 维生素B_2　　B. 维生素A

C. 维生素D　　D. 维生素C

E. 核黄素

【解析】维生素A是调节糖蛋白合成的一种辅酶，对上皮细胞的细胞膜起稳定作用，维持上皮细胞的形态完整和功能健全。

19. 下列属于抗氧化营养素的是（ ）。

A. 核黄素　　B. 泛酸

C. β-胡萝卜素　　D. 维生素B_1

E. 烟酸

【解析】类胡萝卜素与α-生育酚、维生素C、谷胱甘肽和硒一起被称为抗氧化营养素。

20. 长期摄入过量易在肝脏内蓄积，导致毒性作用的维生素是（ ）。

A. 叶酸　　B. 维生素B_2

C. 维生素A　　D. 维生素C

E. 维生素B_1

【解析】维生素A过量摄入，可引起中毒。

21. 小春，喜食泡椒猪肝，现出现食欲下降、腹痛、肝脾大、毛皮脱落、骨关节疼痛，最可能的原因是（ ）。

A. 维生素A中毒

B. 烟酸中毒

C. 维生素D中毒

D. 维生素C中毒

E. 维生素B_2中毒

【解析】肝脏富含维生素A，维生素A过量摄入，可引起中毒。

22. 下列与暗视觉有关的维生素是（ ）。

A. 维生素B_6　　B. 维生素B_1

C. 维生素A　　D. 维生素D

E. 维生素C

【解析】维生素A缺乏，会出现暗适应下降。

23. 出现“毕脱斑”，提示儿童缺乏（ ）。

A. 维生素B_6　　B. 维生素B_1

C. 维生素D　　D. 维生素A

E. 维生素C

【解析】眼球结膜干燥，暗适应能力下降可能与缺乏维生素A有关，贴近角膜两侧和结膜外侧有皱褶，形成大小不等的泡沫状白斑，称为毕脱斑，是由缺乏维生素A后脱落的上皮细胞堆积形成的。

24. 多参加户外运动，接受阳光照射，有利于体内（　　）的合成。

A. 维生素 E　　B. 维生素 A

C. 维生素 B　　D. 维生素 C

E. 维生素 D

【解析】人体皮肤经过阳光中紫外线的照射，可以在体内自身合成维生素 D。

☆25. 下列具有激素性质的维生素是（　　）。

A. 视黄醇　　B. 维生素 B_1

C. 维生素 B_2　　D. 维生素 D

E. 维生素 PP

【解析】激素是由内分泌腺或内分泌细胞所分泌的高效能生物活性物质，是细胞间信息传递的化学介质，机体自身能够制造，只在一定的靶组织细胞中发挥作用。维生素 D 在体内也需要运往靶器官才能发挥生理作用，所以称维生素 D 是一种激素。

26. 下列食物中含维生素 D 相对较少的是（　　）。

A. 豆类　　B. 动物肝脏

C. 蛋黄　　D. 海水鱼

E. 鱼肝油

【解析】维生素 D 在一般食物中含量都比较低，主要存在于海水鱼（如沙丁鱼）、动物肝脏、蛋黄等动物性食品及鱼肝油制剂中。

27. 可以不通过食物进行补充的营养素是（　　）。

A. 维生素 C　　B. 维生素 A

C. 维生素 D　　D. 维生素 E

E. 维生素 K

【解析】因为人体皮肤经过阳光中紫外线的照射，可以在体内自身合成维生素 D，所以维生素 D 又被称为"阳光维生素"。

28. 内源性维生素 D 的获得是通过（　　）。

A. 日光照射　　B. 动物肝脏

C. 蛋黄　　D. 海鱼

E. 鱼肝油

【解析】同第 27 题。

29. 用于评价维生素 D 营养状况的最佳指标是（　　）。

A. 血清钙磷乘积

B. 血清碱性磷酸酶活性

C. 血清 25-(OH) D_3

D. 维生素 D 结合蛋白

E. 骨骼 X 线检查

【解析】血清 25-(OH) D_3 水平是评价维生素 D 营养状况的最佳指标，是维生素 D 缺乏和维生素 D 缺乏性佝偻病早期诊断的主要依据。

30. 体内活性最强的维生素 D 是（　　）。

A. 24，25-$(OH)_2D_3$

B. 维生素 D_2

C. 维生素 D

D. 25-(OH) D_3

E. 1，25-$(OH)_2D_3$

【解析】维生素 D 主要以 1，25-$(OH)_2D_3$ 的形式在小肠、骨、肾等靶器官起作用，维持细胞内、外钙浓度，调节钙、磷代谢。

31. 维生素 D 在血液中的主要存在形式是（　　）。

A. DBP　　B. 1，25-$(OH)_2D_3$

C. 25-(OH) D_3　　D. 麦角固醇

E. 7-脱氢胆固醇

【解析】25-(OH) D_3 是血液中维生素 D 的主要存在形式。

☆32. 贮存在皮下，经紫外线照射后转变成维生素 D_3 的物质是（　　）。

A. 7-脱氢胆固醇

B. 胆汁酸

C. 胆钙化醇

D. 糖皮质激素

E. 麦角钙化醇

【解析】维生素D可以从饮食中吸收或阳光照射下在皮肤中合成。在皮肤中，紫外线催化7-脱氢胆固醇转化为维生素D_3，维生素D_3缓慢释放到血液中，与维生素D结合蛋白结合。

33. 下列不易通过乳腺的是（　　）。

A. 铁，碘　　B. 钙，维生素D

C. 铁，维生素D　　D. 铁，锌

E. 碘，维生素D

【解析】铁和维生素D不易通过乳腺，所以新生儿出生数日后就要补充维生素D，6月龄添加辅食时从富含铁的辅食开始。

34. 下列具有抗氧化作用的脂溶性维生素是（　　）。

A. 多酚　　B. 硒

C. 维生素C　　D. 维生素E

E. 谷胱甘肽

【解析】类胡萝卜素与α-生育酚（维生素E）、维生素C、谷胱甘肽和硒一起被称为抗氧化营养素。维生素E是脂溶性维生素，其他几项不是脂溶性维生素。

35. 给老年人保证充足的维生素E是为了（　　）。

A. 防止便秘　　B. 抗疲劳

C. 增进食欲　　D. 抗氧化

E. 预防贫血

【解析】人们随着年龄增长，体内脂褐质不断增加，脂褐质俗称老年斑，是细胞内某些成分被氧化分解后产生的沉积物。补充维生素E可减少细胞中的脂褐质形成；维生素E还可改善皮肤弹性，使性腺萎缩减轻，提高免疫力。

☆36. 维生素E的合成场所是（　　）。

A. 动物肌肉　　B. 动物脂肪组织

C. 骨骼肌　　D. 动物肝脏

E. 植物

【解析】维生素E只能在植物中合成。

37. 维生素E的主要食物来源是（　　）。

A. 菌类　　B. 植物油

C. 肉类　　D. 鱼类

E. 水果

【解析】维生素E只在包括高等植物在内的光合作用生物中合成，所有的高等植物的叶子和其他绿色部分均含有维生素E，尤以种子中为多。维生素E含量丰富的食物有植物油、麦胚、坚果、豆类和谷类；而肉类、鱼类等动物性食物和水果、蔬菜中含量很少。

☆38. 维生素E中，生物活性最高的是（　　）。

A. β-三烯生育酚　　B. α-生育酚

C. β-生育酚　　D. γ-生育酚

E. α-三烯生育酚

【解析】自然界中的维生素E共有8种化合物，即（α-生育酚、β-生育酚、γ-生育酚、δ-生育酚、α-三烯生育酚、β-三烯生育酚、γ-三烯生育酚与δ-三烯生育酚）。这8种化合物生理活性不相同，其中α-生育酚的生物活性最高(通常作为维生素E的代表)，β-生育酚、γ-生育酚和δ-生育酚的活性，分别为α-生育酚的50%、10%和2%。α-三烯生育酚的活性大约为α-生育酚的30%。

39. 早产儿缺乏（　　），易引起新生溶血性贫血。

A. 维生素E　　B. 铁

C. 叶酸　　D. 维生素B_{12}

E. 蛋白质

【解析】人体维生素E缺乏一般只出现在早产儿身上，可以引起新生儿溶血性贫血。

40. 通过膳食调查，按照食物中维生素E的不同形式，统一折算为（　　）。

A. α-生育酚当量

B. β-生育酚当量

C. γ-生育酚当量

D. α-三烯生育酚当量

E. β-三烯生育酚当量

【解析】维生素E的膳食摄入量对评价机体的营养状况有一定参考价值，通过膳食调查，按照食物中维生素E的不同形式，统一折算为α-生育酚当量，与维生素E的适宜摄入量（AI）进行比较，膳食摄入量＜80%者为不足，膳食摄入量≥80%者为正常。

41. 下列可以由人体肠内细菌合成后吸收提供的营养素是（　　）。

A. 维生素C　　B. 维生素A

C. 维生素K　　D. 维生素E

E. 维生素D

【解析】维生素K在食物中分布广泛，且人体肠道的大肠杆菌能够合成维生素K并被吸收利用，因此一般情况下很少出现维生素K缺乏症。

42. 易出现新生儿出血症，是因为新生儿体内缺乏（　　）。

A. 维生素C　　B. 维生素A

C. 维生素K　　D. 维生素E

E. 维生素D

【解析】维生素K缺乏导致的主要疾病是"新生儿出血症"，这是由于维生素K的胎盘转运很少，出生时维生素K的储存量有限，肠道细菌丛尚未建立，合成维生素K的能力较弱所致。

43. 下列参与血液凝固的维生素是（　　）。

A. 维生素K　　B. 维生素A

C. 维生素C　　D. 维生素B_1

E. 维生素E

【解析】维生素K在血液凝固过程中起着十分重要的作用，在外周和中枢神经系统中发挥重要作用，还具有调节骨组织钙化的作用。

44. 下列具有调节骨组织钙化作用的是（　　）。

A. 维生素K　　B. 维生素B_2

C. 维生素C　　D. 叶酸

E. 维生素E

【解析】维生素K_2能够促进成骨细胞，抑制破骨细胞，从而促进骨骼钙化。

45. 下列属于水溶性维生素的是（　　）。

A. 视黄醇　　B. 叶酸

C. 生育酚　　D. 钙化醇

E. 维生素K

【解析】按溶解性将维生素分为脂溶性维生素和水溶性维生素，其中维生素A、维生素D、维生素E、维生素K是脂溶性维生素，维生素B_1、维生素B_2、维生素B_6、维生素B_{12}、维生素C、烟酸、泛酸、叶酸、生物素和胆碱是水溶性维生素。视黄醇为维生素A，生育酚为维生素E，钙化醇为维生素D。

46. 下列参与能量代谢的维生素是（　　）。

A. 维生素K　　B. 维生素A

C. 维生素E　　D. 维生素C

E. 维生素B

【解析】B族维生素主要以辅酶形式参与体内多种合成和分解代谢过程，与能量释放和血细胞形成密切相关。

47. 常吃粗杂粮可以预防（　　）。

A. 缺铁性贫血　　B. 夜盲症

C. 脚气病　　D. 坏血病

E. 佝偻病

【解析】维生素B_1有预防和治疗脚气病的作用，未精制的谷类食物是维生素B_1最重要的膳食来源，瘦肉及动物内脏、豆类或坚果也是其良好来源。

48. 得脚气病是因为缺乏（　　）。

A. 维生素 D　　B. 维生素 E

C. 维生素 B_1　　D. 维生素 C

E. 维生素 B_2

【解析】维生素 B_1 缺乏引起的疾病主要是脚气病，还影响人体的心脑血管系统和神经系统。

49. 临床上作为辅助消化药使用的是（　　）。

A. 维生素 B_1　　B. 维生素 C

C. 维生素 A　　D. 维生素 D

E. 维生素 K

【解析】维生素 B_1 是胆碱酯酶的抑制剂，当维生素 B_1 缺乏时，胆碱酯酶的活性增强，使乙酰胆碱分解加速，导致胃肠蠕动变慢，消化液分泌减少，出现消化不良，所以，临床上常将维生素 B_1 作为辅助消化药使用。

50. 尿负荷试验判定维生素 B_1 缺乏时，4 小时尿液中维生素 B_1 的排出量为（　　）。

A. 150~200 μg　　B. 200~300 μg

C. <100 μg　　D. 100~150 μg

E. >500 μg

【解析】维生素 B_1 尿负荷试验，清晨先给被测者口服 5 mg 维生素 B_1，然后收集 4 小时内排出的尿液，测定其中维生素 B_1 含量。一般认为，4 小时尿液中排出的维生素 B_1<100 μg（相当于摄入量的 2%）为缺乏，100~199 μg 为不足，≥200 μg 为正常，≥400 μg 为充裕；还可测定 24 小时尿液中维生素 B_1 含量，40~150 μg 为不足，<40 μg 为缺乏。

51. 维生素 B_1 的良好食物来源是（　　）。

A. 禽蛋类食物

B. 奶类及奶制品

C. 新鲜水果和蔬菜

D. 动物内脏

E. 精细加工的谷类食物

【解析】未精制的谷类食物是维生素 B_1 最重要的膳食来源，瘦肉及动物内脏、豆类或坚果也是其良好来源。谷类随碾磨的程度增加而使其中的维生素 B_1 不断损失。同时加工和烹调也会减少食物中维生素 B_1 的含量。

52. 维生素 B_1 主要参与（　　）辅酶的形成。

A. TPP　　B. FMN/FAD

C. NAD　　D. 磷酸吡哆醛

E. 腺甲基钴胺素

【解析】维生素 B_1 在硫胺素焦磷酸激酶的作用下，与 ATP 结合形成 TPP。TPP 是维生素 B_1 的主要活性形式，在体内构成 α-酮酸脱氢酶体系和转酮醇酶的辅酶，参与能量代谢。

53. 维生素 B_1 最主要的功能是（　　）。

A. 影响内分泌系统

B. 参与能量代谢

C. 促进生长发育

D. 影响 DNA 的合成

E. 有利于胃肠道正常蠕动

【解析】维生素 B_1 在体内的主要功能是以辅酶形式参与能量和三大宏量营养素的代谢。

54. 下列以焦磷酸硫胺素酶为主要形式储存在人体内的是（　　）。

A. 维生素 E　　B. 维生素 A

C. 维生素 B_1　　D. 维生素 D

E. 维生素 B_2

【解析】维生素 B_1 在硫胺素焦磷酸酶作用下，与 ATP 结合形成 TPP（焦磷酸硫胺素）。

55. 维生素 B_1 做尿负荷试验，需要口服（　　）。

A. 1.4 mg　B. 1 mg
C. 100 mg　D. 5 mg
E. 10 mg

【解析】同第 50 题。

56. 红细胞转酮醇酶活性系数可以用于评价（　　）的营养状况。

A. 维生素 A　B. 铁
C. 碘　D. 维生素 B_2
E. 维生素 B_1

【解析】血液中维生素 B_1 绝大多数以 TPP 形式存在于红细胞中，并作为转酮醇酶的辅酶发挥作用。该酶活力保留与血液中维生素 B_1 的浓度密切相关。因此，可通过体外试验测定加入 TPP 前后红细胞中转酮醇酶活性的变化来反映机体的营养状态。通常用两者活性之差占基础活性的百分比来表示，值越高，说明维生素 B_1 缺乏越严重。一般认为≤15% 为正常，16%~24% 为不足，≥25% 为缺乏。

57. 维生素 B_2 的别名是（　　）。

A. 抗脚气病因子　B. 核黄素
C. 视黄醇　D. 抗坏血酸
E. 尼克酸

【解析】维生素 B_2 又称核黄素，广泛存在于动物和植物性食物中。

58. 维生素 B_2 的良好食物来源是（　　）。

A. 胡萝卜　B. 白菜
C. 菠菜　D. 大米
E. 动物肝脏

【解析】动物性食物中维生素 B_2 含量较植物性食物高，动物肝脏、肾脏、心脏、蛋类和乳类中尤为丰富。植物性食物中绿色蔬菜、豆类含量高，谷类含量少。同维生素 B_1 一样，谷类的加工对维生素 B_2 的含量影响很大。

59. 维生素 B_2 的功能是（　　）。

A. 抗衰老作用
B. 葡萄糖耐量因子
C. 对防治缺铁性贫血有重要作用
D. 参与体内生物氧化与能量代谢
E. 对神经组织的作用

【解析】维生素 B_2 在体内以黄素单核苷酸（FMN）和黄素腺嘌呤二核苷酸（FAD）的形式与特定蛋白结合，形成黄素蛋白，黄素蛋白是机体中许多酶系统中重要辅基的组成成分，通过呼吸链参与体内氧化还原反应与能量代谢。

60. 在体内可转换为烟酸的是（　　）。

A. 谷氨酸　B. 苏氨酸
C. 色氨酸　D. 酪氨酸
E. 赖氨酸

【解析】成年人组织细胞可利用色氨酸转化为烟酸。

61. 红细胞内谷胱甘肽还原酶的活性降低说明机体缺乏（　　）。

A. 烟酸　B. 维生素 B_1
C. 维生素 B_2　D. 维生素 B_{12}
E. 维生素 B_6

【解析】测定红细胞内谷胱甘肽还原酶活性系数是评价维生素 B_2 营养状况的一个灵敏指标。

62. 孕期缺乏（　　）是引起胎儿神经管畸形的主要原因。

A. 烟酸　B. 叶酸
C. 铁　D. 碘
E. VB_{12}

【解析】孕妇孕早期缺乏叶酸是引起胎儿神经管畸形的主要原因。

63. 在体内经还原起着一碳单位传递体作用的是（　　）。

A. 维生素 K　B. 维生素 A

C. 维生素 B_1　　D. 叶酸

E. 烟酸

【解析】叶酸经叶酸还原酶作用，还原成具有生理活性的四氢叶酸。四氢叶酸的功能是在体内生化反应中一碳单位转移酶系的辅酶，起着一碳单位传递体的作用。

64. 导致巨幼红细胞性贫血的原因是（　　）。

A. 铁和叶酸缺乏

B. 维生素 A 缺乏

C. 铁缺乏

D. 维生素 C 和锌缺乏

E. 维生素 B_{12} 和叶酸缺乏

【解析】叶酸可以和维生素 B_{12} 一起促进骨髓红细胞生成，预防巨幼红细胞性贫血。

65. 可降低血浆同型半胱氨酸水平，有助于预防老年人动脉粥样硬化的是（　　）。

A. 烟酸和维生素 B_2

B. 维生素 A 和维生素 E

C. 维生素 C 和维生素 D

D. 维生素 B_1 和维生素 B_6

E. 维生素 B_6 和叶酸

【解析】维生素 B_6、维生素 B_{12} 和叶酸，都可降低血浆同型半胱氨酸水平。

66. 与贫血无关的是（　　）。

A. 生育酚　　B. 维生素 B_{12}

C. 叶酸　　D. 维生素 D

E. 维生素 B_6

【解析】叶酸可以和维生素 B_{12} 一起促进骨髓红细胞生成，预防巨幼红细胞性贫血。生育酚是维生素 E，缺乏会导致溶血性贫血，维生素 B_6 缺乏会导致小细胞性贫血。而维生素 D 缺乏会导致婴幼儿佝偻病或成人骨质软化症，与贫血无关。

67. 下列蔬菜中维生素 C 含量最高的是（　　）。

A. 芥蓝　　B. 西蓝花

C. 豌豆苗　　D. 蒜苗

E. 红辣椒

【解析】维生素 C 的主要来源是新鲜的蔬菜和水果，如辣椒、菠菜、茼蒿和红枣、草莓、柑橘、柠檬等。野生的苜蓿、刺梨、沙棘、猕猴桃和酸枣等维生素 C 含量尤其丰富。

查询《食物成分表》（第 6 版），每 100 g 可食部含维生素 C 含量分别为：西蓝花 51.0 mg、豌豆苗 67.0 mg、蒜苗 35.0 mg、红辣椒 144.0 mg、芥蓝 76.0 mg。

68. 下列水果中，维生素 C 含量最高的是（　　）。

A. 苹果　　B. 刺梨

C. 芒果　　D. 杏

E. 猕猴桃

【解析】维生素 C 的主要来源是新鲜的蔬菜和水果，如辣椒、菠菜、茼蒿和红枣、草莓、柑橘、柠檬等。野生的苜蓿、刺梨、沙棘、猕猴桃和酸枣等维生素 C 含量尤其丰富。

查询《中国食物成分表》，每 100 g 可食部含维生素 C 含量分别为：刺梨 2585.0 mg、芒果 23.0 mg、杏 4.0 mg、猕猴桃 62.0 mg、苹果 4.0 mg。

☆69. DRIs2023 中，成年人每日维生素 C 的 RNI 是（　　）。

A. 80 mg　　B. 150 mg

C. 100 mg　　D. 60 mg

E. 120 mg

【解析】根据 DRIs2023，一般成年人每日维生素C 的 RNI 是 100 mg，PI-NCD 为 200 mg，UL 为 2000 mg。

70. 缺乏可引起坏血病的是（　　）。

A. 维生素 B_2　　B. 维生素 B_1

C. 维生素 C　　D. 维生素 A

E. 尼克酸

【解析】维生素 C 缺乏的早期症状是轻度疲劳，严重缺乏时引起坏血病。

71. 膳食中长期缺乏新鲜蔬菜与水果，易导致缺乏的营养素是（　　）。

A. 烟酸　　B. 蛋氨酸

C. 牛磺酸　　D. 抗坏血酸

E. 泛酸

【解析】维生素 C 又名抗坏血酸，维生素 C 的主要来源是新鲜的蔬菜和水果。

☆72. 对食物中维生素 C 破坏最大的烹饪方式是（　　）。

A. 急火快炒

B. 用淀粉上浆后再下锅

C. 焯水后凉拌

D. 小火慢炖

E. 生吃

【解析】加热时间越长，维生素 C 损失越多。

☆73. 葡萄糖耐量因子（GTF）的重要成分之一是（　　）。

A. 抗坏血酸　　B. 视黄醇

C. 吡哆醇　　D. 叶酸

E. 烟酸

【解析】葡萄糖耐量因子是由三价铬、烟酸、谷胱甘肽组成的一种复合体，可能是胰岛素的辅助因子，有增加葡萄糖的利用及促使葡萄糖转化为脂肪的作用。

☆74. 维生素 B_{12} 的组成成分是（　　）。

A. 钴　　B. 铬

C. 铁　　D. 钼

E. 铜

【解析】维生素 B_{12} 又称钴胺素，是一类含钴的类卟啉化合物，也是目前所知的唯一一个含金属元素的维生素。

☆75. 胃分泌的内因子不足时，造成某营养素吸收不良，影响红细胞的生成，造成巨幼红细胞性贫血，此营养素是（　　）。

A. 叶酸　　B. 维生素 A

C. 维生素 B_1　　D. 维生素 B_2

E. 维生素 B_{12}

【解析】食物中的维生素 B_{12} 与蛋白质相结合，进入人体消化道内，在胃酸、胃蛋白酶及胰蛋白酶的作用下，维生素 B_{12} 被释放，并与胃黏膜细胞分泌的糖蛋白内因子（IF）结合。维生素 B_{12}-IF 复合物对胃蛋白酶较稳定，进入肠道后由于回肠具有维生素 B_{12}-IF 受体而在回肠部被吸收。维生素 B_{12} 缺乏会导致巨幼红细胞性贫血。

☆76. 植物中基本不含，仅肉类中含有的维生素是（　　）。

A. 叶酸　　B. 维生素 E

C. 维生系 B_{12}　　D. 维生素 B_2

E. 泛酸

【解析】膳食中维生素 B_{12} 主要来源于肉类、动物内脏、鱼、禽、贝壳类及蛋类，乳及乳制品中含量较少。植物性食物基本不含维生素 B_{12}。

（二）参考答案

1. B　2. D　3. E　4. B　5. D　6. B
7. C　8. C　9. D　10. E　11. B　12. E
13. C　14. B　15. B　16. D　17. B　18. B
19. C　20. C　21. A　22. C　23. D　24. E
25. D　26. A　27. C　28. A　29. C　30. E
31. C　32. A　33. C　34. D　35. D　36. E
37. B　38. B　39. A　40. A　41. C　42. C
43. A　44. A　45. B　46. E　47. C　48. C
49. A　50. C　51. D　52. A　53. B　54. C
55. D　56. E　57. B　58. E　59. D　60. C
61. C　62. B　63. D　64. E　65. E　66. D
67. E　68. B　69. C　70. C　71. D　72. D
73. E　74. A　75. E　76. C

八、其他膳食成分

(一) 单选题(每题的备选项中，只有一个选项最符合题意。)

1. 膳食指南建议，在温和气候条件下，低身体活动水平成年男性、女性每天喝水分别为（　　）。

A. 1700 mL、1500 mL

B. 1700 mL、1200 mL

C. 2000 mL、1500 mL

D. 2000 mL、1700 mL

E. 1500 mL、1200 mL

【解析】《中国居民膳食指南（2022）》建议在温和气候条件下生活的轻度身体活动的成年人每日饮水 1500~1700 mL（7~8 杯）。饮水不足可影响人体的正常生理功能，应足量饮水。

2. 水的主要生理功能**不包括**（　　）。

A. 细胞和体液的组成部分

B. 参与新陈代谢

C. 调节体温

D. 提供能量

E. 润滑作用

【解析】水的主要生理功能如下：细胞和体液的组成部分，参与新陈代谢，调节体温，润滑作用。产能营养素是碳水化合物、脂类、蛋白质。

☆3. 水排出体外的主要途径是（　　）。

A. 粪便　　B. 显性出汗

C. 非显性出汗　　D. 尿

E. 呼吸

【解析】体内水的排出量受气候、环境、空气温度和相对湿度的影响，主要以经肾脏排出为主，约占 60%，其次是经皮肤、肺和粪便排出，分别占 20%、14% 和 6%。

☆4. 水是构成人体的主要成分之一，如果失水量超过体重的（　　）以上，就会危及生命。

A. 30%　　B. 4%

C. 6%　　D. 8%

E. 10%

【解析】失水达到体重的 10%，会出现烦躁、全身无力、体温升高、血压下降、皮肤失去弹性，甚至危及生命；失水超过体重的 20% 时，会引起死亡。

5. 最好的饮用水为（　　）。

A. 果汁　　B. 白开水

C. 浓茶水　　D. 纯净水

E. 饮料

【解析】饮水应该分配在一天中的任何时刻，应少量多次，并且最好选用白开水。

6. 可降低大肠癌、结肠癌等消化道肿瘤发生的是（　　）。

A. 糖原　　B. 低聚糖

C. 双糖　　D. 膳食纤维

E. 糖醇

【解析】膳食纤维对维持肠道健康，预防糖尿病、高血脂、肥胖等有积极作用。膳食纤维预防肠癌的可能机制：①增加粪便量，缩短了粪便在大肠内存留的时间，稀释了致癌物。②吸附胆酸或其他致癌物。③细菌使膳食纤维分解产生短链脂肪酸，降低了粪便的 pH，抑制致癌物的生成，影响与结肠癌有关的细胞分化及凋亡。④改变了大肠中的菌相。⑤增加了肠腔内的抗氧化剂。

7. 下列可用于减肥食品原料的是（　　）。

A. 蔗糖　　B. 双糖

C. 单糖　　D. 多糖

E. 葡萄糖

【解析】膳食纤维是多糖中的一类，是植物的一部分，是并不被人体消化的一大类碳水化合物。增加饱腹感，减少能量摄入，有利于控制体重，预防肥胖。其他几项均为单糖、双糖，属于添加糖，要控制摄入量。

8. 下列属于可溶性膳食纤维的是（　　）。

A. 抗性淀粉　　B. 果胶
C. 植物蜡　　D. 木质素
E. 纤维素

【解析】膳食纤维按溶解性可分为可溶性膳食纤维和不可溶性膳食纤维。可溶性膳食纤维主要是细胞壁内的储存物质和分泌物；另外还包括微生物多糖和合成多糖，其组成主要是一些胶类物质，如果胶、树胶等，还有半乳甘露糖、葡聚糖、羧甲基纤维素和真菌多糖等。不可溶性膳食纤维主要是细胞壁的组成部分，包括纤维素、木质素、壳聚糖、原果胶和植物蜡等。

9. 下列关于膳食纤维的功能描述中，**不正确**的是（　　）。

A. 增加饱腹感　　B. 降血糖
C. 降血脂　　D. 防便秘
E. 降血压

【解析】膳食纤维生理功能包括：①促进肠蠕动，排除身体有害物质，预防便秘。②延缓和减少葡萄糖吸收和利用，减慢血糖水平变化和胰岛素反应。③降低膳食胆固醇吸收，增加胆酸的合成，促进其排出，降低血胆固醇。④增加饱腹感，减少能量摄入，有利于控制体重，预防肥胖。⑤分解产生短链脂肪酸，预防肠癌等癌症的发生。

10. 下列食物中含膳食纤维较多的是（　　）。

A. 蔬菜　　B. 水产
C. 乳类　　D. 果汁
E. 蛋类

【解析】膳食纤维的主要食物来源是玉米、全麦粉、糙米、燕麦等各种谷类，豆类及各种蔬菜水果。

11. 膳食纤维的功能**不包括**（　　）。

A. 减少能量摄入　　B. 能促进肠道蠕动
C. 降低脂肪的吸收　　D. 促进锌的吸收
E. 预防肠癌

【解析】同第 9 题。

12. 膳食纤维是（　　）。

A. 糖原
B. 单糖
C. 可消化吸收的多糖及寡糖
D. 不可消化吸收的多糖及寡糖
E. 双糖

【解析】膳食纤维是指植物性食物中含有的，不能被人体小肠消化吸收的，对人体有健康意义的碳水化合物。包括纤维素、半纤维素、果胶、菊粉及其他一些膳食纤维单体成分等。

13. 下列能被人体消化吸收的碳水化合物是（　　）。

A. 树胶　　B. 棉子糖
C. 果胶　　D. 纤维素
E. 淀粉

【解析】糖、淀粉的消化率可达 100%，其代谢产物主要是二氧化碳和水，可经尿液和呼气或肠道排出。

14. 下列**不属于**植物化学物的是（　　）。

A. 视黄醇　　B. 大豆异黄酮
C. 番茄红素　　D. 叶黄素
E. 大蒜素

【解析】见第一章第一节膳食营养参考摄入量第 37 题解析。

（二）参考答案

1. A　2. D　3. D　4. E　5. B　6. D
7. D　8. B　9. E　10. A　11. D　12. D
13. E　14. A

第二章　各类食物的营养特点

一、食物的营养价值和评价方法

（一）单选题（每题的备选项中，只有一个选项最符合题意。）

1. 食物营养价值常用的评价指标**不包括**（　　）。

A. 食物的抗氧化能力
B. 营养素的种类及含量
C. 食物营养质量指数（INQ）
D. 溶胀率
E. 食物利用率

【解析】食物营养价值可以从营养素的种类和含量、食物营养质量指数、食物利用率、食物的血糖生成指数和食物的抗氧化能力等方面进行评价。

2. 与食物营养价值无关的是（　　）。

A. 消化、吸收和利用率
B. 所含营养素的种类
C. 所含营养素的数量
D. 食物的大小
E. 所含营养素间的相互比例

【解析】影响食物营养价值的因素主要有所含营养素的种类是否齐全，提供的营养素和能量是否能满足人体的需要，所含营养素之间的比例是否合理，营养素的消化吸收利用程度。此外，食物的储存、加工和烹调方式也会影响其营养价值。食物的大小不影响食物营养价值，如用面粉做的馒头，不管是一口一个的小馒头，还是做成砂锅般大的馒头，对营养价值没有影响。

3. 影响食物营养价值的因素**不包括**（　　）。

A. 广告宣传
B. 营养素的种类是否齐全
C. 所含营养素之间的比例是否合理
D. 加工和烹调方式
E. 营养素的消化吸收利用程度

【解析】同第 2 题。

4. 关于 INQ，下列说法**不正确**的是（　　）。

A. INQ>1，表示食物该营养素的摄入量高于能量，故 INQ≥1，为营养价值高
B. INQ=1，表示食物提供该营养素的能力与提供能量的能力相当，二者满足人体需要的程度相等
C. INQ<1，表示食物提供该营养素的能力小于提供能量的能力，为某营养素价值较低食物
D. INQ 对于不同的人，评价标准是一样的
E. 食物营养质量指数（INQ）= 营养素密度 / 能量密度

【解析】INQ 中的该营养素参考摄入量和能量参考摄入量因人而异，不同年龄、性别、劳动强度和生理不同，其营养素和能量推荐摄入量不一样，因此 INQ 值也不一样。

5. 某食物每百克中视黄醇活性当量为 310 μg，能量 577 kJ。已知每日膳食中营养素推荐摄入量，成年轻体力劳动者视黄醇活性当量为 770 μg，能量为 2150 kcal，营养素密度是（　　）。

A. 0.06　　B. 6.3
C. 0.27　　D. 0.40
E. 0.54

【解析】营养素密度=营养素含量/该营养素参考摄入量=310÷770=0.40。

6. 某食物每百克中视黄醇活性当量为310 μg，能量为577 kJ。已知每日膳食中营养素推荐摄入量，成年轻体力劳动者视黄醇活性当量为770 μg，能量为2150 kcal，能量密度为（　　）。

A. 0.06　　B. 6.3
C. 0.27　　D. 0.40
E. 0.54

【解析】能量密度=能量含量/能量参考摄入量=577÷4.184÷2150=0.06。

7. 某食物每百克中视黄醇活性当量为310 μg，能量为577 kJ。已知每日膳食中营养素推荐摄入量，成年轻体力劳动者视黄醇活性当量为770 μg，能量为2150 kcal，视黄醇的INQ为（　　）。

A. 0.06　　B. 6.3
C. 0.27　　D. 0.40
E. 0.54

【解析】INQ=某营养素密度÷能量密度=（310÷770）÷（577÷4.184÷2150）≈6.3。

8. 能量密度计算公式正确的是（　　）。

A. 一定量的食物营养素含量/能量推荐量
B. 一定量的食物能量值/当日能量摄入
C. 一种食物能量值/当日能量摄入
D. 一定量的食物能量值/能量推荐量
E. 一种食物能量值/能量推荐量

【解析】能量密度=能量含量/能量推荐量。

9. 营养素的种类和营养素的含量越接近人体需要，表示该食物的营养价值（　　）。

A. 中等　　B. 无法判断
C. 越高　　D. 越低
E. 无差异

【解析】营养素的种类和营养素的含量越接近人体需要，表示该食物的营养价值越高。

10. 关于营养质量指数的描述，下列说法**不正确**的是（　　）。

A. INQ=1表示某食物提供营养素的能力和提供能量能力相当
B. 是某营养素密度与能量密度的比值
C. 是常用的评价食物营养价值的指标，在营养素密度的基础上提出
D. INQ<1的食物，提供营养素的能力小于提供能量的能力
E. INQ>1的食物会发生该营养素不足或能量过剩

【解析】营养质量指数（INQ）指营养素密度与能量密度之比。INQ=1，表示食物的该营养素与能量含量对于该摄入量的人的营养需要达到平衡；INQ>1，表示该食物营养素的摄入量高于能量，故为营养价值高；INQ<1，表示此食物中该营养素的摄入量低于能量的摄入，长期食用此种食物可能发生该营养素的不足或能量过剩，为营养价值低。

11. 下列有关食物利用率的说法，表述**不正确**的是（　　）。

A. 食物利用率常被用作新食物资源、婴幼儿食品的评价方法
B. 食物利用率主要代表了微量营养素的水平
C. 食物利用率主要代表了宏量营养素的水平
D. 食物利用率的评价需采用人体和动物实验的方法
E. 食物利用率的人体试验中，常常将婴儿和幼儿作为观察对象

【解析】食物利用率是指食物进入体内后被机体消化、吸收和利用的程度。常用于整体食物或混合食物的营养评价。其常被作为新食物资源、婴幼儿食品的评价方法。一

般用动物饲养方法来测定，选用成长期的大鼠或小鼠，计算饲料利用和体重增加的量。所以食物利用率主要代表了宏量营养素的水平。

☆12. 蛋白质和脂肪含量的降低对 GI 的影响是（　　）。

A. 先降低，后升高
B. 使之升高
C. 使之降低
D. 无变化
E. 先升高，后降低

【解析】食物其他成分如脂肪、蛋白质、膳食纤维、抗营养素及有机酸等含量对 GI 的影响，如在提供等量可利用碳水化合物前提下，增加蛋白质可刺激更高的胰岛素应答，脂肪有助于延缓胃排空，膳食纤维通过包裹作用延缓淀粉降解等。当主食与肉、菜混合进食时，GI 有所降低。反之，如蛋白质和脂肪含量降低，食物的 GI 有所升高。

☆13. 下列食物中，GI 最高的是（　　）。

A. 煮熟冷藏 4 小时
B. 刚煮熟的米饭
C. 煮熟冷藏 2 小时
D. 煮熟放凉热水泡
E. 煮熟放凉重新加热食用

【解析】食物的加工烹饪方法对 GI 的影响。一般来说，加工越细的食物，越容易被吸收，升糖作用也越大；而同样的原料烹调时间越长，食物的 GI 也越高。食品加热放冷后会发生淀粉的回生，回生后不易将其淀粉粒分散于水中，也不被 α-淀粉酶所消化，GI 会降低。富含回生直链淀粉的食物包括烹调后冷却的大米、面食、马铃薯和高直链淀粉玉米。所以刚煮熟的米饭 GI 最高。

14. 下列选项中能降低 GI 的措施是（　　）。

A. 用果糖代替葡萄糖
B. 延长烹制时间
C. 减少蛋白质含量
D. 增加淀粉糊化
E. 大颗粒变成小颗粒

【解析】果糖 GI 比葡萄糖 GI 低。

15. 下列不具有抗氧化能力的是（　　）。

A. 类胡萝卜素
B. 维生素 E、维生素 C、β-胡萝卜素
C. 锌、铜、锰、硒
D. 酚类、类黄酮
E. 氨基葡萄糖

【解析】食物的抗氧化能力主要取决于食物中抗氧化物的含量。有抗氧化能力的维生素包括维生素 E、维生素 C、β-胡萝卜素；有抗氧化能力的矿物质包括锌、铜、锰、硒等；酚类、类黄酮、类胡萝卜素等植物化学物也具有抗氧化能力。氨基葡萄糖不具备抗氧化能力。食物的抗氧化能力越强，其营养价值相对越高。氨基葡萄糖能维持软骨正常功能，还能改善血管内皮功能和促进创面愈合，当前用于改善骨关节功能、预防治疗骨关节炎。

16. 下列营养素中，与其他项不同的是（　　）。

A. β-胡萝卜素　　B. 维生素 E
C. 抗坏血酸　　D. 维生素 C
E. 硒

【解析】以上几项均有抗氧化功能，维生素 C 又名抗坏血酸。β-胡萝卜素、维生素 E、抗坏血酸、维生素 C 均为维生素，而硒属于矿物质。

(二) 参考答案

1. D　2. D　3. A　4. D　5. D　6. A
7. B　8. D　9. C　10. E　11. B　12. B
13. B　14. A　15. E　16. E

二、植物性食物的营养特点

(一)单选题(每题的备选项中，只有一个选项最符合题意。)

1. 谷类中的碳水化合物主要是(　　)。

A. 乳糖　　B. 葡萄糖

C. 纤维素　　D. 淀粉

E. 糖原

【解析】谷类食物可提供丰富的碳水化合物，尤其是淀粉(65%~80%)，同时脂肪含量不高，一般不超过10%。

2. 人类饮食中最经济的能量来源是(　　)。

A. 粮谷类　　B. 蔬菜水果类

C. 油脂类　　D. 畜禽类

E. 蛋奶类

【解析】谷类食物极容易消化、吸收和利用以提供能量，是人们饮食中最经济的能量来源。

☆3. 面筋中含量丰富的物质是(　　)。

A. 脂肪　　B. 葡萄糖

C. 纤维　　D. 蛋白质

E. 木质素

【解析】面筋复合物由两种主要的蛋白质组成，即麦胶蛋白和麦谷蛋白。高筋小麦粉适用于硬质小麦加工，生产面包等高面筋食品；低筋小麦粉适用于软质小麦加工，生产饼干、糕点等低面筋食品。

4. 下列食物中含碳水化合物最多的是(　　)。

A. 奶类　　B. 蔬菜类

C. 谷类　　D. 水果类

E. 豆类

【解析】谷类食物可提供丰富的碳水化合物，尤其是淀粉(65%~80%)。

5. 谷类食物位居中国居民平衡膳食宝塔的(　　)。

A. 最底层　　B. 第二层

C. 第三层　　D. 第四层

E. 塔尖

【解析】谷类食物位居中国居民平衡膳食宝塔的最底层，是膳食结构中最重要的一类食物。

6. 下列有关谷类的描述**不正确**的是(　　)。

A. 是人体蛋白质的主要来源

B. 谷类蛋白中缺乏亮氨酸、异亮氨酸

C. 维生素大部分集中在胚芽和糊粉层中

D. 过分加工使维生素、脂肪丢失严重

E. 谷类不是铁的良好来源

【解析】植物蛋白质中赖氨酸、蛋氨酸、苏氨酸和色氨酸含量相对较低，亮氨酸、异亮氨酸和苯丙氨酸含量相对较高。

7. 谷类碳水化合物含量最为丰富，主要集中在(　　)。

A. 谷壳　　B. 麸皮

C. 糊粉层　　D. 胚乳

E. 胚芽

【解析】胚乳部分主要是淀粉和少量蛋白质。

8. 谷类中含量较丰富的维生素是(　　)。

A. 维生素E和胡萝卜素

B. 抗坏血酸和烟酸

C. 硫氨素和核黄素

D. 烟酸和胡萝卜素

E. 维生素A和维生素D

【解析】谷类所含维生素和矿物质的种类和数量因品种不同而有差异，由于食用量大，谷类是膳食B族维生素，包括维生素B_1(硫氨素）、维生素 B_2（核黄素）和烟酸的重要来源。

9. 谷粒中含维生素 E 较多的是（　　）。
   A. 谷壳　　B. 谷皮
   C. 糊粉层　　D. 胚乳
   E. 谷胚

【解析】谷胚是谷粒发芽的地方，富含 B 族维生素和维生素 E，以及脂肪、蛋白质、碳水化合物和矿物质。

10. 谷粒中含纤维素最多的部分是（　　）。
   A. 谷壳　　B. 谷皮
   C. 糊粉层　　D. 胚乳
   E. 谷胚

【解析】谷粒由外向里可分为谷皮、糊粉层、谷胚和胚乳四部分，其营养成分不尽相同。谷皮含纤维素、半纤维素和矿物质；糊粉层含有蛋白质和 B 族维生素；谷胚是谷粒发芽的地方，富含 B 族维生素和维生素 E，以及脂肪、蛋白质、碳水化合物和矿物质；胚乳部分主要是淀粉和少量蛋白质。

11. 谷粒中富含脂肪的部分为（　　）。
   A. 种皮　　B. 谷皮
   C. 糊粉层　　D. 胚乳
   E. 谷胚

【解析】同第 10 题。

12. 米面过高加工会严重损失（　　）。
   A. 维生素 D　　B. 维生素 C
   C. 维生素 A　　D. 维生素 E
   E. B 族维生素

【解析】精米、白面主要来自谷粒或麦粒的胚乳部分，而麸皮中的蛋白质、大部分脂肪、大量的膳食纤维、B 族维生素、矿物质被“精炼”出去了。

13. 薯类是我国传统膳食的重要组成部分，下列食物中**不属于**薯类的是（　　）。
   A. 土豆　　B. 豆薯
   C. 木薯　　D. 甘薯
   E. 红薯

【解析】薯类是我国传统膳食的重要组成部分，一般包括马铃薯（土豆、洋芋）、甘薯、木薯等。（鲜）豆薯（凉薯、地瓜、沙葛），其食物类别是蔬菜下的薯芋类。此题选豆薯最为恰当。

14. 红薯中含有的一种植物雌激素样物质，可缓解更年期症状，此物质是（　　）。
   A. 花青素　　B. 维生素 C
   C. 薯蓣皂苷元　　D. 卵磷脂
   E. 植物固醇

【解析】红薯中含有的薯蓣皂苷元，是一种植物雌激素样物质，可缓解更年期症状。

15. 下列含淀粉最少的豆类是（　　）。
   A. 豌豆　　B. 大豆
   C. 蚕豆　　D. 绿豆
   E. 赤豆

【解析】杂豆类品种有赤豆、芸豆、绿豆、豌豆、鹰嘴豆、蚕豆等。与大豆相比，杂豆中碳水化合物含量较高，含 50%~60% 的淀粉，蛋白质含量约 20%。大豆一般包括黄豆、青豆、黑豆等，以黄豆比较常见。大豆中蛋白质含量丰富（占 30%~40%），碳水化合物占 25%~30%。

16. 不同种类的食物混合食用，可提高膳食中的（　　）。
   A. 蛋白质重量　　B. 蛋白质含量
   C. 蛋白质消化率　　D. 必需氨基酸含量
   E. 蛋白质利用率

【解析】两种或两种以上食物蛋白质混合食用，其中所含有的必需氨基酸取长补短，相互补充，达到较好的比例，从而有提高蛋白质利用率的作用，称为蛋白质互补作用。

17. 下列**不属于**十字花科蔬菜的是（ ）。
A. 油菜 B. 西蓝花
C. 油麦菜 D. 羽衣甘蓝
E. 芥菜

【解析】十字花科是个庞大家族，几乎占了蔬菜的一半。常见的油菜、青菜、大白菜、小白菜、西蓝花、卷心菜、甘蓝、羽衣甘蓝、绿叶甘蓝、孢子甘蓝、萝卜、芥菜、芜菁等都是这个家族的成员。油麦菜是菊科莴苣属。

☆18. 下列属于食用藻类的是（ ）。
A. 金针菇 B. 香菇
C. 银耳 D. 海带
E. 木耳

【解析】藻类是无胚、自养、以孢子进行繁殖的低等植物，可供人类食用的有海带、紫菜、发菜、裙带菜、螺旋藻等。

19. 吃绿叶蔬菜**不能**补充（ ）。
A. 维生素 C B. 维生素 B_{12}
C. 钙 D. 铁
E. 维生素 A

【解析】植物性食物中几乎不含有维生素 B_{12}。

20. 隔夜炒制蔬菜会引起（ ）。
A. 蛋白质分解 B. 碳水化合物分解
C. 脂肪分解 D. 亚硝酸盐增加
E. 水分减少

【解析】长期放置的炒好蔬菜可引起亚硝酸盐增加。

21. 鼓励选择新鲜和应季的蔬菜，要特别注意摄入深色蔬菜，使其占蔬菜总摄入量的（ ）。
A. 20% B. 1/3
C. 1/2 D. 65%
E. 80%

【解析】深色蔬菜占蔬菜总摄入量的一半以上。

☆22. 水果中有机酸含量较多的是（ ）。
A. 抗坏血酸 B. 酒石酸
C. 苹果酸 D. 水杨酸
E. 柠檬酸

【解析】水果中有机酸含量为 0.2%~3.0%。其中主要种类为柠檬酸、苹果酸、酒石酸和抗坏血酸，多数水果以柠檬酸为主，少数以苹果酸为主，而葡萄中含有较多酒石酸。一些水果中还含有少量的草酸、水杨酸、琥珀酸、奎宁酸等。无花果和蓝莓中含有少量植酸，分别占其总含磷量的 13% 和 16%。

23. 水果中有机酸的作用**不包括**（ ）。
A. 增进食欲
B. 刺激消化液分泌
C. 保护维生素 C 的活性
D. 保护维生素 C 的稳定性
E. 抑制矿物质作用

【解析】水果中含有的有机酸，能刺激消化腺的分泌，增进食欲，对维生素 C 的活性及稳定性有保护作用，具有抗氧化性能，能促进多种矿物质的吸收。

☆24. 下列水果中**不是**浆果的是（ ）。
A. 石榴 B. 桑葚
C. 无花果 D. 樱桃
E. 蓝莓

【解析】浆果类包括葡萄、柿子、无花果、石榴、猕猴桃、桑葚、草莓、蔓越莓等，这里不包括热带水果。浆果属于聚合果，可食部分主要为花托膨大发育而成，表面或中间着生多数瘦果类种子。核果类包括桃、杏、李、梅、樱桃、枣等水果。它们的食用部分主要是变态茎，中间的核是外层木质化的瘦果，其中核仁为种子。

25. 下列水果中含维生素C最高的是（　　）。
A. 荔枝　　B. 猕猴桃
C. 苹果　　D. 桃
E. 梨

【解析】水果是维生素C的良好来源，刺梨中维生素C含量居水果首位，其次是鲜枣、猕猴桃、山楂等。查询《中国食物成分表标准版》(第6版)，每100 g中维生素C含量为：荔枝41.0 mg、猕猴桃62.0 mg、苹果4.0 mg、桃7.0 mg、梨6.0 mg。

☆26. 果蔬汁中的涩味是因为含有（　　）。
A. 维生素C　　B. 单宁
C. 苹果酸　　D. 柠檬酸
E. 果糖

【解析】一般果实未成熟时单宁含量较多，涩味较强。随着果实成熟度的提高，单宁发生一系列变化，使果实的涩味逐渐减少直至消失。

☆27. 水果中的苦味是因为含有（　　）。
A. 单宁　　B. 苹果酸
C. 柠檬酸　　D. 果糖
E. 糖苷

【解析】水果中存在着各种糖苷，大多数都具有苦味，其中某些糖苷还具有水果的独特风味。水果中较重要的糖苷有苦杏仁苷、橘皮苷、柚皮苷等。

28. 天然抗氧化物质的主要来源是（　　）。
A. 鲍参鱼翅　　B. 粮谷类
C. 深海鱼类　　D. 蔬菜和水果
E. 山珍海味

【解析】水果和蔬菜中含有天然抗氧化剂，如类胡萝卜素、维生素C、锌、多酚类（主要为类黄酮）、萜类等抗氧化活性物质与蔬菜水果的抗氧化活性密切相关。

☆29. 下列食物中碳水化合物含量最少的是（　　）。
A. 素炒山药　　B. 笋丝拌菠菜
C. 西芹炒百合　　D. 蜜汁南瓜蜜枣
E. 排骨炖藕

【解析】碳水化合物含量：山药12.4%；竹笋3.6%，菠菜4.5%；芹菜4.5%，百合38.8%；蜂蜜75.6%，南瓜5.3%，枣67.8%；藕16.4%。

30. 长期缺乏新鲜蔬菜和水果，可能会缺乏（　　）。
A. 谷氨酸　　B. 抗坏血酸
C. 硫氨素　　D. 钙化醇
E. 钴胺素

【解析】维生素C（抗坏血酸）主要来源于新鲜蔬菜和水果。

31. 下列关于大豆及其制品营养特点的说法**错误**的是（　　）。
A. 含大豆异黄酮　　B. 蛋白质含量高
C. 氨基酸不平衡　　D. 脂肪含量高
E. 大豆中还含有丰富的钙、硫胺素（维生素B_1）、核黄素（维生素B_2）

【解析】大豆蛋白除含硫氨基酸略低外，其他必需氨基酸比值与人体需要接近，与谷物同吃有蛋白质互补的作用，属于优质蛋白质。

32. 大豆制成豆芽，增加的维生素主要是（　　）。
A. 叶酸　　B. 维生素E
C. 维生素C　　D. 维生素D
E. 维生素A

【解析】大豆制成豆芽后，除含原有的营养成分外，还含有较多的维生素C，因此当新鲜蔬菜缺乏时，豆芽可以作为维生素C的良好来源。

☆33. 大豆中能影响锌、钙、镁、铁被吸收利用的物质是（　　）。

A. 大豆卵磷酯　　B. 水苏糖
C. 棉籽糖　　D. 植酸
E. 硫代葡萄糖苷

【解析】大豆中含植酸 1%~3%，是很强的金属离子螯合剂，在肠道内可与锌、钙、镁、铁等矿物质螯合，影响其吸收利用。

34. 大豆中的蛋白质在植物性食物中蛋白质含量（　　）。

A. 无法判断　　B. 最低
C. 中等　　D. 最高
E. 适中

【解析】大豆是蛋白质含量最丰富的植物，含量为 40% 以上，若以干重计算几乎接近 50%，这与动物食品中蛋白质含量很相近。

35. 下列食物中含蛋白质较多的是（　　）。

A. 苹果　　B. 大米
C. 大豆　　D. 小麦
E. 蔬菜

【解析】同第 34 题。

36. 豆豉、豆瓣酱、腐乳等发酵豆制品，经过发酵后，大豆中易引起胀气的成分被分解，此成分是（　　）。

A. 大豆卵磷脂　　B. 大豆异黄酮
C. 大豆皂苷　　D. 棉子糖和水苏糖
E. 植物红细胞凝血素

【解析】大豆中碳水化合物占 25%~30%，有一半是膳食纤维，其中棉子糖和水苏糖可引起机体腹胀。

37. 下列**不属于**大豆抗营养因子的是（　　）。

A. 植酸
B. 蛋白酶抑制剂
C. 大豆卵磷脂
D. 植物红细胞凝血素
E. 多酚化合物

【解析】大豆卵磷脂是豆油精炼过程中得到的一种淡黄色至棕色、无异嗅或略带有气味的黏稠状或粉末状物质，不溶于水，易溶于多种有机溶剂。大豆卵磷脂对营养相关慢性病如高脂血症和冠心病等具有一定的预防作用，属于有益成分，不是抗营养因子。

38. 下列**不是**豆类抗营养因子的是（　　）。

A. 肠胃胀气因子　　B. 蛋白酶抑制剂
C. 红细胞凝集素　　D. 多酚化合物
E. 大豆异黄酮

【解析】大豆富含的大豆异黄酮具有雌激素样作用，具有防止胆固醇在血管中沉积、防止动脉粥样硬化、抗骨质疏松、改善更年期症状的作用，属于有益成分，不是抗营养因子。

39. 下列**不属于**大豆抗营养因子的是（　　）。

A. 蛋白酶抑制剂
B. 植酸
C. 草酸
D. 植物红细胞凝集素
E. 大豆低聚糖

【解析】大豆低聚糖可被肠道益生菌所利用，具有维持肠道微生态平衡、提高免疫力、降血脂、降血压等作用，故被称为“益生元”，目前已利用大豆低聚糖作为功能性食品基料，部分代替蔗糖应用于清凉饮料、酸乳、面包等多种食品生产中。

40. 整粒大豆蛋白质的消化率只有 60%，加工成豆腐后消化率可提高至 90% 以上，其原因主要是加工过程降低了大豆中的（　　）。

A. 皂苷
B. 钙
C. 胰蛋白酶抑制剂
D. 寡糖
E. 低聚糖

【解析】大豆中的胰蛋白酶抑制剂可以

降低大豆的营养价值。但经常压蒸汽加热30 min或在1 kg压力（约0.1 MPa）加热10~25 min，胰蛋白酶抑制剂即可被破坏。

41. 大豆中具有降低血脂作用的是（ ）。
A. 肠胃胀气因子
B. 黄酮类
C. 植物红细胞凝集素
D. 植酸
E. 多酚类化合物

【解析】同第38题。

42. 大豆类所含的碳水化合物主要是（ ）。
A. 糖原
B. 纤维素和可溶性糖
C. 淀粉和糊精
D. 纤维素和不溶性糖
E. 可溶性糖和淀粉

【解析】大豆中的淀粉含量很少，为0.4%~0.9%。大豆中的果胶质、半纤维素、半乳聚糖、纤维素等都属于大豆膳食纤维，主要存在于大豆种皮中。大豆中含有的低分子可溶性糖类称为大豆低聚糖，主要为水苏糖，棉子糖和蔗糖，还有一些葡萄糖、果糖等。

43. 大豆中**不能**被人体消化吸收的碳水化合物是（ ）。
A. 果糖　　B. 淀粉
C. 半乳糖　　D. 蔗糖
E. 水苏糖

【解析】大豆中的棉子糖，不能被人体小肠消化吸收，是肠道双歧杆菌的增殖因子。

44. 豆类加工后可提高蛋白质消化率，蛋白质消化率最高的是（ ）。
A. 豆粉　　B. 豆腐
C. 豆浆　　D. 豆芽
E. 整粒熟大豆

【解析】干炒大豆蛋白质消化率只有50%左右，整粒煮熟大豆的蛋白质消化率为65%，加工成豆浆后蛋白质消化率为85%，制成豆腐后蛋白质的消化率可提高到92%~96%。

45. 下列含有抗胰蛋白酶抑制剂的是（ ）。
A. 无花果　　B. 大豆
C. 小麦　　D. 菠菜
E. 大米

【解析】各种豆类中含有的一些抗营养物质，不利于豆类中营养素的吸收利用，包括胰蛋白酶抑制剂、红细胞凝集素、多酚化合物、肠胃胀气因子等。

46. 未煮熟的豆浆**不能**食用的原因是（ ）。
A. 含有异黄酮　　B. 有豆腥味
C. 引发过敏反应　　D. 蛋白质没有变性
E. 含有蛋白酶抑制剂

【解析】豆类含有胰蛋白酶抑制剂、血凝素、多酚化合物、肠胃胀气因子等抗营养物质，在加工不彻底时可能对人体产生不良反应。因此在烹饪过程中，需要通过充分的加热处理，烧熟煮透，才可以使这些物质失活。

47. 以下说法中**错误**的是（ ）。
A. 大豆发酵会生成维生素B_{12}
B. 大豆富含蛋白质
C. 大豆富含不饱和脂肪酸
D. 大豆富含磷脂
E. 大豆蛋白质是最好的优质蛋白质

【解析】大豆蛋白除含硫氨基酸略低外，其他必需氨基酸比值与人体需要接近，与谷物同吃有蛋白质互补的作用，属于优质蛋白质，但不是最好的优质蛋白质。鸡蛋氨基酸模式与人体最为接近，常作为参考蛋白质。

48. 下列属于坚果的是（ ）。
A. 土豆　　B. 腰果
C. 杏干　　D. 蜜枣

E. 桃

【解析】坚果分为两类：一类是树坚果，如杏仁、腰果、榛子、核桃、开心果、夏威夷果等；另一类是种子，如花生、葵花籽、南瓜籽等。

49. 下列食物中脂肪含量最高的是（　　）。

A. 莲子　　B. 松子

C. 大米　　D. 栗子

E. 燕麦

【解析】花生的脂肪含量达 40% 以上，是重要的食用油原料；葵花籽和核桃的脂肪含量达 50% 以上；松子的脂肪含量更是高达 60%。栗子、银杏、莲子、芡实等坚果淀粉含量高而脂肪较少，而大米和燕麦属于谷类，主要含碳水化合物。

50. 坚果油脂含量高，但多为（　　）。

A. 不饱和脂肪酸　　B. 饱和脂肪酸

C. 反式脂肪酸　　D. 短链脂肪酸

E. 肽类

【解析】虽然坚果油脂含量高，但多为不饱和脂肪酸，可以降低胆固醇，有助于改善血糖，对于预防动脉粥样硬化、高血压、冠心病、糖尿病等都有一定效果。

(二) 参考答案

1. D　2. A　3. D　4. C　5. A　6. B
7. D　8. C　9. E　10. B　11. E　12. E
13. B　14. C　15. B　16. E　17. C　18. D
19. B　20. D　21. C　22. E　23. E　24. D
25. B　26. B　27. E　28. D　29. B　30. B
31. C　32. C　33. D　34. D　35. C　36. D
37. C　38. E　39. E　40. C　41. B　42. B
43. E　44. B　45. B　46. E　47. E　48. B
49. B　50. A

三、动物性食物的营养特点

(一) 单选题（每题的备选项中，只有一个选项最符合题意。）

1. 动物性食物主要为人体提供（　　）。

A. 抗坏血酸　　B. 碳水化合物

C. 维生素 C　　D. 膳食纤维

E. 优质蛋白质

【解析】动物性食物包括畜肉、禽肉、蛋类、奶类和鱼类等，是人类蛋白质、脂肪、脂溶性维生素的良好食物来源。

2. 下列肉类食物中多不饱和脂肪酸含量较高的是（　　）。

A. 鱼肉　　B. 鸡肉

C. 猪肉　　D. 牛肉

E. 鸭肉

【解析】鱼肉的脂肪含量较低，且多不饱和脂肪酸所占比例远高于禽畜肉类。

3. 畜肉脂肪大部分是（　　）。

A. 单不饱和脂肪酸

B. 不饱和脂肪酸

C. 必需脂肪酸

D. 饱和脂肪酸

E. 非必需脂肪酸

【解析】畜肉一般能量高，脂肪含量较高，而且饱和脂肪酸占比较大，但瘦肉中脂肪含量较低。

4. 和肉类相比，鱼类中（　　）。

A. 脂肪含量较高，且多为单不饱和脂肪酸

B. 脂肪含量较高，且多为饱和脂肪酸

C. 脂肪含量较低，且多为饱和脂肪酸

D. 脂肪含量较高，且多为多不饱和脂肪酸

E. 脂肪含量较低，且多为多不饱和脂肪酸

【解析】鱼肉的脂肪含量较低，且多不饱

和脂肪酸所占比例远高于禽畜肉类。

5. 某些鱼类中含丰富的DHA和EPA，有降低血脂的作用，这两种脂肪酸是（　　）。
A. 短链脂肪酸　B. 饱和脂肪酸
C. 单不饱和脂肪酸　D. 多不饱和脂肪酸
E. 必需脂肪酸

【解析】二十二碳六烯酸（DHA）和二十碳五烯酸（EPA）属于多不饱和脂肪酸，可促进神经细胞发育，具有健脑的作用。还能降低胆固醇和甘油三酯，对心脑血管疾病有很好的防治作用。

6. 动物肌肉中碳水化合物的存在形式是（　　）。
A. 果糖　B. 葡萄糖
C. 乳糖　D. 半乳糖
E. 糖原

【解析】畜禽肉中的碳水化合物以糖原形式存在于肌肉和肝脏中，含量极少。

7. 畜肉中含量较少的是（　　）。
A. 碳水化合物　B. 脂类
C. 蛋白质　D. 维生素
E. 矿物质

【解析】同第6题。

8. 以下食物中胆固醇含量最高的是（　　）。
A. 蛋黄　B. 猪肉
C. 猪肝　D. 猪脑
E. 猪舌头

【解析】胆固醇只存在于动物性食物中，畜肉中胆固醇含量大致相近，肥肉比瘦肉高，内脏又比肥肉高，脑中含量最高，一般鱼类的胆固醇和瘦肉相近。

9. 氨基酸的组成与人体最为接近的是（　　）。
A. 鸡蛋蛋白质　B. 牛奶蛋白质
C. 猪肉蛋白质　D. 鱼肉蛋白质
E. 大米蛋白质

【解析】蛋类蛋白质含量较高，蛋黄蛋白质含量高于蛋清，且氨基酸的组成与人体最为接近，优于其他动物性蛋白。

10. 蛋黄中具有降低血脂作用的是（　　）。
A. 脑磷脂　B. 卵磷脂
C. 胆固醇　D. 植物固醇
E. 神经鞘磷脂

【解析】蛋类的营养价值较高，蛋白质、维生素、矿物质等含量丰富，所含卵磷脂具有降低血浆胆固醇的作用。

11. 对鸡蛋营养价值影响最大的是（　　）。
A. 产地　B. 品种
C. 蛋壳颜色　D. 烹调方式
E. 食用部分

【解析】蛋黄是蛋类维生素和矿物质的主要集中部位，并且富含磷脂和胆碱，对身体十分有益，因此吃鸡蛋不要丢弃蛋黄。

12. 不吃生鸡蛋，主要原因是生蛋清中含有（　　）。
A. 抗生物素蛋白和抗胰蛋白酶物质
B. 龙葵素
C. 植物血凝素
D. 硫胺素酶
E. 胆固醇

【解析】生鸡蛋的蛋白质呈胶状，人体不易消化吸收；生蛋清中含有抗生物素蛋白和抗胰蛋白酶物质，前者影响生物素的吸收，后者抑制胰蛋白酶的活力，妨碍蛋白质的消化。

13. 下列食品中同时富含维生素B_2和维生素A的是（　　）。
A. 蔬菜　B. 牛奶
C. 豆腐　D. 虾皮
E. 动物肝脏

【解析】动物肝脏中脂溶性维生素、B族维生素和微量元素含量丰富，适量食用可改善维生素A、维生素B_2营养状况。

☆14. 高压灭菌方法主要用于（　　）。

A. 葡萄酒　　B. 果汁

C. 鲜奶　　D. 饮料

E. 罐头食品

【解析】加压杀菌通常的温度为100~121℃，常用于肉类制品、中酸性、低酸性罐头食品的杀菌，可杀灭繁殖型和芽胞型细菌。

☆15. 鸡蛋中干扰铁吸收的成分是（　　）。

A. 核黄素　　B. 抗生物素

C. 抗胰蛋白酶　　D. 卵黄高磷蛋白

E. 磷脂

【解析】蛋类虽然含铁不算少，但含有的卵黄高磷蛋白能干扰铁的吸收，蛋黄中铁的生物利用率较低，仅为3%左右。

☆16. 牛奶中碳水化合物的存在形式是（　　）。

A. 果糖　　B. 葡萄糖

C. 糖原　　D. 乳糖

E. 半乳糖

【解析】乳糖是由一分子的葡萄糖和一分子的半乳糖通过β-1,4糖苷键构成的双糖，是哺乳动物乳中所特有的一种碳水化合物。

☆17. 我国国家标准规定全脂乳中牛乳蛋白质含量应大于（　　）。

A. 4%　　B. 2.9%

C. 3.1%　　D. 3.3%

E. 3.5%

【解析】全脂乳脂肪含量≥3.1 g/100 g、牛乳蛋白质含量≥2.9 g/100 g、羊乳蛋白质含量≥2.8 g/100 g。其他理化指标、污染物、真菌毒素和微生物限量等应符合《食品安全国家标准 巴氏杀菌乳》（GB 19645—2010）的要求。

18. 与牛奶相比，瘦肉的（　　）含量高且吸收较好。

A. 维生素A　　B. 铁

C. 钙　　D. 维生素B_2

E. 维生素C

【解析】畜肉中铁主要以血红素铁形式存在，消化吸收率较高。

19. 几乎含有人体需要的所有营养素，除维生素C含量较低外，其他营养含量都比较丰富的是（　　）。

A. 水果　　B. 乳类

C. 肉类　　D. 谷类

E. 鱼类

【解析】乳类几乎含有人体所需要的所有营养素，是人类良好的蛋白质。

20. 暗黑色的瓶装奶是为了防止破坏（　　）。

A. 叶酸　　B. 维生素A

C. 维生素C　　D. 维生素D

E. 维生素B_2

【解析】维生素B_2在碱性溶液中易分解，对光敏感，所以食品加工过程中加碱，储存和运输过程中日晒及不避光均可导致其损坏。

☆21. 巴氏消毒法不适合用于（　　）。

A. 饮料　　B. 鲜牛奶

C. 果汁　　D. 肉类罐头食品

E. 葡萄酒

【解析】采用巴氏消毒法的食品有牛乳、pH在4以下的蔬菜和水果汁、啤酒、醋、葡萄酒等。

☆22. 保留牛奶中营养素最为理想的消毒方式是（　　）。

A. 氯气消毒法
B. 巴氏消毒法
C. 超高温消毒法
D. 煮沸法
E. 蒸汽消毒法

【解析】巴氏杀菌乳是以牛（羊）乳为原料，经巴氏杀菌等工艺制得的液体产品。由于巴氏牛乳的处理方法比较温和，较好地保存了牛乳的营养与天然风味。在杀灭牛乳致病菌的同时，几乎不会对牛乳产生太多的副作用，使牛奶的营养成分能够充分发挥作用。

23. 脱脂奶粉损失较多的是（　　）。
A. 酪蛋白　B. 水溶性维生素
C. 钙　D. 脂溶性维生素
E. 乳糖

【解析】脂溶性维生素随着脱脂而丢失。

24. 钙的最好食物来源是（　　）。
A. 水果　B. 谷类
C. 肉类　D. 蛋类
E. 奶类

【解析】牛奶是典型的高钙食物，可达到 110 mg/100 mL，并且钙吸收率远高于其他食物。

25. 乳糖不耐症可选择（　　）。
A. 酸奶、乳酪　B. 牛奶、酸奶
C. 牛奶、乳酪　D. 乳酪、奶粉
E. 酸奶、奶粉

【解析】酸奶指乳经乳酸菌发酵制成的食品，20%~30% 的乳糖经乳酸菌分解形成乳酸，是乳糖不耐受者的选择之一。在乳酪的生产中，大多数的乳糖随乳清排出，余下的也都通过发酵作用生成了乳酸，因此，乳酪是乳糖不耐症和糖尿病患者可选择的奶制品之一。

26. 乳及乳制品**不包括**（　　）。
A. 巴氏消毒奶　B. 酸奶
C. 发酵乳饮料　D. 奶粉
E. 乳酪

【解析】乳类饮料，如发酵乳饮料、乳酸菌饮料等，这些产品中的蛋白质、脂肪含量一般仅为鲜奶的 30% 左右，并不是乳制品。

27. 下列含钙量最高的食物是（　　）。
A. 乳酪　B. 牛乳
C. 鲜羊乳　D. 人乳
E. 奶油

【解析】乳酪含有丰富的营养成分，如蛋白质、脂肪、钙、维生素 A、维生素 B_2，含量是鲜奶的 7~8 倍。

28. 小春喝了牛奶后，发生腹痛、胀气、腹泻，经检查排除了微生物引起的可能性。小春在此前饮用牛奶后，也曾出现类似的情况，其最可能的原因是小春体内缺乏（　　）。
A. 脂肪酶　B. 蛋白酶
C. 乳糖酶　D. 蔗糖酶
E. 果糖酶

【解析】肠道缺乏乳糖酶，牛奶中的乳糖在小肠不能被消化而进入结肠，在细菌作用下产酸、产气，导致腹痛、腹胀，甚至腹泻，这种现象称为乳糖不耐受。

29. 全脂牛乳粉是鲜牛奶经过浓缩除去大部分水分后制成的粉末状产品，其干燥方式是（　　）。
A. 升华干燥　B. 冷冻干燥
C. 普通干燥　D. 微波干燥
E. 喷雾干燥

【解析】全脂牛乳粉是鲜牛奶经过浓缩除去大部分水分后，再经滚筒干燥或喷雾干燥而成的。

30. 下列经发酵制成的乳制品是（　　）。
A. 酸奶、乳酪　B. 牛奶、酸奶
C. 牛奶、乳酪　D. 乳酪、奶粉
E. 酸奶、奶粉

【解析】酸奶指乳经乳酸菌发酵制成的食品，乳酪也是经过发酵后制成的。

（二）参考答案

1. E　2. A　3. D　4. E　5. D　6. E
7. A　8. D　9. A　10. B　11. E　12. A
13. E　14. E　15. D　16. D　17. B　18. B
19. B　20. E　21. D　22. B　23. D　24. E
25. A　26. C　27. A　28. C　29. E　30. A

四、油脂、调味品及其他食物的营养特点

（一）单选题（每题的备选项中，只有一个选项最符合题意。）

1. 下列富含单不饱和脂肪酸的油是（　　）。
A. 椰子油　B. 橄榄油
C. 亚麻籽油　D. 牛油
E. 鱼油

【解析】单不饱和脂肪酸是食用油中重要的成分，它有良好的降低低密度胆固醇（坏胆固醇），提高高密度胆固醇（好胆固醇）的作用，例如茶油、橄榄油都是单不饱和脂肪酸较高的油脂。

2. 植物油因含有熔点低的（　　）多，常温下呈液态。
A. 胆固醇　B. 不饱和脂肪酸
C. 饱和脂肪酸　D. 顺式脂肪酸
E. 反式脂肪酸

【解析】植物油因含有熔点低的不饱和脂肪酸多，常温下呈液态。

3. 不饱和脂肪酸最好的食物来源是（　　）。
A. 蛋类　B. 动物油
C. 植物油　D. 人造奶油
E. 肉类

【解析】同第 2 题。

4. 下列油脂中单不饱和脂肪酸含量较高的是（　　）。
A. 橄榄油、茶籽油
B. 猪油、牛油
C. 玉米油、葵花籽油
D. 大豆油、花生油
E. 紫苏油、亚麻籽油

【解析】单不饱和脂肪酸有良好的降低低密度胆固醇（坏胆固醇），提高高密度胆固醇（好胆固醇）的作用，茶油、橄榄油都是单不饱和脂肪酸较高的油脂。

5. 下列油脂中饱和脂肪酸含量最高的是（　　）。
A. 牛油　B. 葵花籽油
C. 羊油　D. 猪油
E. 橄榄油

【解析】查询《中国食物成分表标准版》(第 6 版)，每 100 g 可食部饱和脂肪酸含量如下：牛油 61.8 g、葵花籽油 14.0 g、羊油 57.3 g、猪油 43.2 g、橄榄油 14.1 g。

6. 以下含饱和脂肪酸最高的动物油脂是（　　）。
A. 羊油　B. 猪油
C. 鱼油　D. 棕榈油
E. 芝麻油

【解析】动物油中饱和脂肪酸含量高，猪油含 43.2 g/100 g、牛油含 61.8 g/100 g、羊油含 57.3 g/100 g，常温下多呈固态。鱼油虽然是动物油，但富含多不饱和脂肪酸，常温下呈液态。棕榈油虽然是植物油，但饱和脂

肪酸含量为43.4%，常温下呈固态。芝麻油是植物油，富含多不饱和脂肪酸。

☆7. 复合鲜味调味品中的某类物质容易被食品中的磷酸酯酶分解，最好在菜肴加热完成后再加入，此类物质是（　　）。

A. 氯化钠　B. 糖

C. 淀粉　D. 香辛料

E. 核苷酸

【解析】复合鲜味调味品中含有味精、鲜味核苷酸、糖、盐、肉类提取物、蛋类提取物、香辛料和淀粉等成分，调味后能赋予食品复杂而自然的美味，增加食品鲜味的浓厚感和饱满度，消除硫黄味和腥臭味等异味。需要注意的是，核苷酸类物质容易被食品中的磷酸酯酶分解，最好在菜肴加热完成之后再加入这类含有鲜味核苷酸的调味品。

8. 酱类调味品发酵过程中能产生植物性食物所不含有的（　　）。

A. 钴胺素　B. 维生素A

C. 维生素C　D. 维生素 B_2

E. 烟酸

【解析】调味品经过发酵产生了植物性食品中不含有的维生素 B_{12}（钴胺素）。

9. 酱油和酱的咸味来自（　　）。

A. 醋酸　B. 氯化钠

C. 氯化钾　D. 氯化铁

E. 硫化锌

【解析】酱油和酱的咸味来自氯化钠，酱油中所含的氯化钠为12%~14%，是膳食中钠的主要来源之一。

10. 酱油中的鲜味主要来自（　　）。

A. 氯化钠　B. 谷氨酸

C. 醋酸　D. 有机酸

E. 含氮化合物

【解析】酱油和酱中的鲜味主要来自含氮化合物，其含量高低是酱油和酱品质高低的重要标志。

11. 味精的主要呈味物质是（　　）。

A. 蛋氨酸　B. 天门冬氨酸

C. 谷氨酸　D. 精氨酸

E. 色氨酸

【解析】味精即谷氨酸单钠结晶而成的晶体，是以粮食为原料，经谷氨酸细菌发酵生产出来的天然物质，是主要的鲜味调味品。味精在以谷氨酸单钠形式时鲜味最强，二钠盐形式则完全失去鲜味。在pH为6左右鲜味最强，pH<6时鲜味下降，pH>7时失去鲜味。

☆12. 能与咸味互相抵消的是（　　）。

A. 辛味　B. 酸味

C. 甜味　D. 辣味

E. 苦味

【解析】咸味和甜味可以相互抵消。在1%~2%的食盐溶液中添加10%的糖，几乎可以完全抵消咸味。因而在很多感觉到甜咸两味的食品当中，食盐的浓度要比感觉到的水平更高。另外，酸味则可以强化咸味，在1%~2%的食盐溶液中添加0.01%的醋酸就可以感觉到咸味增强，因此烹调中加入醋调味可以减少食盐的用量，从而有利于减少钠的摄入。

13. 下列食物能量按由大到小的顺序排列，正确的是（　　）。

A. 60 g淀粉>60 g土豆>30 g花生油>60 g番茄

B. 60 g淀粉>30 g花生油>60 g土豆>60 g番茄

C. 60 g淀粉>30 g花生油>60 g番茄>60 g土豆

D. 30 g花生油>60 g淀粉>60 g土豆>60 g番茄

E. 30 g花生油>60 g淀粉>60 g番茄>

60 g 土豆

【解析】30 g花生油约提供能量(30×9)kcal=270 kcal，60 g淀粉约提供能量（60×4）kcal=240 kcal，土豆的碳水化合物含量高于番茄。

☆14. 存在于酒中，能导致人们视力减退和双目失明的成分是（　　）。

A. 乙醇　B. 甲醇
C. 杂醇油　D. 醛类
E. 氰化物

【解析】甲醇具有明显的麻醉作用，严重中毒时，脑部血管扩张或痉挛，引起出血使脑组织功能紊乱发生病变，直至局部瘫痪、失明、深度麻痹、体温下降、衰竭死亡。

☆15. 茶多酚属于（　　）。

A. 防腐剂　B. 着色剂
C. 酸味剂　D. 抗氧化剂
E. 发色剂

【解析】水溶性抗氧化剂主要用于防止食品氧化变色，常用的有抗坏血酸类及茶多酚类。

16. 茶叶中能使人产生兴奋性作用的成分是（　　）。

A. 茶多糖　B. 儿茶素
C. 茶叶碱　D. 咖啡碱
E. 可可碱

【解析】茶含有多种对人体有益的成分：如茶多酚（儿茶素等）是茶叶具有保健作用的重要成分；咖啡因有兴奋中枢神经系统、助消化、利尿、促进血液循环等作用；茶多糖有抗血栓、降血糖、降血脂、抗辐射、提高机体免疫力等作用。

17. 饭后喝可以促进铁吸收的饮料是（　　）。

A. 牛奶　B. 茶
C. 汽水　D. 橘子汁
E. 可口可乐

【解析】橘子汁含有维生素C，可以促进铁的吸收。

☆18. 乌龙茶属于（　　）。

A. 再加工茶　B. 发酵茶类
C. 半发酵茶类　D. 不发酵茶类
E. 黑茶类

【解析】乌龙茶属半发酵茶，乌龙茶品质的形成是经晒青、凉青、和青等工序逐步完成的。

19. 茶中的某物质会与铁结合，降低人体对铁的吸收，此物质是（　　）。

A. 茶多酚　B. 咖啡因
C. 鞣酸　D. 茶多糖
E. 儿茶素

【解析】茶叶中含有鞣酸，当人体大量饮用浓茶后，鞣酸与铁质的结合就会更加活跃，会降低人体对铁的吸收。

20. 为改善缺铁性贫血，对食品进行铁的强化，最适合作为载体的是（　　）。

A. 盐　B. 果冻
C. 冰激凌　D. 早餐饼
E. 酱油

【解析】最常见的强化食品如碘强化食盐、铁强化酱油、多种营养素强化面粉及维生素A强化油。

21. 对于下列营养强化的描述**不正确**的是（　　）。

A. 预防微量营养素缺乏
B. 补充食品在加工储存与运输过程中营养素的损失
C. 弥补天然食物的营养缺陷
D. 适应不同人群的营养需要，预防营养不良
E. 增加食品的色、香、味

【解析】在食品生产过程中，调整（添加）

了营养素（多为维生素和矿物质）的食品为强化食品。强化食品的目的是针对一般人群或特殊人群，预防微量营养素缺乏的发生、降低微量营养素缺乏发生的风险和纠正已存在的微量营养素缺乏。

22. 对于改善营养缺乏不仅效果良好，而且成本较低，适用于大面积推广的是（　　）。

A. 药品　B. 中草药制剂
C. 营养素补充剂　D. 保健食品
E. 营养强化食品

【解析】食物是营养的最基本来源，强化食品的主要优点是以食物为基础的营养改善方式。而且强化食品用于添加营养素的成本较低，健康收益大，是回报率很高的营养改善措施。

23. 下列**不属于**营养强化产品的是（　　）。

A. 油中加维生素 A
B. 盐中加碘
C. 奶粉中加钙
D. 酱油中加铁
E. 豆粉中加赖氨酸

【解析】豆粉中富含赖氨酸，不需要进行强化，豆粉中缺少蛋氨酸，应该强化蛋氨酸。

24. 下列适合用于营养强化的食品是（　　）。

A. 饮料　B. 水果
C. 蔬菜　D. 鱼类
E. 坚果

【解析】被强化的食品常称为载体，常用的强化载体包括谷类及其制品、奶制品、饮料、豆制品、调味品和儿童食品。

25. 下列可用于营养强化添加的是（　　）。

A. 色素　B. 亚硝酸盐
C. 维生素 B_1　D. 木糖醇
E. 植物化学物

【解析】在食品生产过程中，调整（添加）了营养素（多为维生素和矿物质）的食品为强化食品。

26. 下列关于强化食品的描述，说法**不正确**的是（　　）。

A. 碘强化食盐、铁强化酱油均属于强化食品
B. 用于添加营养素的成本较高
C. 健康收益大，回报率高
D. 在食品生产过程中，调整了营养素（多为维生素和矿物质）的食品
E. 以食物为基础的营养改善方式

【解析】食物是营养的最基本来源，强化食品的主要优点是以食物为基础的营养改善方式。而且强化食品用于添加营养素的成本较低，但健康收益大，是回报率很高的营养改善措施。

27. 研制强化食品的目的**不包括**（　　）。

A. 延长食品的保存时间，防止食物腐败变质
B. 弥补食物在加工、储存时造成的营养素损失
C. 改善一定地域范围内人群的营养素摄入水平
D. 弥补某些天然食品营养成分的缺陷
E. 特殊人群的预防需要

【解析】同第 21 题。

（二）参考答案

1. B　2. B　3. C　4. A　5. A　6. A
7. E　8. A　9. B　10. E　11. C　12. C
13. D　14. B　15. D　16. D　17. D　18. C
19. C　20. E　21. E　22. E　23. E　24. A
25. C　26. B　27. A

第三章　营养调查与营养状况评价

一、营养调查的概念与内容

(一) 单选题(每题的备选项中，只有一个选项最符合题意。)

1. 1982 年营养调查属于全国范围内第(　　)次调查。

A. 五　　B. 一

C. 二　　D. 三

E. 四

【解析】我国曾于 1959 年、1982 年、1992 年、2002 年、2010—2013 年和 2015—2017 年分别开展了六次全国营养调查，1982 年是第二次。

2. 我国已进行了(　　)次全国营养调查。

A. 7　　B. 3

C. 4　　D. 5

E. 6

【解析】我国曾于1959年、1982年、1992年、2002 年、2010—2013 年和 2015—2017 年分别开展了 6 次全国营养调查，不仅获得了国民营养与健康状况的基础性数据，也为政策制定提供了依据。

3. 下列关于营养调查的说法正确的是(　　)。

A. 营养调查为国家或地区制定营养政策、法规、标准、干预策略及发展规划提供科学依据

B. 纸质问卷收集信息目前仍是营养调查最具效率的调查手段

C. 计算机辅助面访实际在一定程度上增加了后期数据清理时间

D. 在膳食营养调查中，电话调查技术已经完全取代面访调查

E. 新中国成立以来，我国每年举行一次全国营养调查

【解析】同第 2 题。

4. 社区居民营养与健康信息收集的方式**不正确**的是(　　)。

A. 调查问卷　　B. 临床检测信息

C. 膳食调查　　D. 演讲

E. 体格测量

【解析】营养调查包括五部分，即一般情况调查、膳食调查、体格测量、营养相关疾病的临床检查和人体营养水平的实验室检测。这五部分内容互相联系、互相验证，一般应同时进行。

5. 营养调查的目的**不包括**(　　)。

A. 为国家或地区制定营养政策、法规、标准、干预策略及发展规划提供科学依据

B. 了解不同地区、年龄和性别人群的能量和营养素摄入状况

C. 了解与能量和营养素摄入不足、过剩有关营养问题的分布和严重程度

D. 分析营养相关疾病的病因、影响因素

E. 提供居民营养状况，不提供健康状况数据

【解析】营养调查的目的：①了解不同地区、年龄和性别人群的能量和营养素摄入状况。②了解与能量和营养素摄入不足、过剩有关营养问题的分布和严重程度。③分析营养相关疾病的病因、影响因素。④了解人群膳食

结构变迁及其变化趋势。⑤为某些营养相关工作或研究提供居民营养与健康状况数据。⑥为国家或地区制定营养政策、法规、标准、干预策略及发展规划提供科学依据。

6. 下列**不属于**营养调查内容的是（　　）。
A. 食物成分和营养数据库的变化
B. 实验室生化检查
C. 体格检查
D. 膳食调查
E. 营养缺乏症临床检查

【解析】食物成分和营养数据库的变化属于营养监测的内容，不是营养调查的内容，其余几项均是营养调查的内容。

7. 常被用于评价一个地区人群营养状况的是（　　）。
A. 成年人的测量结果
B. 新生儿的测量结果
C. 学龄前儿童的测量结果
D. 学龄儿童的测量结果
E. 青少年的测量结果

【解析】体格测量数据可用于评价群体或个体的营养状况，特别是学龄前儿童的测量结果常被用于评价一个地区人群的营养状况。

8. 下列**不属于**体格测量内容的是（　　）。
A. 坐高　　B. 体重
C. 身高　　D. 生化检查
E. 头围

【解析】体格测量指标可以较好地反映机体的营养状况。常用指标包括身高（身长）、体重、血压、上臂围、腰围、臀围及皮褶厚度。

9. 膳食调查的目的是（　　）。
A. 了解有无慢性病
B. 了解体内营养素水平，早期发现营养不足和缺乏
C. 了解有无营养缺乏症
D. 了解膳食组成及营养素摄取状况
E. 了解机体营养状况

【解析】膳食调查是收集被调查对象一定时间内的食物消费数据，通过食物消费信息了解所摄取的能量、各种营养素的数量和质量，以此来评价被调查对象能量和营养素需求得到满足的程度。膳食调查结合人体测量资料分析，营养不足或缺乏的临床检查，以及人体营养水平的生化检验等，可以对调查个体进行营养状况的综合判定和对人群营养问题、改进措施等进行研究分析。

10. 下列**不属于**膳食调查常用方法的是（　　）。
A. 称重法　　B. 统计法
C. 记账法　　D. 询问法
E. 化学分析法

【解析】膳食调查通常采用的方法有称重法、记账法、询问法、化学分析法等。

11. 膳食调查方法**不包括**（　　）。
A. 食物频率法　　B. 称重法
C. 记账法　　D. 膳食史法
E. 计算法

【解析】膳食调查通常采用的方法有称重法、记账法、询问法、化学分析法等。询问法通常包括膳食回顾法、食物频率法和膳食史法。

12. 用于了解被调查者的背景资料，此为（　　）。
A. 一般情况调查
B. 膳食调查
C. 体格测量
D. 营养相关疾病的临床检查
E. 人体营养水平的实验室检测

【解析】在营养调查中通常会收集与膳食营养相关的一般情况信息，用于了解被调查者的背景资料。一般情况调查内容应涵盖人

口统计学、生态学及经济学各个方面，也可根据调查目标进行增补和调整。

13. 采集血、尿、头发等进行检测，此为（　　）。

A. 一般情况调查
B. 膳食调查
C. 体格测量
D. 营养相关疾病的临床检查
E. 人体营养水平的实验室检测

【解析】为了深入了解人群的营养与健康状况、分析营养相关疾病的病因和影响因素，可以有针对性地采集血、尿、粪便、指（趾）甲、头发等生物样本进行营养水平的实验室检测。

14. 检查某人是否出现O形腿，此为（　　）。

A. 一般情况调查
B. 膳食调查
C. 体格测量
D. 营养相关疾病的临床检查
E. 人体营养水平的实验室检测

【解析】临床检查的目的是根据症状和体征判断是否存在营养不良所致的营养相关疾病、明确其严重程度。检查者运用自己的感官或借助于检查器具，采用最基本的检查方法来了解被检查者的营养与健康状况，其目的是观察被检查者是否有与营养不良有关的症状和体征等，从而做出营养相关疾病的临床诊断。

15. 对婴儿进行身长、头围等测量，此为（　　）。

A. 一般情况调查
B. 膳食调查
C. 体格测量
D. 营养相关疾病的临床检查
E. 人体营养水平的实验室检测

【解析】体格测量指标可以较好地反映机体的营养状况。常用指标包括身高（身长）、体重、血压、上臂围、腰围、臀围及皮褶厚度。在专题调查中，还可以选用胸围、头围、体成分、骨密度及可穿戴设备监测的身体活动等指标。体格测量数据可用于评价群体或个体的营养状况，特别是学龄前儿童的测量结果常被用于评价一个地区人群的营养状况。

16. 化学分析法、称重法等为（　　）。

A. 一般情况调查
B. 膳食调查
C. 体格测量
D. 营养相关疾病的临床检查
E. 人体营养水平的实验室检测

【解析】收集被调查对象一定时间内的食物消费数据，通过食物消费信息了解所摄取的能量、各种营养素的数量和质量，以此来评价被调查对象能量和营养素需求得到满足的程度。膳食调查通常采用的方法有称重法、记账法、询问法、化学分析法等。

17.（　　）年将营养调查、肥胖、高血压及糖尿病作为一项国家级综合调查项目，进行了第（　　）次全国营养调查——“中国居民营养与健康状况调查”。

A. 2010，五　　B. 1959，一
C. 1982，二　　D. 1992，三
E. 2002，四

【解析】我国于2002年将营养调查、肥胖、高血压及糖尿病作为一项国家级综合调查项目，进行了第四次全国营养调查——“中国居民营养与健康状况调查”。

18. 我国于1992年进行的全国营养调查开始对24小时回顾法进行改进，调味品数据采用的调查方法是（　　）。

A. 记账法　　B. 计算法
C. 统计法　　D. 称重法

E. 交换法

【解析】由于对调味品的回顾误差较大，我国于 1992 年进行第三次全国营养调查时对 24 小时回顾法进行了改进，调味品的资料采用了称重法获得的调味品数据，即采用称重法修正的 24 小时回顾法。

19. 下列调查方法中，论证因果关系能力更强的是（　　）。

A. 普查　　B. 横断面研究

C. 现况调查　　D. 队列研究

E. 病例-对照研究

【解析】与横断面研究、病例-对照研究相比，队列研究论证因果关系的能力更强。

☆20. 下列关于营养监测的描述，说法**不正确**的是（　　）。

A. 突出重点、动态监测

B. 居民营养与相关健康状况的监测

C. 居民食物、能量和营养素摄入情况的监测

D. 监测的人群越多结果越可靠

E. 收集与食物生产、消费、分配有关的信息

【解析】监测人群的确定和监测点的选择是建立营养监测系统的基本环节。监测人群选择的原则是既要保证样本有代表性，又要避免过多耗费人力和财力。

☆21. 下列关于营养监测的说法**不正确**的是（　　）。

A. 短期监测人群的营养状况

B. 收集与食物生产、消费、分配有关的信息

C. 收集影响人群营养状况的有关环境和社会经济条件等方面的资料

D. 又称为食物营养监测

E. 监测居民营养知识、营养态度、饮食行为和生活方式

【解析】应用营养流行病学方法长期动态监测人群的营养状况，以便发现影响人群营养状况的各种因素，包括社会经济、环境条件等，探讨从政策上、社会措施上改善营养状况和条件的途径。一项综合性营养监测包括：居民营养及相关健康状况；居民食物、能量和营养素摄入情况；居民营养知识、营养态度、饮食行为和生活方式；食物成分和营养数据库变化监测；食品供应情况及其影响决定因素；社会经济发展水平。对六个方面的营养监测活动进行数据收集、数据分析、信息发布以及利用。

☆22. 营养监测内容**不包括**（　　）。

A. 居民食物、能量和营养素摄入情况

B. 居民营养知识、营养态度、饮食行为和生活方式

C. 食物成分和营养数据库变化监测

D. 健康生活方式

E. 居民营养及相关健康状况

【解析】营养监测包括：居民营养及相关健康状况；居民食物、能量和营养素摄入情况；居民营养知识、营养态度、饮食行为和生活方式；食物成分和营养数据库变化监测；食品供应情况及其影响决定因素；社会经济发展水平等。健康生活方式属于营养教育的内容。

☆23. 在营养监测的指标中，下列**不属于**与营养监测相关的社会经济指标的是（　　）。

A. 卫生机构覆盖率

B. 恩格尔（Engel）指数

C. 收入弹性

D. 人均收入增长率

E. 食品深加工比例

【解析】营养监测常用指标包括健康指标、社会经济指标和饮食行为与生活方式指标。社会经济指标常用经济状况指标、环境

指标和各种服务指标。(1) 经济状况指标，包括：①再生产的物质财富，如住房（房间、人数、电器、供水）、耐用消费品（电视机、机动车、家畜）、储蓄存款、设备（农具、经商用具）。②不再生产的自然财富，如拥有土地面积、农业供水。③无形的财富，如教育水平、受教育年限、文化程度等。在反映个人收入方面，常见的指标有Engel指数、收入弹性和人均收入及人均收入增长率。这些调查资料主要来自中华人民共和国国家发展和改革委员会和国家或地方统计局。(2) 环境指标：包括供水、粪便及垃圾处理、拥挤情况。(3) 各种服务指标：包括卫生机构、农业推广、灌溉、信贷、生产投资（种子、化肥）。

☆24. 在营养监测的指标中，下列**不属于**与营养监测相关的健康指标的是（　　）。

A. 幼儿死亡率

B. 身高和体重

C. 婴儿喂养方式

D. 身体活动

E. 营养缺乏病

【解析】身体活动属于饮食行为与生活方式指标。其余是健康指标。

☆25. 在营养监测的指标中，下列**不属于**与营养监测相关的饮食行为与生活方式指标的是（　　）。

A. 吸烟　　B. 饮酒

C. 生活规律　　D. 身体活动

E. 血压

【解析】饮食行为与生活方式的常见监测指标为吸烟、饮酒、身体活动、锻炼、生活规律，以及知识、态度和行为的改变等。血压属于健康指标。

26. 营养调查的技术进步和发展方向**不包括**（　　）。

A. 营养大数据的应用

B. 营养与健康队列研究的发展

C. 化学分析法的广泛应用

D. 计算机辅助面访系统的应用

E. 电话调查手段的应用

【解析】营养调查的技术进步和发展方向：①营养与健康队列研究的发展。②计算机辅助面访系统的应用。③电话调查手段的应用。④营养大数据的应用。而化学分析法由于费用高，仅适用于较小规模调查。

(二) 参考答案

1. C　2. E　3. A　4. D　5. E　6. A
7. C　8. D　9. D　10. B　11. E　12. A
13. E　14. D　15. C　16. B　17. E　18. D
19. D　20. D　21. A　22. D　23. E　24. D
25. E　26. C

二、营养调查的设计与实施

(一) 单选题（每题的备选项中，只有一个选项最符合题意。）

1. 随机抽样要保证总体中每一个对象都有已知的、非零概率被选作调查对象，以保证样本的（　　）。

A. 精准度　　B. 准确性

C. 代表性　　D. 精确度

E. 无误差

【解析】随机抽样的样本需遵循随机化原则获得，即保证总体中每一个对象都有已知的、非零概率被选作调查对象，以保证样本的代表性。

2. 我国居民的基本经济单位和膳食单位

是（　　）。

A. 家庭　B. 个人

C. 社区　D. 学校

E. 工厂

【解析】由于我国居民的基本经济单位和膳食单位是家庭，所以营养调查的样本常以家庭为单位，选择适宜的抽样方法进行抽样。

3. 营养调查的样本单位为（　　）。

A. 工厂　B. 个人

C. 家庭　D. 社区

E. 学校

【解析】同第2题。

4. 营养调查根据调查目的确定调查对象和人群，包括（　　）。

A. 一定地区范围内居民的抽样调查和特定人群的普查

B. 一定地区范围内居民的抽样调查和特定人群的抽样调查

C. 全国居民的普查和特定人群的普查

D. 一定地区范围内居民的抽样调查和指定年龄阶段的抽样调查

E. 一定地区范围内居民的普查和特定人群的抽样调查

【解析】营养调查根据调查目的确定调查对象和人群，主要有以下两种：①一定地区范围内居民的抽样调查，对一定地区范围内居民的营养状况进行抽样调查，如在全省、全市范围等。②特定人群的抽样调查，只对按一定条件划分的人群进行抽样调查，如儿童、中学生、运动员、农民等，调查对象仅限于既定条件范围内的特定人群。

5. 营养调查进行随机抽样时应遵循的原则是（　　）。

A. 对照原则　B. 随机化原则

C. 经济性原则　D. 可行性原则

E. 可测性原则

【解析】抽样可分为随机抽样和非随机抽样。随机抽样的样本需遵循随机化原则获得，即保证总体中每一个对象都有已知的、非零概率被选作调查对象，以保证样本的代表性。

6. 常用在大型流行病学调查中，我国进行的全国营养调查采用的抽样方式是（　　）。

A. 分层抽样　B. 整群抽样

C. 随机抽样　D. 多阶段抽样

E. 系统抽样

【解析】多阶段抽样是将抽样过程分阶段进行，每个阶段使用的抽样方法往往不同，即将单纯随机抽样、系统抽样、分层抽样、整群抽样等抽样方法结合使用。该法可以充分利用各种抽样方法的优势，弥补各自的不足，并能节省人力、物力，但在抽样之前，需要掌握各级调查单位的人口资料及特点。多阶段抽样常用于大型流行病学的调查，我国进行的全国营养调查就是采用此方法。

7. 2010—2013年中国居民营养与健康状况监测，抽样分层**不包括**（　　）。

A. 贫困农村　B. 特大城市

C. 大城市　D. 中小城市

E. 普通农村

【解析】2010—2013年中国居民营养与健康状况监测采用多阶段分层与人口成比例的整群随机抽样的方法，通过样本估计总体。抽样时按经济发展水平及类型将中国县级行政单位（包括县、县级市、区）分为四层，分别是大城市、中小城市、普通农村和贫困农村。

8. 营养调查的质量控制**不包括**（　　）。

A. 数据上报的质量控制

B. 抽样的质量控制

C. 询问调查的质量控制

D. 体格测量的质量控制

E. 生物样品采集的质量控制

【解析】营养调查的质量控制包括抽样的质量控制、询问调查的质量控制、体格测量的质量控制、生物样品采集的质量控制、实验室检测的质量控制。不包括数据上报的质量控制。

(二) 参考答案

1. C 2. A 3. C 4. B 5. B 6. D 7. B 8. A

三、膳食调查

(一) 单选题（每题的备选项中，只有一个选项最符合题意。）

1. 膳食调查的目的是（　　）。
   A. 了解有无慢性病
   B. 了解体内营养素水平，早期发现不足和缺乏
   C. 了解机体营养情况
   D. 了解膳食组成及营养摄取情况
   E. 了解有无营养缺乏症

【解析】膳食调查是指对个人、家庭或人群一定时间内各种食物摄入量及营养素摄入状况的调查。

2. 膳食调查方法**不包括**（　　）。
   A. 化学分析法　B. 称重法
   C. 记账法　D. 临床检查法
   E. 询问法

【解析】膳食调查通常采用的方法有称重法、记账法、询问法、化学分析法等。询问法通常包括膳食回顾法、食物频率法和膳食史法。

3. 采用记账法对某工厂员工进行为期一个月的膳食调查，一年四季各进行一次，计算出平均每人每日的食物消耗量，不需要的数据是（　　）。
   A. 调查结束时剩余食物数量
   B. 调查开始时库存食物数量
   C. 每日购入的食物数量
   D. 烹调前后食物的生、熟重量比及吃剩的食物重量
   E. 各餐用餐人数

【解析】记账法操作方法如下：①食物消费量记录，开始调查前称量家庭结存或集体食堂库存的食物，然后详细记录每日购入的各种食物和每日各种食物的废弃量。在调查周期结束后要称量剩余的食物。②进餐人数登记，记录每日每餐进食人数，然后计算总人日数。烹调前后食物的生、熟重量比及吃剩的食物重量是称重法的操作过程。

4. 下列关于称重法的优点说法正确的是（　　）。
   A. 适合长期膳食调查
   B. 能准确称量食物份额的大小，获得可靠的食物摄入量
   C. 一般采用 1 周食物称重
   D. 应答率高
   E. 适合大规模流行病学调查

【解析】称重法的主要优点是能准确称量食物份额的大小，获得可靠的食物摄入量。通过食物摄入量进一步推算营养素摄入量，能准确地分析每人每日食物摄入变化状况，是个体膳食调查的较理想方法。两天或更多天的食物称重记录可提供有关个体或个体间每日膳食摄入量变异的数据。

5. 下列调查方法中，用于有详细账目的集体单位的是（　　）。
   A. 化学分析法　B. 称重法
   C. 记账法　D. 食物频率法

E. 询问法

【解析】记账法是由被调查对象或调查员记录一定时期内某一单位食堂（如托幼机构、学校、部队等）的食物消费总量，通过查看食物消费量记录，并根据同一时期进餐人数，计算平均每人每日各种食物的摄入量，进而推算食物所提供的营养素摄入量。所以，记账法适用于有详细账目的集体单位。

6. 记账法的优点是（　　）。

A. 只能调查近期

B. 操作比较简单

C. 所需人力多

D. 费用高

E. 不可分析个体膳食摄入情况

【解析】记账法的优点在于操作较简单，所需费用低、人力少，可适用于大样本调查。缺点是调查结果只能得到全家或集体人均食物和营养素摄入量，难以分析个体膳食摄入状况。

7. 记账法的优点**不包括**（　　）。

A. 可以调查较长时间的膳食摄入

B. 操作较简单

C. 多用于建有伙食账目的单位

D. 所需人力少，适用于大样本膳食调查

E. 可以分析个体膳食摄入情况

【解析】记账法的缺点是调查结果只能得到全家或集体人均食物和营养素摄入量，难以分析个体膳食摄入状况，分析个体膳食摄入状况不是记账法的优点。

8. 以下膳食调查方法中，最准确的方法是（　　）。

A. 化学分析法　　B. 称重法

C. 记账法　　D. 食物频率法

E. 询问法

【解析】化学分析法的优点是能够最可靠地得出食物中各种营养素的实际摄入量。

9. 下列方法中仅适于较小规模调查，如营养代谢试验的是（　　）。

A. 化学分析法　　B. 称重法

C. 记账法　　D. 食物频率法

E. 询问法

【解析】化学分析法由于费用高，仅适于较小规模调查。如营养代谢试验，了解某种或某几种营养素的体内吸收及代谢状况等。

10. 能粗略反映调查对象膳食情况，常用于较大人群的膳食调查方法是（　　）。

A. 记账法

B. 食物频率法

C. 24 小时回顾法

D. 称重法

E. 化学分析法

【解析】食物频率法收集被调查对象过去一段时间（数周、数月或数年）各种食物消费频率及消费量，从而获得个人长期食物和营养素平均摄入量，粗略反映调查对象膳食情况。因调查比较简单，适用于较大人群的膳食调查。

11. 关于膳食调查的描述，下列叙述正确的是（　　）。

A. 化学分析法很准确，费用少，可以大力推广

B. 传统的 24 小时回顾法调查不统计调味品的摄入量

C. 24 小时回顾法是通过访谈的形式收集膳食信息的一种回顾性膳食调查方法

D. 顾名思义，24 小时回顾法只需要调查被调查者 1 天的膳食摄入情况就可以了

E. 记账法适用于幼儿园、学校等集体单位的膳食调查，不适用于家庭

【解析】24 小时回顾法是目前常用的一种膳食调查方法，是通过询问被调查对象过去 24 小时的膳食摄入情况，对其食物摄入量

进行计算和评价的一种方法。化学分析法很准确，但费用高，仅适用于小规模调查。24小时回顾法对调味品采用称重法统计调味品量。24小时回顾法一般采用连续3天的调查。记账法适用于集体单位的膳食调查，也适用于家庭。

12. 关于24小时回顾法，说法正确的是（　　）。
A. 也适合于7岁以下儿童和75岁及以上老年人
B. 要调查24小时内摄入所有食物的量
C. 一般完成时间为10分钟
D. 不能用于调查人群
E. 最典型的方法是通过电话进行调查

【解析】同第11题。

13. 下列对于膳食调查24小时回顾法的描述，**不正确**的是（　　）。
A. 准确与否取决于调查对象的短期记忆能力
B. 在实际工作中一般选用连续3天的调查
C. 具体获得信息的方式有很多种，其中最典型的方法是使用开放式调查表进行面对面的询问
D. 24小时一般是根据调查者从最后一餐吃东西开始向前推24小时
E. 24小时回顾法可用于小型的课题研究，但不适用于大型的全国膳食调查

【解析】不管是大规模的全国营养调查还是小型的研究课题，都可采用24小时回顾法来估计个体或群体的膳食摄入量。

14. 下列关于24小时回顾法说法正确的是（　　）。
A. 只需调查一天就可以
B. 婴幼儿膳食调查不能用24小时回顾法，因婴幼儿无法准确回忆前一天所吃的食物
C. 3天24小时回顾法不必包括休息日
D. 24小时回顾法既可用来评价人群的膳食摄入量，也适合描述不同个体的膳食平均摄入量
E. 24小时回顾法不存在人日数计算的问题

【解析】同第13题。

15. 下列关于24小时回顾法的描述**不正确**的是（　　）。
A. 一般选用连续3天调查方法
B. 所用时间短，应答者不需要较高文化水平
C. 其结果对于人群营养状况分析非常有价值
D. 调查员不需要严格培训
E. 能得到个体的膳食营养素摄入状况，便于与其他相关因素进行分析比较

【解析】24小时回顾法由接受过培训的调查员使用开放式调查表进行面对面询问收集膳食信息。

16. 反映长期饮食行为，还可以作为研究膳食模式与慢性病关系的膳食调查方法是（　　）。
A. 化学分析法　　B. 称重法
C. 记账法　　D. 24小时回顾法
E. 食物频率法

【解析】食物频率法应用于了解一定时间内的日常食物摄入量，以研究既往膳食习惯和某些慢性疾病的关系。

17. 膳食史法是一种（　　）。
A. 不好调查的方法
B. 具体的调查方法
C. 形象的调查方法
D. 抽象的调查方法
E. 费用较高的调查方法

【解析】膳食史法的优点是可以进行具有代表性的膳食模式的调查，并且样本量大，费用低，使用人力少，一般不影响调查对象的膳食习惯和进餐方式。与24小时回顾法相比，膳食史法是一种抽象的调查方法，进行这样的调查需要营养专家的指导。另外，该方法能得到人们日常习惯性的膳食模式，所以对调查对象也提出了更高的要求。

18. 下列关于膳食史法说法**不正确**的是（　　）。
A. 不适用每天饮食有较大变化的个体
B. 膳食史法调查可以将调查表发给调查对象自己填写，对调查员的要求不高
C. 可以进行具有代表性膳食模式的调查
D. 不影响被调查者的膳食习惯和进餐方式
E. 可适用于大样本的调查，费用低，使用人力低

【解析】同第17题。

19. 下列**不属于**电话膳食调查法进行膳食调查的优点的是（　　）。
A. 用时短　　B. 费用低
C. 效率高　　D. 可靠性高
E. 灵活便捷

【解析】电话膳食调查方法的优点是所用时间短、费用低、使用灵活、便捷、高效。但是调查时间受限，对收集信息的真实程度需要更深入论证。

（二）参考答案

1. D　2. D　3. D　4. B　5. C　6. B
7. E　8. A　9. A　10. B　11. C　12. B
13. E　14. D　15. D　16. E　17. D　18. B
19. D

四、体格测量

（一）单选题（每题的备选项中，只有一个选项最符合题意。）

1. 体格测量是指对人体有关部位的测量，**不包括**（　　）。
A. 长度　　B. 宽度
C. 深度　　D. 厚度
E. 围度

【解析】体格测量是指对人体有关部位长度、宽度、厚度和围度的测量。

2. 在整个人群中最敏感，具有代表性，对人群营养状况的反映比较灵敏，所需费用相对较低，常被用于评价一个地区人群的营养状况的是（　　）。
A. 成年人的测量结果
B. 新生儿的测量结果
C. 学龄前儿童的测量结果
D. 学龄儿童的测量结果
E. 孕妇的测量结果

【解析】学龄前儿童的测量结果常被用于评价一个地区人群的营养状况。这是因为学龄前儿童在整个人群中最敏感，具有代表性，其测定方法比较规范，对人群营养状况的反映比较灵敏，而且所需费用相对较低。

3. 体格测量主要测量项目**不包括**（　　）。
A. 身长　　B. 腰围
C. 体成分　　D. 体重
E. 血糖

【解析】体格测量主要测量项目为身高（身长）、体重、体成分、上臂围、腰围、臀围及皮褶厚度等。

4. 体格测量**不包括**（　　）。

A. 皮褶厚度　B. 身高
C. 血红蛋白　D. 上臂围
E. 臀围

【解析】同第 3 题。

☆5. 标准量床或量板用于（　　）婴幼儿体格发育测量。

A. 4 岁以下　B. 1 岁以下
C. 2 岁以下　D. 3 岁以下
E. 6 个月以下

【解析】卧式标准量床是一种专门的测量工具，用于年龄在 3 岁以下的婴幼儿体格发育纵向测量指标的测定。2 岁以下幼儿可躺着量身长；2~3 岁的幼儿可以躺着量身长，也可以站着量身高。

6. 对（　　）婴幼儿进行（　　）测量。

A. 3 岁以下，身高
B. 3 岁以下，身长
C. 2 岁以下，身高
D. 2 岁以下，身长
E. 1 岁以上，身高

【解析】身长指平卧位头顶到足跟的长度。测量条件：适用于2岁及以下婴幼儿，仰卧位，室温 25℃左右。测量工具：卧式测量床，分度值 0.1 cm，测板摆幅≤0.5 cm。

7. 对 2 岁及以下婴幼儿使用卧式测量床进行身长测量时，测板的摆幅应（　　）。

A. ≤0.1 cm　B. ≤0.5 cm
C. ≤2 cm　D. ≤1 cm
E. ≤0.01 cm

【解析】同第 6 题。

☆8. 通过标准化使体格测量的精确度和准确度尽量接近（　　）。

A. 平均值　B. 估计值
C. 计算值　D. 真值
E. 国际标准值

【解析】通过标准化使体格测量的精确度和准确度均尽量接近真值。

9. 测量身高时，测量者读数时眼睛应保持在（　　）水平面上。

A. 压板下缘　B. 被测对象前额
C. 被测对象双眼　D. 被测对象头顶
E. 压板上缘

【解析】测量身高时，读数时测量者的眼睛与滑测板底面在同一个水平面上，读取滑测板底面对应立柱所示数值，以 cm 为单位，精确到 0.1 cm。

10. 身高测量适合于（　　）岁以上人群。

A. 5　B. 1
C. 2　D. 3
E. 4

【解析】身高测量适合于 2 岁以上人群，测量时被测量者应免冠、赤足，解开发髻，室温 25℃左右。

11. 下列对婴幼儿体重测量叙述正确的是（　　）。

A. 测量应在饱腹状态下进行
B. 用成人体重计可以直接测量婴幼儿体重
C. 婴幼儿体重主要由遗传因素决定
D. 婴幼儿体重对营养状况不敏感
E. 误差小于身长测量的误差

【解析】婴幼儿体重测量准确记录体重秤读数，精确到 0.01 kg，婴幼儿身长测量精确至 0.1 cm。

12. 2 岁及以下婴幼儿，记录体重秤读数，精确到（　　）。

A. 100 g　B. 0.001 kg
C. 0.01 kg　D. 0.1 kg
E. 50 g

【解析】同第 11 题。

13. 下列关于婴幼儿体重测量，说法**不正确**的是（　　）。
A. 应在空腹状态下进行
B. 可采用减差法
C. 1 岁以下取坐位
D. 读数以千克为单位
E. 记录至小数点后两位

【解析】婴幼儿测量体重时最好空腹，排空大小便，尽量脱去全部衣裤，将婴幼儿平稳放置于体重秤上，四肢不得与其他物体相接触，待婴幼儿安静时读取体重秤读数，冬季可用已知重量的毯子包裹婴幼儿。读数以千克为单位，精确到 0.01。如条件有限，也可由大人抱着婴幼儿站在家用体重秤上称体重，再减去大人的体重，即为婴幼儿的体重。

14. 婴幼儿体重测量应该取小数点后（　　）。
A. 4 位　　B. 不保留小数位
C. 1 位　　D. 2 位
E. 3 位

【解析】同第 11 题。

15. 测定身体脂肪含量的“金标准”是（　　）。
A. 核磁共振法　　B. 双能 X 线吸收法
C. 生物电阻抗法　　D. 水下称重法
E. 超声检测法

【解析】双能 X 线吸收法是测定身体脂肪含量的“金标准”，可用于扫描全身组织成分，能够分析各种体质量患者，包括体质量大于 150 kg 的严重肥胖者，是临床体成分测定的标准技术。但因其方法学缺陷而无法直接测定肌肉量，且检测费用昂贵，存在放射损伤等问题。

16. 家里自测体脂，一般是采用（　　）。
A. 普通体重秤　　B. 双能 X 线吸收法
C. 生物电阻抗法　　D. 水下称重法
E. 超声检测法

【解析】近三十年来迅速发展起来的生物电阻抗技术，以欧姆定律为基础利用人体内脂肪组织、去脂组织、体内水分等不同成分的电阻特性，结合水含量、体密度，以及年龄、种族和性别等相关生物学特性，得出身体各组分含量。因设计简便、无创且快速、廉价而成为目前大规模人群调查中应用最为广泛的体成分测量手段。

17. 生物电阻抗技术不适于（　　）测量人群。
A. 肥胖者　　B. 青少年
C. 成年人　　D. 孕妇
E. 老年人

【解析】生物电阻抗技术适合于健康状况良好的人群（健康状况良好是指没有能够影响身体水分分布的疾病，无水、电解质及脂代谢紊乱疾病），但不适合于体内植入心脏起搏器或其他具有电活性医疗器械的人群、骨折后或由于其他原因体内带有金属植入物的人群及孕妇。

18. 上臂紧张围是指上臂（　　）最大限度收缩时的围度。
A. 肱二头肌　　B. 肱三头肌
C. 喙肱肌　　D. 肱肌
E. 腹肌

【解析】上臂紧张围指上臂肱二头肌最大限度收缩时的围度。

19. 婴幼儿头围测量软尺零点应固定在头部（　　）。
A. 两侧眉弓中点　　B. 右侧眉弓上缘
C. 右侧眉弓下缘　　D. 左侧眉弓上缘
E. 枕骨粗隆

【解析】头围测量方法：测量者立于被测者的前方或右方，用左手拇指将软尺零点固定于头部右侧齐眉弓上缘处，右手持软尺沿逆时针方向经枕骨粗隆最高处绕头部一圈回到零点。

20. 使用皮褶厚度计的正确方法是（ ）。
   A. 测量时皮褶厚度计卡钳钳柄充分夹住皮褶
   B. 使用右手拇指和食指捏起皮下组织，左手握皮褶厚度计
   C. 压力要符合规定标准（20 g/cm²）
   D. 在皮褶提起点的下方 1 cm 处用皮褶厚度计测量其厚度
   E. 在皮褶厚度计指针快速回落并稳定一定时间后读数

【解析】皮褶厚度计的使用方法：①皮褶厚度计若长时间未使用，则在使用前必须校正。②皮褶厚度计的压力要符合规定标准（10 g/cm²）。③使用左手拇指和食指将特定解剖部位的皮肤连同皮下组织捏起，右手握皮褶厚度计测量距左手拇指捏起部位 1 cm 处的皮褶厚度。④右手拇指松开皮褶厚度计卡钳钳柄，使钳尖部充分夹住皮褶。⑤在皮褶厚度计指针快速回落后立即读数。⑥一般要求在同一部位测量 3 次，取平均值作为测量结果。

21. 皮褶厚度计的使用方法，描述**不正确**的是（ ）。
   A. 以毫米为单位
   B. 使用前需校正
   C. 压力要符合规定标准（20 g/cm²）
   D. 指针快速回落后立即读数
   E. 同一部位测量 3 次，取平均值作为测量结果

【解析】同 20 题。

22. 皮褶厚度测量部位一般**不包括**（ ）。
   A. 髂嵴上部　　B. 肩峰
   C. 肩胛下角　　D. 肱三头肌
   E. 腹部

【解析】皮褶厚度指皮肤和皮下组织的厚度，是衡量个体营养状况和肥胖程度较好的指标。测定部位有上臂肱三头肌部、肩胛下角部、腹部、髂嵴上部等，其中前三个部位最重要，可分别代表个体肢体、躯干、腰腹等部位的皮下脂肪堆积情况，对判断肥胖和营养不良有重要价值。

23. 测定皮下脂肪的常用方法是（ ）。
   A. 螺旋 CT　　B. 皮褶厚度
   C. CT　　D. B 超
   E. 核磁共振

【解析】同第 22 题。

24. 上臂肌肉后群是（ ）。
   A. 腹肌　　B. 肱二头肌
   C. 肱三头肌　　D. 肱肌
   E. 后臂肌

【解析】上臂肌肉分前群和后群，前群主要有肱二头肌、喙肱肌、肱肌等，后群为肱三头肌。

25. 12 岁以下儿童腰围测量部位为（ ）。
   A. 脐上 4 cm　　B. 脐上 1 cm
   C. 脐上 2 cm　　D. 脐上 3 cm
   E. 脐上 5 cm

【解析】腰围测量部位：双侧腋中线肋弓下缘和髂嵴连线中点位置为测量平面，12 岁以下儿童以脐上 2 cm 为测量平面。

26. 腰围测量方法，说法**不正确**的是（ ）。
   A. 精确到 0.1 cm
   B. 玻璃纤维软尺
   C. 双侧腋中线肋弓下缘和髂嵴连线中点位置为测量平面
   D. 被测者取站立位
   E. 深呼吸后读数

【解析】腰围测量工具：玻璃纤维软尺。腰围测量方法：被测者取站立位，两眼平视前方，自然均匀呼吸，腹部放松，两臂自然

下垂，双足并拢（两腿均匀负重），充分裸露肋弓下缘和髂嵴之间的测量部位，在双侧腋中线肋弓下缘和髂嵴连线中点处做标记。将软尺轻轻贴住皮肤，经过双侧标记点，围绕身体一周，平静呼气末读数。以厘米为单位，精确到0.1。

27. 测量婴儿胸围，皮下脂肪厚的婴儿应把皮尺（　　）。

A. 无差异　　B. 轻触皮肤

C. 接触松弛　　D. 稍紧

E. 紧贴

【解析】测量婴儿胸围时，各处软尺轻轻接触皮肤，对于皮下脂肪较厚的婴幼儿，软尺接触皮肤宜稍紧些。取婴幼儿平静呼吸时的中间读数。

28. 男生及未发育女生，测量胸围时，软尺下缘在（　　）。

A. 胸前沿乳头上缘

B. 胸前沿乳头下缘

C. 乳头上方与第三肋骨平齐

D. 乳头上方与第四肋骨平齐

E. 乳头上方与第五肋骨平齐

【解析】胸围测量方法：①受试者自然站立，两脚分开与肩同宽，双肩放松两上肢自然下垂，平静呼吸。不能低头、耸肩、挺胸、驼背等。②两名测试人员分别立于受试者面前与背后共同进行胸围测量。将软尺上缘经背部肩胛下角下缘向胸前围绕一周。肩胛下角如摸不清，可令受试者挺胸，摸清后受试者应恢复正确测量姿势。男生及未发育女生，软尺下缘在胸前沿乳头上缘；已发育女生，软尺在乳头上方与第四肋骨平齐。③软尺围绕胸部的松紧度应适宜，以对皮肤不产生明显压迫为度。测试人员应严格掌握带尺的松紧度，并做到检测全过程的一致性，以求减小误差。测量误差不超过1 cm。

29. 临床所指的血压是（　　）。

A. 静脉压　　B. 动脉压

C. 毛细血管压　　D. 中心静脉压

E. 平均压

【解析】血压有动脉血压、毛细血管压和静脉血压，通常所说的血压是指动脉血压。

30. 下列关于血压测量的描述**不正确**的是（　　）。

A. 测量时气囊内压力应达到桡动脉波动消失再升高30 mmHg

B. 肥胖者、臂围大者或者儿童都可以使用相同规格的袖带

C. 袖带内气囊至少包裹80%上臂

D. 测量时气囊放气速度应以2~6 mmHg/s为宜，心率较慢时放气速度也较慢

E. 一般袖带下缘应该在肘弯上2.5 cm处，听诊器探头置于肘窝肱动脉处

【解析】注意应避免袖带过松或过紧，松紧以能放入两指尖为宜。对于12岁及以下的儿童，应更换儿童袖带进行测量，以保证测得正确血压值。

31. 血压单位通常用（　　）。

A. 帕　　B. 厘米汞柱

C. 百帕　　D. 压强

E. 毫米汞柱

【解析】血压单位通常以毫米汞柱（mmHg）表示，也可用千帕（kPa）表示。

（二）参考答案

1. C　2. C　3. E　4. C　5. D　6. D
7. B　8. D　9. A　10. C　11. E　12. C
13. C　14. D　15. B　16. C　17. D　18. A
19. B　20. D　21. C　22. B　23. B　24. C
25. C　26. E　27. D　28. A　29. B　30. B
31. E

五、营养状况评价及报告撰写

（一）单选题（每题的备选项中，只有一个选项最符合题意。）

1. “1个人日”指的是一个人一日（　　）。
   A. 三餐　B. 早餐
   C. 中餐　D. 晚餐
   E. 加餐

【解析】人日数是代表被调查对象用餐的次数总和。一个人吃早、中、晚3餐为1个人日。

2. 餐厅早、中、晚就餐的人数分别是40、50、30，三餐的能量分配为30%、40%、30%，总人日数为（　　）。
   A. 48　B. 41
   C. 42　D. 43
   E. 45

【解析】人日数=早餐餐次总数×早餐餐次比+中餐餐次总数×中餐餐次比+晚餐餐次总数×晚餐餐次比。40×30%+50×40%+30×30%=41。

3. 营养指导员小春为小红做24小时回顾膳食调查，其长期每天食用三餐，且早、中、晚三餐的餐次比分别为20%、40%和40%，今天小红早上有事外出，未吃早餐，办完事后，11点回到家，在家吃了午餐和晚餐，小红今天的人日数为（　　）。
   A. 0.4　B. 0.6
   C. 0.7　D. 0.8
   E. 1

【解析】0×20%+1×40%+1×40%=0.8。

4. 营养指导员小春在树人幼儿园调查，假设三餐供能比各占1/3，早餐、午餐、晚餐分别有20名、30名和40名儿童就餐，其总人日数为（　　）。
   A. 75　B. 20
   C. 30　D. 40
   E. 50

【解析】（20+30+40）×1/3=30人日或20×1/3+30×1/3+40×1/3=30人日。

5. 早、中、晚三餐的适宜餐次比分别是（　　）。
   A. 10%、50%、40%
   B. 20%、50%、30%
   C. 30%、40%、30%
   D. 30%、50%、20%
   E. 20%、60%、20%

【解析】每天三餐总食量的分配，按3：4：3的比例较为合理，即早餐占30%，午餐占40%，晚餐占30%。

6. 食物实际消费量计算公式为（　　）。
   A. 食物实际消费量=食物结存量+每日购进食物量−每日废弃食物量+剩余量
   B. 食物实际消费量=食物结存量+每日购进食物量−每日废弃食物量−剩余量
   C. 食物实际消费量=食物结存量−每日购进食物量−每日废弃食物量+剩余量
   D. 食物实际消费量=食物结存量+每日购进食物量−每日废弃食物量
   E. 食物实际消费量=食物结存量+每日购进食物量+每日废弃食物量−剩余量

【解析】计算全家或单位食物实际消费量：全家或单位食物实际消费量=食物结存量+每日购进食物量−每日废弃食物量−剩余量。

7. 营养指导员小春为小美一家采用称重记账法做膳食调查，调查一周后，收集的数据如下，调查前大米有3 kg，一周中共购进8 kg，一周中因不小心掉在地上损失了

0.1 kg，调查结束时大米还有 4.5 kg。请小伙伴帮小春算一算，小美一家一周所用大米量为（　　）。

A. 15.4 kg　　B. 6.4 kg

C. 9.4 kg　　D. 10.9 kg

E. 6.6 kg

【解析】（3+8−0.1−4.5）kg=6.4 kg。

8. 平均每人每日各种食物摄入（　　）。

A. 食物实际消费量（g）/ 家庭或单位平均人数

B. 食物实际消费量（g）/ 家庭或单位总人数

C. 食物实际消费量（g）/ 家庭或单位总人日数

D. 食物实际购进量（g）/ 家庭或单位总人数

E. 食物实际购进量（g）/ 家庭或单位总人日数

【解析】平均每人每日各种食物摄入量=食物实际消费量（g）/ 家庭或单位总人日数。

☆9. 按 DRIs2000，标准人是指（　　）。

A. 体重 60 kg 成年男子从事中体力劳动者

B. 体重 60 kg 成年男子从事轻体力劳动者

C. 体重 65 kg 成年男子从事轻体力劳动者

D. 体重 60 kg 成年女子从事轻体力劳动者

E. 体重 60 kg 成年女子从事中体力劳动者

【解析】一般以 18~49 岁、体重 60 kg 成年男子，从事轻体力劳动者为标准人。

☆10. 按 DRIs2013，标准人是指（　　）。

A. 以 18~49 岁从事轻体力劳动的男性为标准人，以其能量需要量 2250 kcal 作为 1

B. 以 18~49 岁从事中体力劳动的男性为标准人，以其能量需要量 2250 kcal 作为 1

C. 以 18~49 岁从事轻体力劳动的男性为标准人，以其能量需要量 2400 kcal 作为 1

D. 以 18~49 岁从事轻体力劳动的女性为标准人，以其能量需要量 1800 kcal 作为 1

E. 以 18~49 岁从事中体力劳动的女性为标准人，以其能量需要量 1800 kcal 作为 1

【解析】一般以 18~49 岁、体重 60 kg 成年男子，从事轻体力劳动者为标准人，以其能量供给量 9.41 MJ（2250 kcal）作为标准计算。

☆11. 按 DRIs2023，标准人是指（　　）。

A. 以 18~29 岁从事中体力劳动的男性为标准人，以其能量需要量 2150 kcal 作为 1

B. 以 18~29 岁从事轻体力劳动的男性为标准人，以其能量需要量 2250 kcal 作为 1

C. 以 18~29 岁从事轻体力劳动的女性为标准人，以其能量需要量 1700 kcal 作为 1

D. 以 18~29 岁从事轻体力劳动的女性为标准人，以其能量需要量 1800 kcal 作为 1

E. 以 18~29 岁从事轻体力劳动的男性为标准人，以其能量需要量 2150 kcal 作为 1

【解析】DRIs2023 中，18~29 岁轻体力男性能量 EER 为 2150 kcal。

☆12. 混合系数是指（　　）。

A. 全家平均系数

B. 所调查的家庭中每个标准人的标准人日数之和除以全家总人日数

C. 全家总标准人日数

D. 家庭标准人系数之和

E. 全天个人总餐数之和

【解析】将群体各类人的折合系数乘以其人日数之和并除以总人日数即得出该群体的折合标准人的系数，即混合系数=总标准人日数/总人日数。

☆13. 生熟比是指（　　）。
A. 生食物体积÷熟食物重量
B. 生食物体积÷熟食物体积
C. 熟食物体积÷生食物体积
D. 生食物重量÷熟食物重量
E. 熟食物重量÷生食物重量
【解析】生熟比=原料生重÷熟食物重量。

☆14. 米饭的生熟比值为0.4，如果有50 g大米，能做出（　　）g米饭。
A. 200　　B. 20
C. 40　　D. 100
E. 125
【解析】（50÷0.4）g=125 g。

15. 采用“食用频率”调查时，需要统一转换为次/天，转换公式为（　　）。
A. 次/周÷5，次/月÷30，次/年÷365
B. 次/周÷7，次/月÷30.5，次/年÷360
C. 次/周÷7，次/月÷31，次/年÷365
D. 次/周÷7，次/月÷30.5，次/年÷365
E. 次/周÷5，次/月÷30，次/年÷360
【解析】食物频率法：以过去12个月的食物频率调查，首先计算平均每人每日各种食物摄入量。询问调查对象“是否吃/喝”，回答“是”时，则先将“食用频率”统一转换为次/天（次/周÷7，次/月÷30.5，次/年÷365）。

16. 将膳食调查中的食物进行归类，在分类内累计食物摄入量，即为该类食物的摄入总量，可归为一类的**不包括**（　　）。
A. 猪肉　　B. 海鱼
C. 鸡肉　　D. 牛奶
E. 生蚝
【解析】牛奶是单独一类，其他的均为膳食宝塔第三层的动物性食物类。

17. 膳食评价时，计算奶类和豆类摄入量时，需要按照（　　）含量进行折算。
A. 蛋白质　　B. 碳水化合物
C. 维生素　　D. 脂肪
E. 矿物质
【解析】计算乳类摄入量时，不能将鲜奶与奶粉直接相加，可按鲜奶的蛋白质含量（3.0 g）计算奶粉折算系数，奶粉摄入量乘以该系数，将奶粉折算成鲜奶量再相加。各种大豆制品也需要按食物成分表中大豆的蛋白质含量（35.0 g）计算大豆制品的折算系数，将大豆制品折算成大豆量再相加。

18. 豆腐的蛋白质含量按17.5 g/100 g计算，大豆的蛋白质含量按35 g/100 g计算，小春今天吃了200 g豆腐，那么以蛋白质摄入量计算，相当于吃大豆（　　）。
A. 100 g　　B. 50 g
C. 200 g　　D. 71 g
E. 11.42 g
【解析】大豆制品折算为大豆的量=大豆制品的摄入量×100 g大豆制品的蛋白质含量÷35.0。200 g×17.5%÷35.0%=100 g。

19. 计算公式为，液态奶摄入量=奶粉摄入量×蛋白质含量÷3，其中3代表（　　）。
A. 奶粉中钙的含量
B. 换算系数
C. 每100 g液态奶中蛋白质含量均值
D. 奶粉蛋白质含量是鲜奶的倍数
E. 奶粉中水分的含量
【解析】同第17题。

20. 每100 g某品牌奶粉的蛋白质含量为

21 g，则 500 g 该奶粉折合成鲜奶的量是（　　）。

A. 2000 g　　B. 1500 g
C. 3500 g　　D. 6400 g
E. 7500 g

【解析】500 g×21%÷3.0%=3500 g。

21. 某豆制品的蛋白质含量是 27.4%，500 g 折算为大豆的量为（　　）。

A. 260 g　　B. 350 g
C. 391 g　　D. 450 g
E. 520 g

【解析】500 g×27.4%÷35.0%≈391 g。

22. 小春牌奶粉每 100 g 的蛋白质含量为 50 g，液体奶的蛋白质含量平均为 3%，则 20 g 小春牌奶粉折合为液体奶（　　）。

A. 333 g　　B. 100 g
C. 233 g　　D. 250 g
E. 300 g

【解析】20 g×50%÷3.0%=333 g。

23. 在进行膳食结构评价计算奶类的摄入量时，是按蛋白质的含量折算成（　　）的量进行计算的。

A. 奶酪　　B. 奶粉
C. 鲜牛乳　　D. 配方奶粉
E. 母乳

【解析】计算乳类摄入量时，不能将鲜奶与奶粉直接相加，可按鲜奶的蛋白质含量（3.0 g）计算奶粉折算系数，奶粉摄入量乘以该系数，将奶粉折算成鲜奶量再相加。

24. 计算能量和营养素摄入量的主要依据为（　　）。

A. 中国居民膳食营养素参考摄入量
B. 平衡膳食模式
C. 中国居民平衡膳食宝塔
D. 食物成分表
E. 中国居民膳食指南

【解析】根据食物成分表中各种食物的能量及营养素的含量，结合膳食调查得到的该种食物的摄入量，可以计算由于某种食物摄入提供的能量及营养素的量。

25. DRIs2023，建议成人膳食中蛋白质提供的能量占总能量的合适比例是（　　）。

A. 20%~30%　　B. 5%~10%
C. 50%~65%　　D. 15%~20%
E. 10%~20%

【解析】DRIs2023 推荐成年人膳食中碳水化合物提供的能量应占总能量的 50%~65%，脂肪应占 20%~30%，蛋白质应占 10%~20%。

☆26. 不属于纯能量食物的是（　　）。

A. 白酒　　B. 植物油
C. 淀粉　　D. 蔗糖
E. 食用盐

【解析】纯能量食物包括动植物油、淀粉、食用糖和酒类，主要提供能量。

27. 当一个随机个体的摄入量达到 EAR 水平时，他缺乏该营养素的概率为（　　）。

A. 70%　　B. 10%
C. 20%　　D. 30%
E. 50%

【解析】当一个随机个体摄入量达到 EAR 水平时，缺乏该营养素的概率为 50%；一个群体的平均摄入量达到 EAR 水平时，人群中有半数个体的需要量可以得到满足，另外半数个体的需要量得不到满足。

28. 摄入量达到或超过 RNI 时（　　）。

A. 需要提高　　B. 无须改变
C. 摄入充足　　D. 需要减少
E. 无法判断

【解析】通过很多天的观察，摄入量达到

或超过 RNI 时，或虽是短期观察但其结果远高于 RNI 时才可以有把握地认为摄入量是充足的。

29. 摄入量低于 AI（　　）。

A. 需要提高　B. 无须改变
C. 摄入充足　D. 需要减少
E. 无法判断

【解析】把观测得到的摄入量和 AI 进行比较。如果一个人的日常摄入量等于或大于 AI，几乎可以肯定其膳食是适宜的；但是，如果其摄入量低于 AI，就不能对其膳食营养素是否适宜进行定量或定性评估。

30. 摄入量在 EAR 和 RNI 之间者（　　）。

A. 需要提高　B. 无须改变
C. 摄入充足　D. 需要减少
E. 无法判断

【解析】摄入量在 EAR 和 RNI 之间者也可能需要适当提高，因为他们摄入充足的概率不到 98%。

31. 钙的 EAR 值和 RNI 值的换算公式是（　　）。

A. RNI＝EAR
B. RNI＝EAR＋2SD
C. RNI＝EAR＋SD
D. RNI＝EAR＋3SD
E. RNI＝EAR－2SD

【解析】推荐摄入量一般是在研究确定的群体 EAR 基础上再加 2 个标准差计算所得。

32. 营养素摄入量低于 EAR 时可以认为需要进行（　　），因为摄入不足的概率可达（　　）。

A. 减少，3%　B. 改善，60%
C. 改善，50%　D. 减少，50%
E. 无须改变，3%

【解析】在实际应用中，观测到的营养素摄入量低于 EAR 时可以认为需要进行改善，因为摄入不足的概率可达 50%。

33. 用于评估短时间内观测个体的日常膳食营养素摄入量是否过高，以致可能危及健康的是（　　）。

A. UL　B. EAR
C. RNI　D. AI
E. PI

【解析】UL 用于评估短时间内观测个体的日常膳食营养素摄入量是否过高，以致可能危及健康。如果日常摄入量超过了 UL 就有可能对某些个体造成危害。

34. EAR 切点法评价群体营养素摄入量时，日常摄入量低于 EAR 的人数占人群中的比例（　　）该人群摄入不足个体的比例。

A. 远远高于　B. 小于
C. 等于　D. 大于
E. 无法判断

【解析】EAR 切点法只需简单地计算在观测人群中有多少个体的日常摄入量低于 EAR，这些个体在人群中的比例就等于该人群摄入不足个体的比例。

35. 评价群体能量是否充足，可采用（　　）。

A. 概率法　B. 身高
C. 胸围　D. BMI
E. 切点法

【解析】评价能量是否充足，可采用按身高别体重、体质指数或其他人体测量学指标。

36. 表示较急性的营养不良的是（　　）。

A. 年龄别头围偏低
B. 年龄别身高偏低
C. 年龄别体重偏低
D. 身高别体重偏低
E. BMI 偏低

【解析】年龄别身高偏低，表示较长期的慢性营养不良，身高别体重偏低，表示较急性的营养不良。

37. 表示较长期的慢性营养不良的是（　　）。
A. 年龄别头围　B. 年龄别身高
C. 年龄别体重　D. 身高别体重
E. BMI

【解析】年龄别身高偏低，表示较长期的慢性营养不良，身高别体重偏低，表示较急性的营养不良。

38. 判断婴儿生长发育的长期指标是（　　）。
A. 臀围　B. 身长
C. 体重　D. 头围
E. 胸围

【解析】年龄别身高偏低，表示较长期的慢性营养不良，身高别体重偏低，表示较急性的营养不良。

39. 儿童低体重率常被用来作为营养不良的是（　　）。
A. 患病率　B. 发病率
C. 死亡率　D. 发病密度
E. 生存率

【解析】儿童按年龄的体重（WT/A）低于参考标准体重中位数减两个标准差，为中度低体重，低于参考标准体重中位数减三个标准差，为重度低体重。儿童低体重率常被用来作为营养不良的患病率。

40. 反映慢性、较长期的营养不良的是（　　）。
A. 低体重　B. 生长迟缓
C. 消瘦　D. 肥胖
E. 超重

【解析】儿童按年龄的身高（HT/A）低于参考标准身高中位数减两个标准差，为中度生长迟缓，低于参考标准身高中位数减三个标准差，为重度生长迟缓。这一指标主要反映慢性、较长期的营养不良。

41. 反映较急性的近期营养不良的是（　　）。
A. 低体重　B. 生长迟缓
C. 消瘦　D. 肥胖
E. 超重

【解析】儿童按身高的体重（WT/HT）低于参考标准中位数减两个标准差，为中度消瘦，低于参考标准中位数减三个标准差，为重度消瘦。这一指标反映较急性的近期营养不良。

42. 评价群体生长发育状况的 Z 评分法公式为（　　）。
A. Z 评分 =（儿童测量数据 − 参考标准的平均值）÷50
B. Z 评分 =（儿童测量数据 − 参考标准的中位数）÷ 参考标准的标准差
C. Z 评分 =（儿童测量数据 − 参考标准的平均值）÷ 参考标准的中位数
D. Z 评分 =（儿童测量数据 − 参考标准的中位数）÷ 参考标准的中位数
E. Z 评分 =（儿童测量数据 − 参考标准的平均值）÷ 参考标准的标准差

【解析】标准差评分或 Z 评分 =（儿童测量数据 − 参考标准的中位数）/ 参考标准的标准差。

43. 有关百分位数法描述**不正确**的是（　　）。
A. 可用于人群的体格测量数据
B. 适用于正态、偏态分布的指标
C. 当调查的数据大于第 100 百分位或小于第 1 百分位时，也能评价其离散程度
D. 原始数据从小到大分成 100 份
E. 数字表达方式具有直观性

【解析】百分位数法缺点是当调查的数据大于第 100 百分位或小于第 1 百分位时，就

不能评价其离散程度。

44. BMI 的计算公式为（　　）。

A. BMI=体重（kg）/［身高（m）］^{2}

B. BMI=体重（g）/［身高（m）］^{2}

C. BMI=体重（kg）/［身高（m）］^{3}

D. BMI=体重（kg）/［身高（cm）］^{2}

E. BMI=体重（kg）/［身高（cm）］^{3}

【解析】BMI（kg/m^2）= 体重（kg）/［身高（m）］^{2}。

45. 按 WHO 建议标准，体质指数 BMI≥30 kg/m^2 应判断为（　　）。

A. 重度肥胖　　B. 正常

C. 超重　　D. 肥胖

E. 消瘦

【解析】WHO 对成人 BMI 的划分：18.5~24.9 kg/m^2 为正常范围，<18.5 kg/m^2 为低体重（营养不足），≥25.0 kg/m^2 为超重，肥胖前状态是 25.0~29.9 kg/m^2，一级肥胖是 30.0~34.9 kg/m^2，二级肥胖是 35.0~39.9 kg/m^2，三级肥胖是≥40.0 kg/m^2。

46. 根据 WHO 建议标准，BMI=28.5 kg/m^2 应判断为（　　）。

A. 标准体重　　B. 消瘦

C. 超重　　D. 肥胖

E. 正常

【解析】同第 45 题。

47. 对于判断超重和肥胖非常重要的指标是（　　）。

A. 胸围　　B. 体质指数

C. 身高　　D. 臀围

E. 头围

【解析】体质指数（BMI）是评价人群营养状况的一个常用指标。它不仅敏感地反映体型胖瘦程度，而且与皮褶厚度、上臂围等营养状况指标的相关性也比较高。

48. 不能判断为腹型 / 内脏型肥胖的是（　　）。

A. BMI≥28 kg/m^2

B. 男性腰围≥90 cm

C. 女性腰围≥85 cm

D. WHR 男性 >0.9

E. WHR 女性 >0.85

【解析】根据《成人体重判定》（WS/T 428—2013），男性腰围≥90 cm，女性腰围≥85 cm 判定为中心性肥胖。腰臀比（WHR）即腰围与臀围之比。正常成人男性 WHR<0.9，女性 WHR<0.85，超过此值为中心性肥胖，又称为腹型 / 内脏型肥胖。

49. 成年人的健康体重是指体重指数（BMI）为（　　）kg/m^2。

A. 20~30　　B. 16~19.5

C. 18.5~23.9　　D. 18~25

E. 19~26

【解析】根据《成人体重判定》（WS/T 428—2013），中国成人判断超重和肥胖程度的界限值为：BMI<18.5 kg/m^2 是体重过低，18.5~23.9 kg/m^2 为体重正常，24.0~27.9 kg/m^2 为超重，≥28 kg/m^2 为肥胖。

50. 小春，身高 171 cm，体重 78 kg，根据 BMI 判断小春属于（　　）。

A. 体重正常　　B. 体重过低

C. 肥胖　　D. 超重

E. 无法判断

【解析】BMI=78÷1.71÷1.71=26.7，成人 24≤BMI<28 为超重。

51. 中国成年男性腰围大于等于（　　），患高血压、糖尿病、血脂异常的危险性开始增加。

A. 100 cm　　B. 95 cm

C. 90 cm　　D. 85 cm

E. 80 cm

【解析】根据《成人体重判定》（WS/T 428—2013），男性腰围≥90 cm，女性腰围≥85 cm 判定为中心性肥胖。而中心性肥胖，增加患高血压、糖尿病、血脂异常的危险性。

52. 腰围可用于判断（　　）。
A. 单纯性肥胖　B. 中心性肥胖
C. 周围性肥胖　D. 原发性肥胖
E. 继发性肥胖

【解析】BMI 通常反映全身肥胖程度，腰围主要反映中心性肥胖的程度。

53. 糖尿病的诊断标准**不包括**（　　）。
A. HDL　B. 随机血糖
C. 空腹血糖　D. OGTT
E. 糖化血红蛋白

【解析】糖尿病的诊断标准包括随机血糖、空腹血糖、葡萄糖耐量实验、糖化血红蛋白。HDL 是高密度脂蛋白，是检测血脂的。

54. 糖尿病诊断条件中 OGTT 试验的餐后 2 小时血糖水平应高于（　　）。
A. 5.1 mmol/L　B. 7.0 mmol/L
C. 6.1 mmol/L　D. 11.1 mmol/L
E. 7.8 mmol/L

【解析】典型糖尿病症状加上 OGTT 2 小时血糖≥11.1 mmol/L，可诊断为糖尿病。

☆55. 最常见的糖尿病类型是（　　）。
A. 其他特殊类型糖尿病
B. 妊娠糖尿病
C. 2 型糖尿病
D. 糖调节受损
E. 1 型糖尿病

【解析】WHO 1999 年将糖尿病按病因学分为 4 种类型，即 1 型、2 型、特殊类型和妊娠期糖尿病。《中国 2 型糖尿病防治指南（2017 年版）》亦采用了此分型体系。研究显示，所有糖尿病患者中，2 型糖尿病占 87%~95%，1 型糖尿病占 5%~12%，其他类型的糖尿病占 1%~3%。

56. 我国成年人高血压的标准是（　　）。
A. 收缩压≥140 mmHg，舒张压≥90 mmHg
B. 收缩压≥110 mmHg，舒张压≥75 mmHg
C. 收缩压≥150 mmHg，舒张压≥95 mmHg
D. 收缩压≥130 mmHg，舒张压≥85 mmHg
E. 收缩压≥120 mmHg，舒张压≥80 mmHg

【解析】高血压定义：在未使用降压药物的情况下，诊室收缩压（SBP）≥140 mmHg 和（或）舒张压（DBP）≥90 mmHg。患者如既往有高血压史，目前正在使用降压药物，血压即使低于 140/90 mmHg，仍应诊断为高血压。

57. 营养指导员小春为王大爷测量血压，收缩压为 150 mmHg，舒张压为 115 mmHg，王大爷的血压水平为（　　）。
A. 正常　B. 正常高值
C. 1 级高血压　D. 2 级高血压
E. 3 级高血压

【解析】王大爷收缩压为 150 mmHg，在 140~159 mmHg，为 1 级高血压；舒张压为 115 mmHg，≥110 mmHg，为 3 级高血压。综合判断为 3 级高血压。

58. 家庭自测血压的诊断标准为（　　）。
A. ≥140/90 mmHg
B. ≥130/80 mmHg
C. ≥120/70 mmHg
D. ≥135/85 mmHg
E. ≥120/80 mmHg

【解析】不同血压测量方法对应的高血压诊断标准：诊室血压，≥140/90 mmHg；动态血压，24 小时平均 SBP/DBP ≥130/80 mmHg；家庭血压，≥135/85 mmHg。

59. 血脂合适水平和异常切点主要适用于动

脉粥样硬化性心血管疾病（　　）目标人群。

A. 一级预防　　B. 二级预防

C. 三级预防　　D. 患者

E. 患者家属

【解析】血脂合适水平和异常切点主要适用于动脉粥样硬化性心血管疾病（ASCVD）一级预防目标人群。

60. 血脂异常的临床分类**不包括**（　　）。

A. 高胆固醇血症

B. 高 TG 血症

C. 混合型高脂血症

D. 低 HDL-C 血症

E. 高 HDL-C 血症

【解析】血脂异常的临床分类包括高胆固醇血症、高 TG 血症、混合型高脂血症、低 HDL-C 血症。

61. 小春，体检甘油三酯为 2.8 mmol/L，根据中国 ASCVD 一级预防人群血脂合适水平和异常分层标准，小春的血脂属于（　　）。

A. 理想水平　　B. 边缘升高

C. 升高　　D. 无法判断

E. 合适水平

【解析】根据中国 ASCVD 一级预防人群血脂合适水平和异常分层标准，甘油三酯<1.7 mmol/L 为正常，甘油三酯≥1.7 mmol/L 且<2.3 mmol/L 为边缘升高，甘油三酯≥2.3 mmol/L 为升高。

62. 小春，体检高密度脂蛋白胆固醇为 0.9 mmol/L，根据中国 ASCVD 一级预防人群血脂合适水平和异常分层标准，小春的血脂属于（　　）。

A. 理想水平　　B. 边缘升高

C. 升高　　D. 降低

E. 合适水平

【解析】根据中国 ASCVD 一级预防人群血脂合适水平和异常分层标准，高密度脂蛋白胆固醇（HDL-C）<1.0 mmol/L 为降低。

63. 动脉粥样硬化性心血管疾病的危险因素**不包括**（　　）。

A. 血胆固醇升高

B. 低密度脂蛋白升高

C. 甘油三酯升高

D. 极低密度脂蛋白胆固醇升高

E. 高密度脂蛋白胆固醇升高

【解析】高密度脂蛋白胆固醇升高是保护因素。

64. 小春，连续两天检测血尿酸为 480 μmol/L 和 430 μmol/L，可诊断为（　　）。

A. 血脂异常　　B. 糖尿病

C. 痛风　　D. 高血压

E. 胰岛素抵抗

【解析】《中国高尿酸血症和痛风诊疗指南（2019）》中指出，高尿酸血症是指嘌呤代谢异常引起血尿酸升高的一种代谢综合征，简单定义为非同日两次血尿酸的水平超过 420 μmol/L。

65. 高尿酸血症的诊断标准是非同日两次血尿酸水平超过（　　）。

A. 360 μmol/L　　B. 420 μmol/L

C. 540 μmol/L　　D. 400 μmol/L

E. 480 μmol/L

【解析】同第 64 题。

66. 血脂检测常检测的**不包括**（　　）。

A. HbA1c　　B. TC

C. LDL　　D. HDL

E. TG

【解析】血脂测定通常包括血清总胆固醇（TC）、甘油三酯（TG）、高密度脂蛋白胆固醇（HDL-C）和低密度脂蛋白胆固醇

（LDL-C）四项。HbA1c 为糖尿病检测中的糖化血红蛋白。

67. 营养状况评价报告的第一部分通常为基本情况，主要内容**不包括**（　　）。
A. 姓名　　B. 年龄
C. 身体活动水平　　D. 性别
E. 体脂率

【解析】营养状况评价报告的第一部分通常为基本情况，主要内容有姓名、年龄、性别、身体活动水平等。体脂率是体格测量部分的内容。

68. 在膳食结构分析中，平衡膳食模式各类食物的参考摄入量的设计依据为（　　）。
A. 饮水需要量　　B. 能量需要量
C. 蛋白质需要量　　D. 脂肪需要量
E. 碳水化合物需要量

【解析】膳食评价之食物摄入状况包括：①根据膳食调查结果将食物进行分类，计算各类食物的摄入量。②根据性别、年龄和身体活动水平，查找能量需要量。③和不同能量需要水平的平衡膳食模式的建议食物量进行比较，一方面评价食物种类的多样性，另一方面评价各类食物摄入量是否充足。

（二）参考答案

1. A　2. B　3. D　4. C　5. C　6. B
7. B　8. C　9. B　10. A　11. E　12. B
13. D　14. E　15. D　16. D　17. A　18. A
19. C　20. C　21. C　22. A　23. C　24. D
25. E　26. E　27. E　28. C　29. E　30. A
31. B　32. C　33. A　34. C　35. D　36. D
37. B　38. B　39. A　40. B　41. C　42. B
43. C　44. A　45. D　46. C　47. B　48. A
49. C　50. D　51. C　52. B　53. A　54. D
55. C　56. A　57. E　58. D　59. A　60. E
61. C　62. D　63. E　64. C　65. B　66. A
67. E　68. B

第四章　各类人群的营养需求与膳食指导

一、一般人群的营养需求与膳食指导

（一）单选题（每题的备选项中，只有一个选项最符合题意。）

☆1. 我国第一版膳食指南是（　　）年制定的。

A. 1997　　B. 1959
C. 1982　　D. 1989
E. 1993

【解析】我国第一版膳食指南于1989年发布。中国营养学会组织专家先后于1997年、2007年、2016年对膳食指南进行了3次修订。受国家卫生健康委委托，2020年中国营养学会组织了《中国居民膳食指南（2016）》的修订工作，成立膳食指南修订专家委员会和膳食与健康科学研究报告工作组。经过修订专家委员会多次讨论、论证，并广泛征求相关领域专家、政策研究者、管理者的意见，最终形成了第5版《中国居民膳食指南（2022）》系列指导性文件。

☆2. 与《中国居民膳食指南（2016）》相比，《中国居民膳食指南（2022）》新增加的指导原则是（　　）。

A. 高龄老年人　　B. 素食人群
C. 高血压人群　　D. 糖尿病人群
E. 新生儿期

【解析】与《中国居民膳食指南（2016）》相比，《中国居民膳食指南（2022）》增加了“高龄老年人”指导准则。

3. 膳食指南是以（　　）为基础的。

A. 人群　　B. 食物
C. 食物成分　　D. 营养素含量
E. 营养素功能

【解析】膳食指南是以食物为基础的（food based dietary guidelines，FBDGs）。

☆4. 《中国居民膳食指南（2022）》一般人群膳食指南的适用人群是（　　）。

A. 所有人
B. 1岁以上的健康人群
C. 2岁以上的健康人群
D. 1岁以上的所有人
E. 2岁以上的所有人

【解析】一般人群膳食指南适用于2岁以上的健康人群。

5. 《中国居民膳食指南（2022）》对于一般人群的第一条准则是（　　）。

A. 多吃蔬果
B. 食物多样，平衡膳食
C. 食物多样，合理搭配
D. 食物多样，谷类为主
E. 食物多样，合理膳食

【解析】《中国居民膳食指南（2022）》由一般人群膳食指南、特定人群膳食指南、中国居民平衡膳食模式和膳食指南编写说明三部分组成。一般人群膳食指南共有8条核心内容：①食物多样，合理搭配；②吃动平衡，健康体重；③多吃蔬果、奶类、全谷物、大豆；④适量吃鱼、禽、蛋、瘦肉；⑤少盐少油，控糖限酒；⑥规律进餐，足量饮水；⑦会烹会选，会看标签；⑧公筷分餐，杜绝浪费。

6. 《中国居民膳食指南（2022）》中将食物

分为五大类，其中**不包括**（　　）。

A. 植物化学物　　B. 谷薯类

C. 蔬菜水果类　　D. 动物性食物

E. 豆类和坚果食物

【解析】食物可分为五大类，包括谷薯类、蔬菜水果类、畜禽鱼蛋奶类、大豆坚果类和油脂类。

7.《中国居民膳食指南（2022）》中一般人群膳食指南的核心内容共有（　　）。

A. 八条　　B. 九条

C. 五条　　D. 六条

E. 七条

【解析】同第 5 题。

8. 除（　　）外，没有一种食品能够满足人体的所有需要。

A. 鸡蛋　　B. 猪肉

C. 母乳　　D. 燕麦

E. 牛奶

【解析】除供 6 月龄内婴儿食用的母乳外，没有任何一种食物可以满足人体所需的能量及全部营养素。

☆9. “五谷为养，五果为助，五畜为益，五菜为充”出自（　　）。

A.《黄帝内经》　B.《伤寒杂病论》

C.《神农本草经》　D.《难经》

E.《本草纲目》

【解析】在战国至西汉时期编写的中医经典著作《黄帝内经》中，已经对膳食平衡的概念进行了精辟的论述，强调“五谷为养，五果为助，五畜为益，五菜为充，气味合而服之，以补精益气”的原则，可以认为这是世界上最早的“膳食指南”。

10.《中国居民膳食指南（2022）》建议每天食用 12 种以上食物，**不包括**以下的哪一种（　　）。

A. 水果类　　B. 谷类和薯类

C. 蔬菜类　　D. 鱼、禽肉类

E. 油和调味品

【解析】《中国居民膳食指南（2022）》建议我国居民的平衡膳食应做到食物多样化，平均每天摄入不同品种食物达到 12 种以上，每周达到 25 种以上，烹调油和调味品不计算在内。

11. 食物多样化建议，平均每天不重复的食物种类至少达到（　　）。

A. 25 种以上　　B. 12 种以上

C. 15 种以上　　D. 10 种以上

E. 8 种以上

【解析】同第 10 题。

12. 食物多样化建议，平均每周不重复的食物种类至少达到（　　）。

A. 25 种以上　　B. 10 种以上

C. 12 种以上　　D. 15 种以上

E. 20 种以上

【解析】同第 10 题。

☆13. 做到食物多样化的措施**不包括**（　　）。

A. 小份量多几样

B. 深浅搭配

C. 粗细搭配

D. 荤素搭配

E. 猪肉与鸡肉、鸭肉、奶酪、羊奶等互换

【解析】同类食物常变换指：主食可以在米饭、面条、小米粥、全麦馒头、杂粮饭间互换；红薯与马铃薯互换；猪肉与鸡肉、鸭肉、牛肉及羊肉等互换；鱼可与虾、蟹、贝等水产品互换；牛奶可与酸奶、奶酪、羊奶等互换。

☆14. 推荐“东方健康膳食模式”是由于以此饮食模式为特征的区域人群中**不包括**（　　）。

A. 超重比例较低
B. 慢性病患病率低
C. 肥胖比例较高
D. 慢性病发病率低
E. 预期寿命较高

【解析】近年来，我国以浙江、上海、江苏等为代表的江南地区膳食，被认为是健康中国膳食模式的代表，也是东方健康膳食模式的代表。其特点是食物多样、清淡少盐、蔬菜水果、鱼虾水产摄入量高、奶类豆类多等，并有较高的活动时间和运动水平。我国福建、广东等地也有类似的膳食模式。长期以此合理膳食，有利于避免营养缺乏病和膳食相关慢性病的发生，延长预期寿命。

☆15. 以下**不符合**东方国家饮食结构的是（　　）。
A. 易发生营养缺乏病
B. 富含水果、蔬菜，膳食纤维充足
C. 以动物性食物为主的膳食结构
D. 以植物性食物为主的膳食结构
E. 奶类和肉类相对较少

【解析】植物性食物为主型常见于亚洲和部分非洲国家和地区。膳食组成以植物性食物为主，动物性食物较少，年人均消费粮食多达140~200 kg，而肉、蛋、奶及鱼虾年人均消费量共计仅为20~30 kg。长期采用此型膳食模式，膳食蛋白质和脂肪的摄入量较低，蛋白质来源以植物性食物为主，但某些优质蛋白质、矿物质和维生素摄入不足，易增加营养缺乏病患病风险。

☆16.（　　）的人群的主要营养问题是营养缺乏病。
A. 日本的膳食结构
B. 以动植物食物为主的平衡膳食结构
C. 以植物性食物为主的膳食结构
D. 以动物性食物为主的膳食结构
E. 地中海膳食结构

【解析】同第15题。

☆17.（　　）是世界各国调整膳食结构的参考。
A. 爱斯基摩人的膳食结构
B. 以动植物食物为主的平衡膳食结构
C. 以植物性食物为主的膳食结构
D. 以动物性食物为主的膳食结构
E. 地中海膳食结构

【解析】动植物性食物结合型：其膳食中植物性和动物性食物构成比例适宜，优质蛋白质约占膳食蛋白质的50%以上。这种膳食模式既可满足人体对各种营养素的需要，又可预防慢性病，一些国家和地区的饮食结构趋于此膳食模式，是世界各国调整膳食结构的参考。

☆18.（　　）属于营养过剩型的膳食结构。
A. 日本的膳食结构
B. 以动植物食物为主的平衡膳食结构
C. 以植物性食物为主的膳食结构
D. 以动物性食物为主的膳食结构
E. 地中海膳食结构

【解析】动物性食物为主型：常见于欧美等经济发达国家和地区。膳食组成以动物性食物为主，年人均消费畜肉类、禽、蛋等量较大，而年人均谷类消费量仅为50~70 kg。其膳食营养组成特点为高能量、高蛋白质、高脂肪、低膳食纤维。长期以动物性食物为主的饮食，优点是富含蛋白质、矿物质、维生素等，缺点是脂肪摄入过高，增加肥胖、高脂血症、冠心病、糖尿病等慢性病的发生风险。

☆19. 地中海地区膳食模式中，其主要食用油是（　　）。
A. 橄榄油　　B. 菜籽油
C. 胚芽油　　D. 花生油
E. 椰子油

【解析】地中海膳食模式由蔬菜、水果、海产品、五谷杂粮、坚果和橄榄油，以及少量的牛肉和乳制品、酒等组成，是以高膳食纤维、高维生素、低饱和脂肪酸为特点的膳食结构。

☆20. 地中海膳食结构的代表国家是（　　）。
A. 非洲国家　　B. 日本
C. 发展中国家　　D. 欧美发达国家
E. 意大利、希腊

【解析】地中海饮食泛指希腊、西班牙、法国和意大利南部等处于地中海沿岸的南欧各国，以蔬菜、水果、鱼类、五谷杂粮、豆类和橄榄油为主的饮食模式。

☆21. 下列（　　）**不是**地中海膳食结构的特点。
A. 饮用葡萄酒
B. 富含植物性食物，食物新鲜程度高
C. 橄榄油占食用油的比例高
D. 每天食用适量的奶酪和酸奶
E. 吃大量的红肉

【解析】地中海膳食结构的特点是：蔬菜、水果、全谷类、豆类和坚果摄入量较高；适量摄入奶制品，且多为奶酪和酸奶；适量摄入红酒和鱼类等海产品；肉类及其制品摄入量较低；食物加工程度低而新鲜度高；橄榄油为主要食用油，也是主要的脂肪来源。营养特点是高膳食纤维、高维生素、高单不饱和脂肪酸和低饱和脂肪。

☆22. 我国居民的膳食结构属于（　　）。
A. DASH 模式
B. 动植物食物平衡的膳食结构
C. 以植物性食物为主的膳食结构
D. 以动物性食物为主的膳食结构
E. 地中海膳食结构

【解析】我国物产丰富，不同地区的膳食模式逐渐形成。对大部分省市而言，膳食结构均以植物性食物为主，动物性食物为辅，有的地区谷类食物消费量大，动物性食物消费量小。

☆23. 增加燕麦摄入具有改善血脂异常的作用，原因是燕麦中含有（　　）。
A. 磷脂　　B. β-葡聚糖
C. 异黄酮　　D. 花青素
E. 多酚

【解析】2016 年一项纳入 58 项随机对照研究的系统评价显示，与精制谷物组相比，每天摄入 3.5 g β-葡聚糖（相当于 70 g 燕麦）持续 3 周以上，可明显降低 LDL-C、non-HDL-C 和 ApoB 的水平。

☆24. 我国慢性病死亡和发病的主要原因之一是合理膳食方面的问题，以下不是具体表现的是（　　）。
A. 水产摄入不足
B. 盐摄入高
C. 全谷物摄入低
D. 水果摄入少
E. 肉类食物摄入不足

【解析】从 1982 年至今的营养调查资料显示，我国居民肉类食品摄入量逐年增高，《中国膳食指南（2022）》中建议适量吃鱼、禽、蛋、瘦肉。

25. 下列哪一条**不是**膳食指南的核心推荐（　　）。
A. 多吃全谷
B. 多吃鱼、禽、肉
C. 食物多样
D. 吃动平衡、健康体重
E. 多吃蔬果、奶类

【解析】《中国居民膳食指南（2022）》由一般人群膳食指南、特定人群膳食指南、中国居民平衡膳食模式和膳食指南编写说明三部分组成。一般人群膳食指南共有八条核心内容：①食物多样，合理搭配；②吃动平衡，健康体重；③多吃蔬果、奶类、全谷物、大豆；④适量吃鱼、禽、蛋、瘦肉；⑤少盐少油，控糖限酒；⑥规律进餐，足量饮水；⑦会烹会选，会看标签；⑧公筷分餐，杜绝浪费。

26. 下列食物中，与其他项不同的是（　　）。

A. 土豆　　B. 萝卜
C. 木薯　　D. 红薯
E. 芋头

【解析】萝卜为根菜类。土豆（马铃薯）、红薯、木薯为薯类；芋头为薯芋类。

☆27. 对一般人群的膳食指导建议，**不正确**的是（　　）。

A. 少油少盐
B. 首先应用营养素补充剂
C. 多吃新鲜蔬菜和水果
D. 保证充足的睡眠
E. 适量吃鱼、禽、蛋、瘦肉

【解析】满足营养需求是每个人保持良好营养状况的必需条件。2 岁以上健康个体，按照《中国居民膳食指南（2022）》践行平衡膳食原则，能够满足充足营养，维持良好身体健康状况，不推荐额外补充营养素补充剂。由于各种原因，无法通过膳食满足营养需要的个体，应咨询营养专业人员，合理进行膳食调整或营养素补充，预防营养缺乏。

28. 截至 2024 年 2 月，最新的《中国居民膳食指南》是（　　）年颁布的。

A. 2022　　B. 1997
C. 1999　　D. 2002
E. 2016

【解析】截至 2024 年 2 月，最新的膳食指南是 2022 年颁布的。

29. 42 岁阿姨跳 40 分钟广场舞，属于（　　）运动。

A. 无氧运动　　B. 重度体力活动
C. 日常生活活动　　D. 中等体力活动
E. 轻度体力活动

【解析】40 分钟广场舞，属于中等体力运动。

30. **不属于**普通人运动指南的是（　　）。

A. 每周累计运动 150 分钟以上
B. 每次运动时间应在 10 分钟以上
C. 每周 5~7 天，最好每天都运动
D. 高强度的运动可以提高心肺功能
E. 运动时间 30~60 分钟 / 天，或每周 150 分钟以下

【解析】推荐成年人积极参加日常活动和运动，每周至少进行 5 天中等强度的身体活动，累计 150 分钟以上，平均每天主动步行 6000 步。适当运动获益多，减少久坐时间，每隔 1 小时便起来动一动，保持健康体重。

☆31. **不属于**中等强度运动的是（　　）。

A. 快跑　　B. 跳舞
C. 游泳　　D. 网球
E. 快走步行

【解析】运动时感到心跳和呼吸加快，但不影响说话，通常为中等强度运动；运动时感到心跳明显加快，呼吸急促，不能说话，通常为高强度运动。快跑属于高强度运动。

32. 建议成年人每天进行累计相当于步行（　　）步以上的身体活动。

A. 10000　　B. 1000
C. 3000　　D. 6000
E. 8000

【解析】同第 30 题。

33. 每个人都应该努力保持能量平衡，就是要保持总能量摄入与（　　）平衡。

A. 总蛋白摄入量
B. 总膳食摄入量

C. 总能量消耗

D. 总碳水化合物摄入量

E. 总脂肪摄入量

【解析】成年人能量代谢的最佳状态是达到能量摄入与能量消耗的平衡。这种平衡能使机体保持健康，并胜任必要的生活活动和社会活动。能量代谢失衡，即能量过剩或缺乏都对身体健康不利。

34. 人体能量代谢的最佳状态是（　　）。

A. 消耗能量大于摄入能量

B. 摄入能量大于消耗能量

C. 摄入能量小于消耗能量

D. 摄入能量等于消耗能量

E. 机体动用自身储备的能量以满足生命活动的需要

【解析】同第 33 题。

☆35. 下列活动的活动量**不相当于**快走 6000 步的是（　　）。

A. 30~35 分钟的健身操

B. 50 分钟的太极拳

C. 30 分钟的羽毛球或网球

D. 30~35 分钟的高尔夫球

E. 50 分钟的自行车或跳舞

【解析】成年人每天身体活动量相当于快走 6000 步的活动时间：①太极拳 50 分钟；②快走、骑自行车、乒乓球、跳舞 40 分钟；③健身操、高尔夫球 30~35 分钟；④网球、篮球、羽毛球 30 分钟；⑤慢跑、游泳 25 分钟。

36. 下列属于有氧运动的是（　　）。

A. 网球与俯卧撑　　B. 游泳与跑步

C. 快走与举重　　D. 自行车与短跑

E. 太极与俯卧撑

【解析】有氧运动也叫耐力运动，指身体大肌群有节奏的、较长时间的持续运动，以有氧代谢为主要供能途径的身体活动。即人体在氧气供应充足的情况下进行的身体活动，在运动过程中，人体吸入的氧气与需求相等，达到生理上的平衡状态，如快走、跑步、游泳、骑自行车等。有氧运动可以增强心肺功能，降低血压和血糖，增加胰岛素敏感性，改善血脂和内分泌调节功能，减少体内脂肪蓄积、控制不健康的体重增加。选项中的俯卧撑、举重、短跑是无氧运动。

☆37. 运动的四要素**不包括**（　　）。

A. 运动时间　　B. 运动类型

C. 运动速度　　D. 运动强度

E. 运动频率

【解析】运动处方的关键要素包括运动频率（每周运动多少次，frequency，F）、运动强度（费力程度，intensity，I）、运动方式（运动类型，type，T）、运动时间（每次或每周运动的时间，time，T）、总运动量（由运动频率、运动强度和运动时间组成，volume，V）（或能量消耗目标）和运动处方实施进程（progression，P）等 6 项，即运动处方的 FITT-VP 原则。

38. 要做到食不过量，以下说法**不正确**的是（　　）。

A. 小分量

B. 分餐制

C. 细嚼慢咽

D. 减少摄入高能量加工食品

E. 不饿不食，很饿了再吃

【解析】以下窍门可以帮助小伙伴做到食不过量，建立健康的饮食行为：①定时定量进餐；②吃饭宜细嚼慢咽，避免进食过快，无意中进食过量；③分餐制；④每顿少吃一两口；⑤减少高能量加工食品的摄入；⑥减少在外就餐次数。

☆39. 身体活动类型**不包括**（　　）。

A. 平衡　　B. 有氧

C. 无氧　　D. 速度

E. 柔韧

【解析】按能量代谢分为有氧运动和无氧运动；根据生理功能和运动方式，身体活动分为柔韧性活动（伸展性活动）、强壮肌肉活动、平衡性活动、健骨运动、高强度间歇训练。

☆40. 运动强度的分级指标**不包括**（　　）。

A. 自我感觉疲劳程度

B. 时间

C. 心率

D. PRE 量表

E. MET

【解析】运动强度指运动对人体生理刺激的程度。可以用代谢当量（MET）、最大吸氧量、心率和自觉疲劳或用力程度（RPE）表示。

41. 最大心率计算公式为（　　）。

A. 220－年龄（岁）

B.［220－年龄（岁）］×（60%~80%）

C. 200－年龄（岁）

D.［200－年龄（岁）］×70%

E. 180－年龄（岁）

【解析】最大心率可以用 220－年龄（岁）进行计算。

42. 运动的健康收益**不包括**（　　）。

A. 增进心肺功能，改善耐力和体能

B. 提高代谢率，降低胰岛素的敏感性

C. 提高骨密度，预防骨质疏松症

D. 调节心理平衡

E. 减少体内脂肪蓄积，防止肥胖

【解析】运动不仅仅对保持健康体重有益，还有更多健康益处。①增进心肺功能，改善耐力和体能。②提高代谢率，增加胰岛素的敏感性，改善内分泌系统的调节。③提高骨密度，预防骨质疏松症。④保持或增加瘦体重，减少体内脂肪蓄积，防止肥胖。⑤改善血脂、血压和血糖水平。⑥调节心理平衡，减轻压力，缓解焦虑，改善睡眠。⑦肌肉力量的训练有益于强壮骨骼、关节和肌肉，有助于延缓老年人身体活动功能的衰退。⑧降低肥胖、心血管疾病、2 型糖尿病、某些癌症等慢性病的发生风险。

43. 减肥膳食每天不应低于（　　）。

A. 800 kcal　　B. 1000 kcal

C. 1200 kcal　　D. 1500 kcal

E. 1700 kcal

【解析】减重计划应根据个人健康、性别、体重、活动有所不同而不同。减肥膳食每天不应低于 1200 kcal，并且仍应继续遵循膳食平衡原则，保持蛋白质、脂肪和碳水化合物的比例平衡。

44. 成年男性、女性的健康体脂范围分别为（　　）。

A. 3%~8%、12%~14%

B. 8%~15%、15%~20%

C. 15%~20%、20%~25%

D. 15%~20%、25%~30%

E. 20%~30%、30%~50%

【解析】男性必需体脂肪最少应在3%~8%，而女性必需体脂肪最少应在 12%~14%。健康体脂范围男女分别为 15%~20%、25%~30%。

45. 成年人摄入的混合膳食，食物热效应一般占总能量消耗的（　　）。

A. 5%　　B. 10%

C. 15%　　D. 20%

E. 30%

【解析】不同营养素的热效应也有差别，一般碳水化合物为 5%~10%，脂肪为 0~5%，蛋白质最高为 20%~30%。成年人摄入的混合膳食，每日由于食物热效应而额外增加的能量消耗，相当于总能量消耗的 10%。

46.《中国居民膳食指南（2022）》建议成年人保证每天摄入（　　）新鲜水果。

A. 350~500 g　　B. 150~200 g

C. 200~350 g　　D. 400~500 g

E. 300~500 g

【解析】推荐每人每天摄入蔬菜300~500 g，其中深色蔬菜占1/2；水果200~350 g；全谷物和杂豆50~150 g；每人每天饮奶300~500 g或相当量的奶制品；平均每人每天摄入大豆和坚果25~30 g（每天摄入坚果10 g左右）。

47.《中国居民膳食指南（2022）》建议吃鱼、禽、蛋和瘦肉要适量，建议少吃的肉类**不包括**（　　）。

A. 水产品　　B. 腊肉

C. 烤肉　　D. 腌肉

E. 肥肉

【解析】水产品类脂肪含量相对较低，且含有较多的不饱和脂肪酸，对预防血脂异常和心血管疾病等有一定作用，可作为首选。畜肉类脂肪含量较多，但瘦肉中脂肪含量较低，因此吃畜肉应当选瘦肉。烟熏和腌制肉类在加工过程中易遭受一些致癌物污染，过多食用可增加肿瘤发生的风险，应当少吃或不吃。

48.《中国居民膳食指南（2022）》中，18~64岁成年人每天蔬菜的摄入量为（　　）。

A. 150~300 g　　B. 300~500 g

C. ≥200 g　　D. ≥500 g

E. 200~350 g

【解析】同第46题。

49. 深色蔬菜**不包括**（　　）。

A. 绿色　　B. 红色

C. 白色　　D. 紫色

E. 黄色

【解析】颜色是水果与蔬菜营养素和植物化学物丰富的表现。深色蔬菜是指绿、红、黄、橙、紫等非白色浅色蔬菜。

50. 膳食结构分析中，成年人奶制品的摄入量不少于（　　）。

A. 350 g/d　　B. 200 g/d

C. 280 g/d　　D. 300 g/d

E. 330 g/d

【解析】同第46题。

51. 膳食结构分析中，成年人坚果的参考摄入量是（　　）。

A. 25 g/d　　B. 3 g/d

C. 5 g/d　　D. 10 g/d

E. 15 g/d

【解析】同第46题。

☆52.《中国居民膳食指南（2022）》建议控制添加糖的摄入量，每天不超过50 g，最好控制在（　　）以下。

A. 30 g　　B. 20 g

C. 10 g　　D. 15 g

E. 25 g

【解析】过多摄入添加糖可增加龋齿和超重的发生风险，建议不喝或少喝含糖饮料，推荐每天摄入糖不超过50 g，最好控制在25 g以下。

53. WHO建议的每日食盐摄入量为（　　）。

A. 3 g　　B. 5 g

C. 6 g　　D. 8 g

E. 10 g

【解析】WHO建议每人每日摄入5 g盐。

54. 下列人群中，建议不要饮酒的**不包括**（　　）。

A. 孕妇　　B. 学龄前儿童

C. 学龄儿童　　D. 老年人

E. 乳母

【解析】孕妇、乳母、婴幼儿及儿童少年等特殊人群不应饮酒。

55. 根据《中国居民膳食指南（2022）》，成年人如饮酒，男性一天饮用的酒精量不超过（　　）。

A. 25 g　　B. 15 g

C. 20 g　　D. 35 g

E. 10 g

【解析】过量饮酒与多种疾病相关，会增加肝损伤、痛风、心血管疾病和某些癌症发生的风险。因此应避免过量饮酒。若饮酒，成年人一天饮用的酒精量不超过15 g，儿童、青少年、孕妇、乳母和慢性病患者等特殊人群不应饮酒。

56.《中国居民膳食指南（2022）》推荐成年人每天摄入食盐**不超过**（　　）。

A. 6 g　　B. 4 g

C. 10 g　　D. 8 g

E. 5 g

【解析】《中国居民膳食指南（2022）》推荐成年人每天食盐摄入量不超过5 g。

☆57. 根据《中国居民膳食指南（2022）》，以下一日三餐的分配比例合理的是（　　）。

A. 早餐55%~40%，午餐30%~60%，晚餐30%~40%

B. 早餐25%~30%，午餐30%~40%，晚餐10%~20%

C. 早餐55%~40%，午餐30%~40%，晚餐30%~40%

D. 早餐25%~30%，午餐30%~40%，晚餐30%~35%

E. 早餐25%~30%，午餐30%~60%，晚餐40%~40%

【解析】规律进餐是实现合理膳食的前提，应合理安排一日三餐，定时定量、饮食有度，不暴饮暴食。早餐提供的能量应占全天总能量的25%~30%，午餐占30%~40%，晚餐占30%~35%。

58. 减少烹调油用量是指每天烹调油摄入量为（　　）。

A. 15~25 g　　B. 60~85 g

C. 45~60 g　　D. 30~45 g

E. 25~30 g

【解析】减少烹调油和动物脂肪用量，每天的烹调油摄入量为25~30 g。

59. 与其他项不同的是（　　）。

A. 蔗糖　　B. 红糖

C. 白糖　　D. 冰糖

E. 糖精

【解析】食用糖主要以甘蔗或甜菜为直接或间接原料生产，包括以下商品糖类：白砂糖、绵白糖、冰糖、方糖、砂糖、红糖、液体糖、糖霜。高强度甜味剂包括糖精、甜蜜素、索马甜、阿斯巴甜、甘草甜、甜叶菊糖等。

60. 添加糖**不包括**（　　）。

A. 白砂糖　　B. 绵白糖

C. 葡聚糖　　D. 果糖

E. 玉米糖浆

【解析】食品生产和制备过程中被添加到食品中的糖及糖浆被称为添加糖，包括白砂糖、绵白糖、果糖、红糖、玉米糖浆等。添加糖主要用于生产加工食品如饮料、果汁、甜点和糖果等。

61. 反式脂肪酸的最高限量为膳食总能量的（　　）。

A. 1%　　B. 5%

C. 3%　　D. 8%

E. 10%

【解析】反式脂肪酸的最高限量为膳食总能量的1%，大致相当于2 g。

62. 合理安排一日三餐，做到定时定量，每天吃早餐，下列措施**不正确**的是（　　）。
A. 两餐的间隔以 4~6 小时为宜
B. 早餐安排在 6:30—8:30，午餐安排在 11:30—13:30，晚餐安排在 18:00—20:00 为宜
C. 用餐时间不宜过短，也不宜太长
D. 边进餐边看电视、看手机可节约时间
E. 早餐提供的能量应占全天总能量的 25%~30%，午餐占 30%~40%，晚餐占 30%~35%

【解析】进食环境会影响消化液的分泌和食物的消化吸收。应营造轻松、愉快的进餐氛围，可以放点轻音乐，谈论轻松的话题；进餐时应相对专注，不宜边进餐边看电视、看手机等。

63. 学龄前儿童除保证每日三次正餐外，还应安排（　　）零点。
A. 0 次　　B. 1 次
C. 2 次　　D. 3 次
E. 4 次

【解析】学龄前儿童除保证每日三次正餐外，还应安排 2 次零点。

64. 水分充足，水合状态适宜时尿液为（　　）。
A. 透明黄色　　B. 黄色
C. 深黄色　　D. 红色
E. 黑色

【解析】水分摄入充足时，正常的尿液颜色为透明黄色或是浅黄色。当尿液颜色加深，呈现黄色时，机体可能摄入水分较少，存在脱水状态；呈现较深黄色和深黄色时，提示机体水分不足或缺少水分，处于脱水状态。

65. 无糖饮料是指含糖量（　　）。
A. <5 g/100 g　　B. <3 g/100 g
C. <1 g/100 g　　D. <0.5 g/100 g
E. =0 g/100 g

【解析】我国国家标准《预包装食品营养标签通则》（GB 28050—2011）规定，含糖量<5 g/100 g 的饮料属于低糖饮料。含糖量<0.5 g/100 g 的饮料，可称为无糖饮料。中国营养学会团标规定 >11.5 g/100 g 为高糖饮料。

66. 内生水一般为（　　）。
A. 100 mL　　B. 300 mL
C. 1000 mL　　D. 1200 mL
E. 2500 mL

【解析】我国一般成年人每人每天饮水量约为 1200 mL，食物中含水量约为 1000 mL，内生水约 300 mL。

67. 建议“多吃”的食物**不包括**（　　）。
A. 糙米饭　　B. 新鲜水果
C. 纯牛奶　　D. 玉米粒
E. 火腿

【解析】鼓励“多吃”的食物多为简单加工食品和营养素密度高的食物。熏肉、腌肉、火腿、肥肉等，肉（鱼）罐头、肉（鱼）丸等加工制品建议少吃。

68. 关于平衡膳食宝塔的说法**不正确**的是（　　）。
A. 蔬菜和水果居宝塔的第二层
B. 平衡膳食宝塔共分为六层，包含了人们每天应吃的主要食物种类
C. 宝塔中提出了油脂类和食盐的建议摄入量
D. 宝塔各层位置和面积不同，在一定程度上反映出各类食物在膳食中的地位和应占的比重
E. 宝塔建议的各类食物的摄入量一般是指食物的生重

【解析】平衡膳食宝塔共分五层，包含我们每天应吃的主要食物种类。

69. 平衡膳食宝塔中食物份量的定义为（　　）。

A. 日常一份食物的不可食部分的数量
B. 日常一份食物的可食部分的数量
C. 日常一份食物的数量
D. 标准化的一份食物可食部分的数量
E. 标准化的一份食物的数量

【解析】份量是指标准化的一份食物可食部分的数量，用于膳食指南定量指导。份是指日常大家所说的菜肴、食物的单位，如碗、勺等。不同类食物份的重量可能有很大差别。

70. 平衡膳食宝塔的结构图及食品标示量，对应的成年人的能量为（　　）。
A. 1000~2000 kcal/d
B. 1200~2200 kcal/d
C. 1600~2400 kcal/d
D. 1200~2400 kcal/d
E. 1600~3000 kcal/d

【解析】平衡膳食宝塔的结构图及食品标示量，满足了能量在1600~2400 kcal/d的成年人的能量和营养素需要。

71. 中国居民平衡膳食宝塔共分为（　　）。
A. 九层　　B. 四层
C. 五层　　D. 六层
E. 七层

【解析】平衡膳食宝塔共分五层，包含我们每天应吃的主要食物种类。宝塔各层位置和面积不同，这在一定程度上反映出各类食物在膳食中的地位和应占的比重。

72. 属于中国居民平衡膳食宝塔（2022）第一层的是（　　）。
A. 谷类 200~300 g，薯类 50~100 g
B. 蔬菜和水果每天摄入 300~500 g
C. 动物性食物 125~225 g
D. 谷类食物 250~400 g
E. 奶类食物 300 g

【解析】平衡膳食宝塔第一层为谷薯类食物：谷薯类是膳食能量的主要来源（碳水化合物提供能量占总能量摄入的50%~65%），也是各种微量营养素和膳食纤维的良好来源。膳食指南中推荐2岁以上健康人群的膳食应食物多样、合理搭配。一段时间内，成年人每人每天应该摄入谷薯类250~400 g，其中全谷物50~150 g（包括杂豆类），新鲜薯类50~100 g。

73. 中国居民平衡膳食宝塔建议水果的每天摄入量是（　　）。
A. 250~450 g　　B. 100~200 g
C. 100~250 g　　D. 150~250 g
E. 200~350 g

【解析】平衡膳食宝塔第二层为蔬菜水果：蔬菜水果是膳食指南中鼓励多摄入的两类食物。在1600~2400 kcal能量需求水平下，推荐每人每天蔬菜摄入量应为300~500 g，水果200~350 g。

74. 《中国居民膳食指南（2022）》中水产的推荐是（　　）。
A. 每周至少一次，每周 120~200 g
B. 每周至少一次，每周 300~500 g
C. 每周至少两次，每周 300~500 g
D. 每周三次，每周 120~200 g
E. 每周三次，每周 300~500 g

【解析】鱼虾等水产类食物脂肪含量相对较低，且含有较多的不饱和脂肪酸，对预防血脂异常和脑卒中等疾病有一定作用，每周最好吃鱼2次或300~500 g。

75. 《中国居民膳食指南（2022）》建议每日食用乳类，**不正确**的说法是（　　）。
A. 乳糖具有调节胃酸、促进胃肠蠕动和促进消化液分泌的作用
B. 营养成分齐全，组成比例适宜
C. 含钙较高，且利用率也很高
D. 富含铁，可以预防缺铁性贫血
E. 必需氨基酸比例符合人体需要

【解析】牛奶是贫铁食物，且吸收率不高，以致缺铁动物模型可以采用牛奶粉或其制品喂养动物以建立。

76. 按照中国居民平衡膳食宝塔2022的要求，动物性食物的摄入量为每天（　　）。
A. 200~250 g　　B. 25~50 g
C. 50~100 g　　D. 100~150 g
E. 120~200 g
【解析】平衡膳食宝塔第三层为鱼、禽、肉、蛋等动物性食物：鱼、禽、肉、蛋等动物性食物是膳食指南推荐适量食用的一类食物。在能量需要 1600~2400 kcal 水平下，推荐每天鱼、禽、肉、蛋摄入量共计 120~200 g。

77. **不属于**中国居民平衡膳食宝塔第三层的食物是（　　）。
A. 贝类　　B. 畜禽肉
C. 鱼虾类　　D. 奶类
E. 蛋类
【解析】平衡膳食宝塔第三层为鱼、禽、肉、蛋等动物性食物，奶类在第四层。

78. 平衡膳食宝塔的塔尖是（　　）。
A. 粮谷类　　B. 油脂和盐
C. 奶类和豆类　　D. 油脂
E. 蔬菜水果
【解析】平衡膳食宝塔第五层为烹调所需的油和盐。

79. 中国居民平衡膳食餐盘分成 4 部分，**不包括**（　　）。
A. 谷薯类
B. 动物性食物和富含蛋白质的大豆及其制品
C. 蔬菜
D. 水果
E. 奶
【解析】餐盘分成 4 部分，分别是谷薯类、动物性食物和富含蛋白质的大豆及其制品、蔬菜和水果，餐盘旁的一杯牛奶提示其重要性。此餐盘适用于 2 岁以上人群，是一餐中食物基本构成的描述。

☆80. 下列营养指导中说法**不正确**的是（　　）。
A. 煮米粥和发酵面食不应加碱，以减少对维生素的破坏
B. 大米不应长时间浸泡在水中，洗米的次数不应太多
C. 蔬菜要先洗后切，不应长时间浸泡
D. 肝脏是维生素 A 含量最多的食物，每周摄入 25 g 肝脏是有益的
E. 考虑食物的可及性和季节性
【解析】猪肝 16 g，可满足成人 1 日维生素A的需要; 72 g，可满足维生素B_2的需要; 33 g，可满足铁的需要。猪肾 45 g，可满足成人1日硒的需要。常见的动物内脏食物有肝、肾、肺和肠等，这些内脏食物中含有丰富的脂溶性维生素、B 族维生素、铁、硒和锌等，适量摄入可弥补风味和日常膳食不足，多数内脏产品胆固醇含量偏高，建议每月可食用动物内脏食物 2~3 次，且每次不要过多。

（二）参考答案

1. D　2. A　3. B　4. C　5. C　6. A
7. A　8. C　9. A　10. E　11. B　12. A
13. E　14. C　15. C　16. C　17. B　18. D
19. A　20. E　21. E　22. C　23. B　24. E
25. B　26. B　27. B　28. A　29. D　30. E
31. A　32. D　33. C　34. D　35. E　36. B
37. C　38. E　39. D　40. B　41. A　42. B
43. C　44. D　45. B　46. C　47. A　48. B
49. C　50. D　51. D　52. E　53. B　54. D
55. B　56. E　57. D　58. E　59. E　60. C
61. A　62. D　63. C　64. A　65. D　66. B
67. E　68. B　69. D　70. C　71. C　72. A
73. E　74. C　75. D　76. E　77. D　78. B
79. E　80. D

二、孕妇、乳母营养需求与膳食指导

（一）单选题（每题的备选项中，只有一个选项最符合题意。）

☆1. 备孕期营养储备**不需要**的是（　　）。

A. 钙　B. 能量
C. 碘　D. 叶酸
E. 铁

【解析】备孕是指育龄夫妇有计划地怀孕并对优孕进行必要的前期准备，夫妻双方均应通过健康检查发现和治疗潜在疾病，避免在患病及营养不良状况下受孕，并保证充足的叶酸、碘、铁等微量营养素的储备。

☆2. 从营养学角度看，保障成功妊娠的基础是（　　）。

A. 注意营养素摄入的平衡
B. 合理补充微量元素
C. 合理摄取能量
D. 补充维生素
E. 尽早开始补充叶酸

【解析】合理摄取能量是成功妊娠的基础。与非孕相比，孕期的能量消耗还包括母体生殖器官及胎儿的生长发育，以及母体用于产后泌乳的脂肪储备。

☆3. 怀孕期间妇女血容量发生改变，易出现（　　）。

A. 生理性贫血　B. 巨幼红细胞贫血
C. 缺铁性贫血　D. 恶性贫血
E. 溶血性贫血

【解析】孕妇的血容量于妊娠6~8周开始增加，32~34周达到高峰，增加量约1450 mL，其中血浆平均增加1000 mL，红细胞平均增加450 mL。按增加百分比计，血浆容积增加约50%，红细胞量增加约20%。由于血浆量的增加多于红细胞量的增加，出现生理性贫血和血液稀释作用，红细胞计数、血红蛋白、血细胞比容、血浆蛋白都比非孕时明显下降。

☆4. 妊娠期间，母体的消化系统发生的变化使得某些营养素在肠道内的吸收有所增加，其中**不包括**（　　）。

A. 维生素 B_{12}　B. 钙
C. 铁　D. 叶酸
E. 钠

【解析】受孕酮分泌增加的影响，胃肠道平滑肌细胞松弛，张力减弱，蠕动减慢，胃排空及食物肠道停留时间延长，孕妇易出现饱胀感，以及便秘；孕期消化液和消化酶（如胃酸和胃蛋白酶）分泌减少，易出现消化不良；由于贲门括约肌松弛，胃内容物可逆流入食管下部，引起反胃等早孕反应。另外，消化系统功能的上述改变，延长了食物在肠道停留的时间，使一些营养素，如钙、铁、维生素 B_{12} 及叶酸等的肠道吸收量增加，与孕期对营养素的需要量增加相适应。

5. 妊娠期摄入过量可导致胎儿先天畸形的营养素是（　　）。

A. 烟酸　B. 叶酸
C. 锌　D. 维生素E
E. 维生素A

【解析】动物实验证明，维生素A摄入过量，可导致胚胎吸收、流产、出生缺陷。孕妇在妊娠早期每天大剂量摄入维生素A，娩出畸形儿的相对危险度增加。

6. 妊娠期营养不良不仅会对母亲造成如营养性贫血、骨质软化症等不良影响，也会对胎儿健康产生不良反应，其中**不包括**（　　）。

A. 脑发育受损　B. 生长发育迟缓

C. 先天性畸形　　D. 干眼症

E. 低出生体重儿

【解析】孕妇碘缺乏可致胎儿甲状腺功能低下，从而引起严重的智力缺陷和生长发育迟缓。孕妇孕早期缺乏叶酸是引起胎儿神经管畸形的主要原因。孕期妇女缺铁易导致早产、孕期母体体重增长不足，以及新生儿低出生体重。

7. 为预防神经管畸形的发生，叶酸补充最好从（　　）开始。

A. 哺乳期

B. 计划怀孕或可能怀孕前开始

C. 孕早期

D. 孕中期

E. 孕晚期

【解析】建议至少在孕前 3 个月开始每日服用 400 μg 叶酸补充剂，使其体内叶酸维持在适宜水平，以确保胚胎早期有一个较好的叶酸营养环境，预防胎儿神经管及其他器官畸形的发生。

8. 孕妇补铁的主要目的是（　　）。

A. 预防贫血　　B. 红细胞增加

C. 肝脏的储留　　D. 脾脏储留

E. 增强胎儿免疫力

【解析】孕妇补铁的主要目的是预防缺铁性贫血。

9. 备孕和孕期妇女，每周至少摄入（　　）次动物血和肝脏替代瘦肉。

A. 1　　B. 2

C. 3　　D. 4

E. 5

【解析】备孕和孕期妇女，每周至少摄入 1 次动物血和肝脏替代瘦肉。

10. 孕前期妇女缺（　　）易导致流产、孕期母体体重增长不足，以及新生儿低出生体重。

A. 维生素 C　　B. 铁

C. 钙　　D. 锌

E. 碘

【解析】孕前妇女缺铁易导致早产、孕期母体体重增长不足，以及新生儿低出生体重。建议孕前期妇女适当多摄入含铁丰富的食物，如动物血、肝脏、瘦肉等动物性食物，以及黑木耳、红枣、黄花菜等植物性食物。缺铁或贫血的育龄妇女可适量摄入铁强化食品，或在医生指导下补充小剂量的铁剂（10~20 mg/d）。

11. 建议至少在孕前 3 个月开始每日服用（　　）叶酸补充剂，预防胎儿神经管及其他器官畸形的发生。

A. 500 μg　　B. 400 μg

C. 800 μg　　D. 300 μg

E. 600 μg

【解析】同第 7 题。

12. 妊娠期间缺碘，对胎儿发育影响最大的是（　　）。

A. 呼吸系统　　B. 中枢神经系统

C. 骨骼系统　　D. 循环系统

E. 内分泌系统

【解析】碘促进神经系统发育，妊娠前及整个妊娠期缺碘或甲状腺激素缺乏均可导致胎儿脑蛋白合成障碍，使脑蛋白质含量减少，细胞体积缩小，脑重减轻，直接影响智力发育。缺碘对大脑神经的损害是不可逆的，胎儿期母体合理碘营养对胎儿和母体都是非常重要的。

13. 含碘量丰富的食品**不包括**（　　）。

A. 海带　　B. 深绿色蔬菜

C. 干贝　　D. 紫菜

E. 海鱼

【解析】含碘丰富的食品有海带、紫菜、

黄花鱼、鲜鲅鱼、干鱼肚、带鱼、海蜇、扇贝、牡蛎、海虾等。

14. 有助于减轻妊娠恶心、呕吐的维生素是（　　）。

A. 生育酚　B. 视黄醇

C. 维生素 D　D. 维生素 B_6

E. 维生素 B_{12}

【解析】为减少孕吐、增加进食量，早孕反应明显的妇女可尝试以下饮食方案：①选择含水分少的谷类制品，如烤馒头、烤面包、饼干或稠粥等，尝试晨起或睡觉前吃。②避免煎炸和油腻的食物，或引起反胃恶心的食物。③适当补充维生素 B_1、维生素 B_2、维生素 B_6 和维生素 C 等，根据个人口味，少量多次食用新鲜水果、酸奶等。

15. 有早孕反应的孕妇，需要注意的是（　　）。

A. 增加油脂摄入

B. 增加蛋白质摄入量

C. 增加总膳食摄入量

D. 增加矿物质摄入

E. 适量碳水化合物摄入

【解析】为保证孕期最基本的能量供应，每天必需摄取至少含有 130 g 碳水化合物的食物。首选富含碳水化合物、易消化的食物，如米饭、面条、烤面包、烤馒头片、苏打饼干等。各种糕点、薯类、根茎类蔬菜和一些水果中也含有较多碳水化合物，可根据孕妇的口味选用。食糖、蜂蜜等主要成分为简单碳水化合物，易于吸收，进食量少或孕吐严重时食用可迅速补充身体需要的碳水化合物。达不到上述基本进食要求的孕妇，应寻求医师帮助。

16. 不属于孕早期的膳食要点的是（　　）。

A. 选择容易消化的食物

B. 选择促进食欲的食物

C. 补充叶酸

D. 少食多餐

E. 补充长链多不饱和脂肪酸

【解析】孕早期妇女营养与膳食指导：膳食清淡、适口，少食多餐，保证摄入足量富含碳水化合物的食物，多摄入富含叶酸的食物并补充叶酸，戒烟、禁酒。

孕中期妇女营养与膳食指导：鱼、禽、蛋、瘦肉是优质蛋白质的良好来源，其中鱼类除提供优质蛋白质外，还可提供 n-3 多不饱和脂肪酸（如二十二碳六烯酸），这对孕 20 周后胎儿脑和视网膜功能发育极为重要。所以选项“补充长链多不饱和脂肪酸”为孕中期膳食指导。

17. 怀孕早期由于呕吐完全不能进食时，静脉给予葡萄糖是为了（　　）。

A. 防止酮体对胎儿早期脑发育的影响

B. 促进机体利用蛋白质

C. 促进脂肪动员

D. 促进微量营养素吸收

E. 防止胎儿低血糖症

【解析】怀孕早期应尽量摄入富含碳水化合物的谷类或水果，保证每天至少摄入 130 g 碳水化合物。妊娠反应严重而完全不能进食的孕妇，应及时就医，以避免因脂肪分解产生酮体对胎儿早期脑发育造成不良影响。

18. 对脑和视网膜发育有重要作用的脂肪酸是（　　）。

A. 硬脂酸和二十二碳六烯酸

B. 花生四烯酸和软脂酸

C. 硬脂酸和花生四烯酸

D. 二十二碳六烯酸和软脂酸

E. 花生四烯酸和二十二碳六烯酸

【解析】孕期膳食脂肪中的磷脂及长链多不饱和脂肪酸对人类生命早期脑和视网膜的发育有重要的作用，孕期对脂肪及脂肪酸，特别是长链多不饱和脂肪酸有特殊需要。花生四烯酸和二十二碳六烯酸均为长链多不饱和脂肪酸。

19. 关于孕中期的一日膳食推荐量，下列说法**不正确**的是（ ）。
A. 油脂类每天 50 g
B. 肉禽鱼蛋每天 150~200 g
C. 蔬菜每天 400~500 g，水果每天 200~300 g
D. 谷类每天 200~250 g
E. 鲜奶每天 300~500 mL
【解析】孕中期油的用量为 25~30 g。

20. 下列关于孕期能量摄入量增加的说法正确的是（ ）。
A. 妊娠期能量摄入量的增加依据个人的食量及口味而定
B. 从妊娠开始即应增加能量的摄入
C. 从计划妊娠开始即应增加能量的摄入
D. 从妊娠中期开始增加能量的摄入
E. 从妊娠晚期开始增加能量的摄入
【解析】相比非孕女性，孕早期能量+0，孕中期能量+250，孕晚期能量+400，乳母能量+400。所以对于孕期能量，应从妊娠中期开始增加能量的摄入。

21. 与孕前比较，孕中期每日膳食蛋白质的推荐摄入量需要增加（ ）。
A. 20 g　　B. 15 g
C. 10 g　　D. 25 g
E. 5 g
【解析】根据 DRIs2023，孕早期蛋白质不增加，孕中期膳食应比非孕时每日增加 15 g 蛋白质，孕晚期增加 30 g 蛋白质。

22. 孕妇首选的钙的来源是（ ）。
A. 骨头汤　　B. 营养补充剂
C. 钙片　　D. 鸡蛋
E. 奶类及其制品
【解析】奶或奶制品富含蛋白质，对孕期补充蛋白质具有重要意义，同时也是钙的良好来源。

☆23. 孕妇易缺乏的微量元素是（ ）。
A. 钙、铁、碘、锌
B. 钙、铁、碘
C. 锰、铁、锌
D. 铁、碘、锌
E. 铜、碘、锌
【解析】孕期易缺乏的微量元素为铁、碘、锌。钙为常量元素。

☆24. 孕妇必要性体重增加的部分**不包括**（ ）。
A. 乳房　　B. 胎儿、羊水
C. 胎盘　　D. 血液
E. 脂肪
【解析】胎儿、胎盘、羊水、增加的血浆容量及增大的乳腺和子宫被称为必要性体重增加。

25. 孕前体重轻，BMI 小于 18.5 kg/m^2 的孕妇，孕期总体重增加的适宜范围在（ ）。
A. 20 kg　　B. 8~9 kg
C. 11~16 kg　　D. 6~8 kg
E. 12.5~18 kg
【解析】《妊娠期妇女体重增长推荐值标准》（WS/T 801—2022），推荐我国孕前体重正常妇女孕期增重 8~14 kg，孕前低体重者增重 11~16 kg，超重者增重 7~11 kg，肥胖者增重 5~9 kg。

26. 孕前体重为正常，孕期体重增长的正常范围为（ ）。
A. 11~16 kg　　B. 7~11 kg
C. 8~14 kg　　D. 5~9 kg
E. 15~20 kg

【解析】同第 25 题。

27. 建议备孕期和孕期妇女除食用碘盐外，每周摄入（　　）次富含碘的海产食品。

A. 1　　B. 1~2

C. 2~3　　D. 3~4

E. 4~5

【解析】考虑到早孕反应的影响，建议备孕期和孕期妇女除食用碘盐外，每周摄入 1~2 次富含碘的海产食品。

☆28. 考虑营养需要及产妇的身体状况，正常分娩后适宜进食（　　）。

A. 牛奶

B. 固体食物，如肉、煮鸡蛋、饼干等

C. 清淡易消化的食物，如蒸鸡蛋或煮烂的肉菜

D. 流质食物，如果汁

E. 豆浆

【解析】产妇在分娩后可能会感到疲劳无力或食欲较差，可选择较清淡、稀软、易消化的食物，如面片、挂面、馄饨、粥、蒸或煮的鸡蛋及煮烂的菜肴，之后就可过渡到正常膳食。剖宫产的产妇，手术后约 24 小时胃肠功能恢复，应给予术后流食 1 天，但忌用牛奶、豆浆、大量蔗糖等胀气食品。情况好转后给予半流食 1~2 天，再转为普通膳食。采用全身麻醉或手术情况较为复杂的剖宫产术后妇女的饮食应遵医嘱。

☆29. 乳母前 6 个月每天泌乳约（　　）。

A. 800 mL　　B. 600 mL

C. 650 mL　　D. 700 mL

E. 750 mL

【解析】正常情况下，在哺乳的前 6 个月，平均每天泌乳量为 750 mL。

☆30. 乳母膳食摄入量对乳汁中影响不明显的营养素是（　　）。

A. 维生素 C　　B. 钙

C. 乳糖　　D. 维生素 B_1

E. 维生素 A

【解析】维生素 A 的含量与乳母膳食关系密切，维生素 B_1、维生素 B_2、烟酸、维生素 C 等在乳汁中的含量直接受乳母膳食影响。乳母膳食中维生素 B_1 缺乏会使乳汁中维生素 B_1 缺乏，导致婴儿患急性脚气病。膳食中钙含量不足时则首先动用母体的钙，以维持母乳中钙含量稳定。但乳母膳食中长期缺钙，也会导致乳汁中钙含量降低。乳汁中锌、铜、碘的含量与乳母膳食密切相关。

31. 乳母膳食应比一般非孕妇女每日增加蛋白质（　　）。

A. 30 g　　B. 5 g

C. 15 g　　D. 20 g

E. 25 g

【解析】根据 DRIs2023，孕早期蛋白质不增加，孕中期膳食应比非孕时每日增加 15 g 蛋白质，孕晚期增加 30 g 蛋白质，乳母增加 25 g 蛋白质。

32. 乳母膳食缺乏某营养素会使乳汁中也相应缺乏，导致婴儿患急性脚气病，此营养素为（　　）。

A. 叶酸　　B. 维生素 A

C. 维生素 B_1　　D. 维生素 B_2

E. 维生素 B_{12}

【解析】乳母膳食中维生素 B_1 缺乏会使乳汁中维生素 B_1 缺乏，导致婴儿患急性脚气病。

33. 关于乳母营养，以下描述**不正确**的是（　　）。

A. 禁止饮酒

B. 食物种类齐全，品种多样

C. 选用碘盐

D. 供给充足的优质蛋白

E. 摄入足够的新鲜蔬菜和水果

【解析】哺乳期妇女膳食指南：①产褥期食物多样不过量，坚持整个哺乳期营养均衡。②适量增加富含优质蛋白质及维生素A的动物性食物和海产品，选用碘盐，合理补充维生素D。③家庭支持，愉悦心情，充足睡眠，坚持母乳喂养。④增加身体活动，促进产后恢复健康体重。⑤多喝汤和水，限制浓茶和咖啡，忌烟酒。

34. 乳母对铁的需要主要用于（　　）。
A. 提高婴儿免疫力
B. 供给婴儿生长需要
C. 预防婴儿缺铁性贫血
D. 恢复孕期铁丢失
E. 胎儿铁储备

【解析】尽管铁不能通过乳腺进入乳汁（母乳中铁含量仅为 0.05 mg/100 mL），一般情况下，乳母也没有月经失铁，但哺乳期仍需摄入充足的膳食铁，目的是恢复孕期铁丢失（胎儿铁储备和产时出血）。

35. 下列**不属于**乳母的特殊膳食指南内容的为（　　）。
A. 食物多样不过量
B. 保证供给充足的能量
C. 增加鱼、肉、蛋、奶、海产品的摄入
D. 控制钙的摄入量
E. 重视新鲜水果蔬菜的摄入

【解析】同第33题。但要注意，在DRIs2023中，乳母钙的RNI跟非孕妇女一样，为 800 mg/d，而DRIs2013中乳母钙的RNI为 1000 mg/d。虽然钙的RNI进行了调整，但还是要保证充足钙的摄入，因为中国人的饮食习惯就容易缺少钙。

（二）参考答案

1. B　2. C　3. A　4. E　5. E　6. D
7. B　8. A　9. A　10. B　11. B　12. B
13. B　14. D　15. E　16. E　17. A　18. E
19. A　20. D　21. B　22. E　23. D　24. E
25. C　26. C　27. B　28. C　29. E　30. C
31. E　32. C　33. D　34. D　35. D

三、婴幼儿营养需求与膳食指导

（一）单选题（每题的备选项中，只有一个选项最符合题意。）

1. 自然界中唯一的营养全面的食物，婴儿的最佳食物的是（　　）。
A. 儿童饼干　　B. 母乳
C. 婴儿配方奶粉　　D. 全营养乳儿糕
E. 营养米糊

【解析】母乳是6月龄以内婴儿最理想的天然食品。

☆2. 生后体重下降只要不超过出生体重的（　　）就应坚持纯母乳喂养。
A. 1%　　B. 3%
C. 5%　　D. 7%
E. 10%

【解析】生后体重下降只要不超过出生体重的7%就应坚持纯母乳喂养。

3. 母乳喂养的优点**不包括**（　　）。
A. 最佳的天然食物
B. 不易引起过敏
C. 增加成年慢性病
D. 增进感情
E. 经济方便

【解析】母乳喂养不仅可促进婴幼儿体格、心理行为、免疫功能等的发育，还可降低其成年后患慢性病的风险；对于乳母而言，母乳喂养可降低产后出血和体重滞留风险，延长闭经时间，降低乳腺癌和卵巢癌的发生风险等。母乳喂养也有利于增进母子感情，悉心护理婴儿，并可促进母体的复原。同时，母乳喂养经济、安全又方便，不易发生过敏反应。

☆4. 纯母乳喂养的婴儿出生后数日开始每日补充维生素 D（　　）。

A. 5 μg　　B. 8 μg
C. 10 μg　　D. 15 μg
E. 50 μg

【解析】纯母乳喂养的婴儿出生后数日开始每日补充维生素 D 10 μg。

☆5. 0~6 个月婴儿，脂肪摄入量应占总能量的（　　）。

A. 50%~55%　　B. 25%~30%
C. 30%~35%　　D. 40%~45%
E. 45%~50%

【解析】根据 DRIs2023，0~6 个月婴儿，脂肪摄入量应占总能量的 48%（AI）。

☆6. **不能**通过乳腺进入乳汁的营养素是（　　）。

A. 维生素 D 和铁
B. 钙和铁
C. 长链多不饱和脂肪酸和铁
D. 必需氨基酸和钙
E. 钙和维生素 D

【解析】铁不能通过乳腺进入乳汁。由于存在内源合成途径，母乳不是婴儿维生素 D 的主要供给途径，其含量也相对较低。

☆7. 出生到 1 周岁为（　　）。

A. 婴幼儿　　B. 新生儿
C. 婴儿　　D. 幼儿
E. 乳儿

【解析】婴儿期包括出生至 28 天的新生儿期，以及 1~12 个月的婴儿期。

☆8. 从胎儿娩出结扎脐带开始，到出生后 28 天为（　　）。

A. 婴儿前期　　B. 围生期
C. 婴儿期　　D. 孕后期
E. 新生儿期

【解析】婴儿期包括出生至 28 天的新生儿期，以及 1~12 个月的婴儿期。

9. 对婴儿智力发育有促进作用的脂肪酸是（　　）。

A. n-6 系列的花生四烯酸、DHA 和 EPA，n-3 系列的 γ-亚麻酸
B. n-6 系列的 α-亚麻酸和花生四烯酸，n-3 系列的 EPA 和 DHA
C. n-6 系列的 γ-亚麻酸和 EPA，n-3 系列的花生四烯酸和 DHA
D. n-6 系列的花生四烯酸和 DHA，n-3 系列的 γ-亚麻酸和 DHA
E. n-6 系列的 γ-亚麻酸和花生四烯酸，n-3 系列的 EPA 和 DHA

【解析】亚油酸及其代谢产物 γ-亚麻酸和花生四烯酸（ARA）是 n-6 多不饱和脂肪酸，α-亚麻酸及其代谢产物二十碳五烯酸（EPA）和二十二碳六烯酸（DHA）是 n-3 多不饱和脂肪酸，这些脂肪酸对于婴儿神经、智力及认知功能发育具有促进作用。

☆10. 母乳中的免疫活性成分**不包括**（　　）。

A. B 细胞　　B. 白细胞
C. 脂肪酸　　D. 乳铁蛋白
E. 抗体

【解析】母乳含有丰富的免疫物质，包括可直接发挥免疫防御作用的特异性免疫细胞和抗体，如 T 细胞、B 细胞、巨噬细胞、多核粒细胞、浆细胞、sIgA、乳铁蛋白等，可结合并灭活、吞噬、消化、杀伤病原微生物，保护肠黏膜不受微生物入侵；还含有帮助婴儿免疫系统平衡发展的调节物质，如乳铁蛋白对肠黏膜细胞的调控，母乳低聚糖特

异性促进肠道益生菌生长和繁殖，如促进双歧杆菌的生长和繁殖，进而黏附于肠道上皮细胞表面，抑制致病菌的黏附和侵入，同时益生菌刺激肠黏膜下淋巴系统免疫因子的平衡，建立起有益于婴儿健康成长的肠道微生态环境。

11. 母乳中的某物质可促进肠道对钙的吸收，此物质是（　　）。
   A. 长链多不饱和脂肪酸
   B. 乳清蛋白
   C. 酪蛋白
   D. 短链脂肪酸
   E. 乳糖

【解析】影响钙吸收的膳食因素有：①维生素 D、乳糖、低磷、酸性氨基酸等可以促进钙的吸收。②植酸、草酸、膳食纤维和某些脂肪酸会抑制钙的吸收。

☆12. 头胸围交叉的年龄为（　　）。
   A. 3 岁　　B. 1 岁
   C. 1.5 岁　　D. 2 岁
   E. 5 个月

【解析】出生时头围平均约 34 cm（男略大于女），比胸围略大 1~2 cm。婴儿期头围平均每月增长 1 cm。胸围是胸廓及胸肌发育程度的指标。出生时比头围小，但增长速度快，到 6 个月至 1 岁时，胸围和头围基本相等，称为头胸围交叉。

☆13. 下列关于人乳和牛乳中蛋白质的比较，正确的是（　　）。
   A. 酪蛋白比乳清蛋白更容易消化吸收
   B. 人乳中蛋白质含量比牛乳中的蛋白质含量高
   C. 人乳中的蛋白质以乳清蛋白为主
   D. 牛乳中的蛋白质以乳清蛋白为主
   E. 人乳和牛乳中酪蛋白和乳清蛋白的比例接近

【解析】人乳所含蛋白质比牛奶少，约为 1.1 g/100 mL，但人乳中蛋白质以易于消化吸收的乳清蛋白为主。人乳中乳清蛋白与酪蛋白之比为 70 : 30，而牛乳为 18 : 82。在乳清蛋白中，人乳以 α-乳清蛋白为主。

☆14. 关于人乳和牛乳中矿物质的比较，正确的是（　　）。
   A. 牛乳和人乳中矿物质的含量和质量相当
   B. 牛乳中的钙含量比人乳低
   C. 人乳中铁的吸收率比牛乳低
   D. 人乳中的钙、磷比例更有利于钙的吸收
   E. 牛乳中锌、铜含量比人乳丰富

【解析】人乳中矿物质含量相对稳定（如钙、磷、镁、铁、铜、锌等），还含有部分与乳母膳食营养素摄入密切相关的营养素，如碘、硒等。人乳中钙、磷比例适宜（2∶1），利于钙的吸收。人乳中铁含量极少，仅为 0.05 mg/100 mL。初乳含锌高，对生长发育极为有利。

☆15. 关于人乳和牛乳中脂肪的比较，正确的是（　　）。
   A. 人乳和牛乳中脂肪的种类和含量相差不大
   B. 人乳中脂肪的种类比牛乳多，而总的含量比牛乳少
   C. 人乳中脂肪的种类比牛乳少，而总的含量比牛乳多
   D. 人乳中脂肪的种类和含量均比牛乳多
   E. 人乳中脂肪的种类和含量均比牛乳少

【解析】人乳的脂肪含量和种类都比牛乳多，在能量上也高于牛乳，这适应了婴儿对能量的特别需要。

☆16. 关于乳类蛋白质的描述，**不正确**的是（　　）。

A. 乳清蛋白约占总蛋白质的 80%
B. 牛乳蛋白质含量为 3.0%~3.5%
C. 牛乳蛋白质分为酪蛋白和乳清蛋白两类
D. 酪蛋白约占牛乳蛋白质的 80%
E. 乳清蛋白约占总蛋白质的 20%

【解析】液态乳水分含量为 90% 左右，牛乳中的蛋白质含量比较恒定，在 3.0% 左右。羊奶中的蛋白质含量为 1.5%，人乳中的蛋白质含量为 1.3%。传统上将牛乳蛋白质划分为酪蛋白和乳清蛋白两类。酪蛋白约占牛乳蛋白质的 80%，乳清蛋白约占 20%。

☆17. 关于乳类脂肪的描述，**不正确**的是（　　）。

A. 乳类脂肪主要由甘油三酯组成
B. 牛乳含脂肪 2.8%~4.0%
C. 乳脂肪酸以不饱和脂肪酸为主
D. 乳脂肪酸中偶数碳原子的直链中长链脂肪酸占绝对优势
E. 室温下，乳类脂肪呈固态

【解析】牛乳含脂肪 2.8%~4.0%。乳中磷脂含量为 20~50 mg/100 mL，胆固醇含量约为 13 mg/100 mL。随饲料的不同、季节的变化，乳中脂类成分略有变化。查询《中国食物成分表标准版》，牛乳中饱和脂肪酸（SFA）为 53.8%，单不饱和脂肪酸（MUFA）为 36.3%，多不饱和脂肪酸（PUFA）为 7.4%。

☆18. 与婴儿生长发育特点**不符合**的是（　　）。

A. 1 周岁时身长可达 75 cm
B. 1 周岁时身长可达出生时的 1.5 倍
C. 婴儿出生体重平均为 3.0 kg
D. 婴儿出生时平均身长为 50 cm
E. 1 周岁时体重可达出生时的 1.5 倍

【解析】婴儿出生时平均身长为 50 cm，平均体重为 3.0 kg，1 周岁身长达 75~76 cm，约为出生身长的 1.5 倍。1 周岁时体重达到 9.6~10 kg。

☆19. 新生儿出生体重平均为（　　）。

A. 6.0 kg　　B. 2.5 kg
C. 3.0 kg　　D. 3.5 kg
E. 4.0 kg

【解析】出生后体重增长规律是：出生时平均体重 3.0 kg；部分新生儿出生后由于摄入不足，水分丢失，胎粪排出等，可出现暂时性体重下降，生后 3~4 天降到最低点（下降 3%~9%），7~10 天恢复至出生时体重，这种现象叫生理性体重下降。如体重下降超过 10% 或生后 10 天以上未恢复至出生时体重，则为病理状态。正常小儿的体重可按以下公式粗略估计：1~6 个月，体重（kg）= 出生体重（kg）+ 月龄 ×0.7（kg）；7~12 个月，体重（kg）=6.0（kg）+ 月龄 ×0.25（kg）。

☆20. 新生儿的胃容量为（　　）。

A. 100 mL　　B. 20~25 mL
C. 25~30 mL　　D. 30~60 mL
E. 60~100 mL

【解析】新生儿胃容量为 30~60 mL，1~3 月龄时为 90~150 mL，1 岁时为 250~300 mL。

☆21. 婴儿出生头围平均为（　　）。

A. 40 cm　　B. 46 cm
C. 32 cm　　D. 34 cm
E. 36 cm

【解析】婴儿头部发育最快的时期是出生后头半年，新生儿头围平均为 34 cm，前半年增加 9 cm，后半年增加 3 cm，至 1 周岁头围平均约 46 cm。

☆22. 婴儿配方奶粉与全脂奶粉在蛋白质方面的差异为（　　）。

A. 配方奶粉蛋白质总量降低，乳清蛋

白比例不变

B. 配方奶粉蛋白质总量降低，乳清蛋白比例增加

C. 配方奶粉蛋白质总量升高，乳清蛋白比例降低

D. 配方奶粉蛋白质总量不变，乳清蛋白比例增加

E. 配方奶粉蛋白质总量降低，乳清蛋白比例降低

【解析】人乳所含蛋白质比牛奶少，约为 1.1 g/100 mL，但人乳中蛋白质以易于消化吸收的乳清蛋白为主。配方奶粉，是以牛奶为基础，参照人乳组成的模式和特点，进行营养素的调整和改善，使其更适合婴儿的生理特点和需要。所以婴儿配方奶粉中蛋白质总量降低，乳清蛋白比例增加，使其更接近人乳。

23. 婴儿膳食中碳水化合物的主要来源是（　　）。

A. 乳糖　　B. 半乳糖

C. 糖原　　D. 葡萄糖

E. 淀粉

【解析】0~6 个月纯母乳喂养，6 个月后开始添加辅食，但也以奶制品为主，乳类中碳水化合物为乳糖。

☆24. 婴儿 1 岁时身长约达（　　）。

A. 100 cm　　B. 70 cm

C. 75 cm　　D. 80 cm

E. 85 cm

【解析】婴儿期也是身长增长最快的一年。出生时身长平均 50 cm，出生头 3 个月月均增加 4 cm，3 月龄婴儿身长可达 60~62 cm；4~6 个月，月均增长 2 cm；后半年月均增长 1 cm；1 周岁达 75~76 cm，约为出生身长的 1.5 倍。

25. 婴儿最佳的食物和天然饮料是（　　）。

A. 牛乳

B. 白开水

C. 添加有维生素和矿物质的饮料

D. 普通无醇饮料

E. 母乳

【解析】母乳是婴儿最理想的食物。正常情况下，纯母乳喂养能满足 6 月龄内婴儿所需要的全部能量、营养素和水。

26. 婴幼儿体重测量，以（　　）为单位，保留小数点后（　　）位。

A. kg，3　　B. kg，2

C. g，1　　D. kg，1

E. g，2

【解析】婴幼儿体重准确记录体重秤读数，精确到 0.01 kg。

☆27.（　　）以后胸围超过头围。

A. 3 岁　　B. 出生

C. 6 个月　　D. 2 岁

E. 1 岁

【解析】1 岁时胸围与头围相等，2 岁以后胸围超过头围，反映出胸廓和胸背肌肉的发育。

28. 维生素 D 缺乏病主要发生的地区和人群分别是（　　）。

A. 南方地区，钓鱼人

B. 热带地区，农民

C. 日光照射充足地区，长跑运动员

D. 北方地区，婴幼儿

E. 南方地区，园林工人

【解析】人乳中维生素 D 含量较低，家长应尽早抱婴儿到户外活动，适宜的阳光会促进皮肤中维生素 D 的合成；也可适当补充富含维生素 D 的制剂，尤其在寒冷的北方冬春季和南方的梅雨季节，这种补充对预防维生素 D 缺乏尤为重要。

29. 婴儿添加含铁辅食的时间是（　　）。

A. 生后 8 个月　　B. 生后即添加
C. 生后 2 周　　D. 生后 2 个月
E. 生后 6 个月

【解析】纯母乳喂养能满足 6 月龄以内婴儿所需要的全部水、能量和营养素。最少坚持纯母乳喂养 6 个月，满 6 月龄起必须添加辅食，从富含铁的泥糊状食物开始。

30. 新生儿缺乏维生素 K 可能出现（　　）。

A. 脚气病　　B. 佝偻病
C. 出血性疾病　　D. 坏血病
E. 癞皮病

【解析】母乳中维生素 K 含量低，不能满足婴儿的需求。足月顺产儿在母乳喂养的支持下，可以很快建立正常的肠道菌群，并获得稳定、充足的维生素 K 来源。但在婴儿正常的肠道菌群建立前，其维生素 K 需要可能得不到满足，尤其是剖宫产儿开奶延迟或得不到母乳喂养；或是早产儿、低出生体重儿，由于生长发育快，对维生素 K 需要量增加，加之不能及时建立正常的肠道菌群，容易发生维生素 K 缺乏出血性疾病。

31. 母乳喂养应持续到（　　）。

A. 3 周岁　　B. 4~6 个月
C. 6~10 个月　　D. 10~12 个月
E. 12~24 个月

【解析】母乳是婴幼儿的首选食品，应继续给予母乳喂养直到 2 岁（24 月龄）。建议 7~24 月龄的婴幼儿继续母乳喂养，如母乳不能满足婴幼儿需要时，可使用较大婴儿配方食品予以补充。对于不能用母乳喂养的 7~12 月龄婴幼儿，亦建议选择较大婴儿配方食品。

32. 婴儿辅食添加原则**不正确**的是（　　）。

A. 如果消化不良，就暂缓添加食物
B. 从少到多
C. 坚持多次尝试
D. 从自制米糊开始
E. 可以从肝泥开始

【解析】辅食添加的原则：每次只添加一种新的食物，由少到多、由稀到稠、由细到粗，循序渐进。从一种富铁泥糊状食物开始，如强化铁的婴儿米粉、肉泥等，逐渐增加食物种类，逐渐过渡到半固体或固体食物，如烂面、肉末、碎菜、水果粒等。每引入一种新的食物应适应 2~3 天，密切观察是否出现呕吐、腹泻、皮疹等不良反应，适应一种食物后再添加其他新的食物。

33. 婴儿添加辅食时，一种辅食一般要适应（　　）。

A. 10~12 天　　B. 2~3 天
C. 3~5 天　　D. 5~7 天
E. 7~9 天

【解析】同第 32 题。

34. 有关辅食，说法**不正确**的是（　　）。

A. 婴幼儿辅食应单独制作
B. 辅食应含有适量油脂
C. 1 岁以后逐渐尝试淡口味的家庭膳食
D. 保持食物原味
E. 尽量少加盐，糖可以多

【解析】保持食物原味，尽量少加糖、盐及各种调味品。

☆35. 幼儿膳食脂肪提供的能量应占总能量的（　　）。

A. 40%　　B. 25%
C. 35%　　D. 30%
E. 45%

【解析】1~2 岁为幼儿，根据 DRIs2023，1~3 岁脂肪供能比为 35%。

36. 卧式测量床用于测量身长，其适用人群是（　　）。

A. 3~6 岁的儿童

B. 24 月龄以下的幼儿

C. 5~6 岁的儿童

D. 10~16 岁的少年

E. 18~45 岁的成年人

【解析】24 月龄内的婴幼儿一般采用卧式量板（或量床）测量身长。

37. 6 月龄内婴儿（　　）测量一次身长、体重和头围，病后恢复期可适当增加测量次数。

A. 每天　　B. 每周

C. 每旬　　D. 每月

E. 每季度

【解析】6 月龄内婴儿每月测量一次身长、体重和头围，病后恢复期可适当增加测量次数。

38. 常用的 Z 评分指标**不包括**（　　）。

A. 年龄别身长 Z 评分

B. 年龄别头围

C. 身长别体重 Z 评分

D. 年龄别体重 Z 评分

E. 年龄别腰围

【解析】常用的 Z 评分指标有：①年龄别身长 Z 评分。②年龄别体重 Z 评分。③身长别体重 Z 评分。④年龄别体质指数（BMI）Z 评分。⑤年龄别头围。

（二）参考答案

1. B　2. D　3. C　4. C　5. E　6. A
7. C　8. E　9. E　10. C　11. E　12. B
13. C　14. D　15. D　16. A　17. C　18. E
19. C　20. D　21. D　22. B　23. A　24. C
25. E　26. B　27. D　28. D　29. E　30. C
31. E　32. D　33. B　34. E　35. C　36. B
37. D　38. E

四、儿童营养需求与膳食指导

（一）单选题（每题的备选项中，只有一个选项最符合题意。）

☆1. 2 岁至青春前期身高公式为（　　）。

A. 身高（cm）= 年龄 × 8 + 100

B. 身高（cm）= 年龄 × 7 + 75

C. 身高（cm）= 年龄 × 6 + 70

D. 身高（cm）= 年龄 × 7 + 80

E. 身高（cm）= 年龄 × 8 + 80

【解析】体重、身高增长的粗略估计公式为：2 岁 ~ 青春前期体重（kg）= 年龄 × 2 + 8，2 岁 ~ 青春前期身高（cm）= 年龄 × 7 + 75。

☆2. 2 岁至青春前期体重公式为（　　）。

A. 体重（kg）= 年龄 × 2 + 5（或 8）

B. 体重（kg）= 年龄 × 2 + 7（或 8）

C. 体重（kg）= 年龄 × 0.6 + 7（或 8）

D. 体重（kg）= 年龄 × 1.5 + 7（或 8）

E. 体重（kg）= 年龄 × 2 + 5（或 6）

【解析】同第 1 题。

3. 学龄前儿童是指（　　）。

A. 6~12 岁　　B. 3~12 岁

C. 3~6 岁　　D. 12~18 岁

E. 3~18 岁

【解析】学龄前期儿童指年龄介于 3~6 岁（36~72 月龄）之间的儿童。

☆4. 幼儿 3 岁时身长为出生时的 2 倍，约为（　　）。

A. 50 cm　　B. 80 cm

C. 100 cm　　D. 120 cm

E. 150 cm

【解析】3 岁时身长约为 100 cm，为出生时身长的两倍。

☆5. 幼儿全部20颗乳牙出齐应不迟于（　　）。

A. 4岁　B. 2岁
C. 2岁半　D. 3岁
E. 1岁半

【解析】生后4~10个月乳牙开始萌出。乳牙总共20颗，最晚于2岁半出齐。

☆6. 幼儿膳食中优质蛋白质应占总蛋白质的（　　）。

A. 30%　B. 20%~30%
C. 30%~50%　D. 10%~20%
E. 50%

【解析】幼儿对蛋白质的需要不仅量相对比成人多，而且质量要求也比成人高，其中有一半应为优质蛋白质。

☆7. 对于儿童、青少年膳食中脂肪的摄入一般（　　）。

A. 减少摄入　B. 应严格限制
C. 不过度限制　D. 应积极鼓励
E. 要大量供给

【解析】青少年时期是生长发育的高峰期，能量的需要也达到了高峰，因此一般不过度限制儿童膳食脂肪的摄入。

☆8. 为学龄前儿童设计膳食时，以一日“三餐两点”制为宜，最主要的原因是（　　）。

A. 胃容量小
B. 补充更多营养素
C. 肝脏中糖原储备量小
D. 增加胃张力
E. 活泼好动，容易饥饿

【解析】学龄前儿童生长发育快，活泼好动，但胃容量小，容易饥饿。所以能量需要量相对比成人高，并应适当增加餐次以适应其消化能力。因此，学龄前儿童以一日“三餐两点”制为宜。各餐营养素和能量适宜分配，早、中、晚正餐之间加适量点心。既保证营养需要，又不给胃肠道增加过多的负担。

9. 可安全有效地预防学龄前儿童维生素A缺乏的措施是（　　）。

A. 每天进食新鲜水果
B. 每天进食100 g左右猪肉
C. 每周进食1次猪肝，每天进食牛奶和鸡蛋
D. 每天补充大剂量鱼肝油
E. 每周补充1次红黄色蔬菜

【解析】保证膳食中维生素A或胡萝卜素的摄入是最有效的预防维生素A缺乏的方法。多吃富含维生素A的动物性食物（如肝、蛋类、乳类等）和富含类胡萝卜素的植物性食物（如胡萝卜、菠菜、杏、橘子等）；也可以选择强化维生素A的食品（如强化面粉、维生素A强化食用油等），增加维生素A的摄入。对于婴幼儿、儿童、孕妇、乳母等缺乏人群也可在营养工作人员或医生的指导下通过营养素补充剂（如鱼肝油等）补充，以预防和治疗维生素A的缺乏。

10. 学龄前儿童，膳食建议不正确的（　　）。

A. 食物多样
B. 严格禁止零食
C. 烹调向成人膳食过渡
D. 合理烹调，少油炸
E. 每天饮奶

【解析】除一日“三餐两点”之外添加的食物属于零食，用以补充能量和营养素。零食应选用营养丰富的食品，如乳制品、鸡蛋、豆浆、各种新鲜水果及坚果类食品等；最好不要选用油炸食品、膨化食品、糖果、甜点、冰激凌等。选择新鲜、天然、易消化的零食。吃零食不要离正餐太近，不应影响正餐的食欲和食量。多喝白开水，少喝含糖饮料。吃零食前要洗手，吃完零食要漱口。

☆11. 学龄前儿童膳食的特点是（ ）。
A. 能量密度高、硬、少餐
B. 能量密度低、软、多餐
C. 能量密度低、软、少餐
D. 能量密度高、软、多餐
E. 能量密度高、软、少餐

【解析】学龄前儿童能量的需要除维持新陈代谢外，还需满足组织生长发育的需要，故单位体重的营养素和能量需要高于成年人。膳食安排以能量密度高、软、多餐为主要特点。

12. 学龄前儿童膳食能量主要来源于（ ）。
A. 零食 B. 奶类及其制品
C. 谷类 D. 豆类
E. 鱼禽肉蛋等动物性食品

【解析】学龄前儿童的膳食也应该以谷类食物为主，并适当注意粗细粮的合理搭配。

13. 7~17 岁儿童青少年，膳食添加糖占总能量的百分比不超过（ ）。
A. 30% B. 5%
C. 10% D. 未限制
E. 10%~15%

【解析】DRIs2023 中，4 岁以上所有人群，包括孕期、乳母等，添加糖的 AMDR/%E，均为小于 10%。

14. 建议吃的零食为（ ）。
A. 方便食品
B. 蜜饯、糖果类
C. 饼干、巧克力类
D. 核桃、瓜子类
E. 膨化小吃食品

【解析】零食应选用营养丰富的食品，如乳制品、鸡蛋、豆浆、各种新鲜水果及坚果类食品等；最好不要选用油炸食品、膨化食品、糖果、甜点、冰激凌等。选择新鲜、天然、易消化的零食。吃零食不要离正餐太近，不应影响正餐的食欲和食量。多喝白开水，少喝含糖饮料。吃零食前要洗手，吃完零食要漱口。

15. 为避免学龄前儿童挑食、偏食及过量进食，下列措施**不正确**的是（ ）。
A. 容许儿童自主选择食物
B. 家长应与孩子一起进餐
C. 鼓励儿童选择多种多样的食物
D. 提供定时定位的进餐制度和整洁温馨的进餐环境
E. 以食物作为奖励或惩罚措施

【解析】不应以食物作为奖励或惩罚措施，不强迫或诱导儿童进食。

16. 建议学龄前儿童每天身体活动总时间应达到（ ）。
A. 30 分钟 B. 60 分钟
C. 90 分钟 D. 120 分钟
E. 180 分钟

【解析】建议学龄前儿童每天身体活动总时间应达到 180 分钟，每天户外活动至少 120 分钟，其中中等及以上强度的身体活动时间累计不少于 60 分钟。

☆17. 在青春期，一般来说男性的体格突增比女孩（ ）。
A. 无差异 B. 早 2 年
C. 晚 2 年 D. 早 5 年
E. 晚 5 年

【解析】青春期生长发育以体格第二次突增开始，生长突增开始的年龄、增幅大小及持续时间因性别而异，男孩体格突增开始的年龄比女孩晚 2 年，女孩在 9~11 岁，男孩在 11~13 岁。女孩突增高峰后 1 年左右，出现月经初潮，来经后身高增长开始减慢；而青春期持续时间男孩比女孩长，男孩在 22 岁左右结束，女孩在 17 岁左右结束；增长幅度男孩也比女孩大，男孩身高每年可增长

7~9 cm，最多可达 10~12 cm，整个青春期身高平均增加 28 cm，女孩每年增长 5~7 cm，最多达 9~10 cm，整个青春期约增长 25 cm。到成年，男性身高比女性平均高 10 cm 左右。

☆18. 青春期第二次体格突增男孩在（　　）。
A. 16~18 岁　B. 8~10 岁
C. 9~11 岁　D. 10~12 岁
E. 11~13 岁
【解析】同第 17 题。

☆19. 青春期第二次体格突增女孩在（　　）。
A. 16~18 岁　B. 8~10 岁
C. 9~11 岁　D. 10~12 岁
E. 11~13 岁
【解析】同第 17 题。

☆20. 青春突增期后生长速度再次减缓，男孩在（　　）身高停止增长。
A. 25 岁左右　B. 16 岁左右
C. 18 岁左右　D. 19 岁左右
E. 22 岁左右
【解析】同第 17 题。

☆21. 青春突增期后生长速度再次减缓，女孩在（　　）身高停止增长。
A. 22 岁左右　B. 15 岁左右
C. 16 岁左右　D. 17 岁左右
E. 20 岁左右
【解析】同第 17 题。

☆22. 学龄前儿童选择的食物应（　　）。
A. 纯能量　B. 容量大
C. 质地硬　D. 营养素密度高
E. 营养素密度低
【解析】学龄前儿童要注意选择营养素密度高的食物。

☆23. 青春期及青春前期是生长发育的另一个高峰，14~17 岁青少年钙的推荐摄入量应为（　　）。
A. 1000 mg/d　B. 600 mg/d
C. 700 mg/d　D. 800 mg/d
E. 1200 mg/d
【解析】DRIs2023 中，9~17 岁，钙的 RNI 为 1000 mg/d。

24. 学龄儿童的营养指导**错误**的是（　　）。
A. 膳食的多样化合理平衡，并保证足够的能量
B. 培养良好的饮食习惯
C. 安排好一日三餐
D. 低蛋白质饮食
E. 重视户外活动，接触阳光
【解析】学龄儿童处于生长发育期，要保证蛋白质的摄入量，不能采用低蛋白饮食。

☆25. 食品安全 5 要素**不包括**（　　）。
A. 保持清洁
B. 生熟分开
C. 做熟
D. 食物必须冷藏保藏
E. 使用安全的水和食物材料
【解析】食品安全 5 要素包括保持清洁、生熟分开、做熟、在安全的温度下保存食物、使用安全的水和食物材料。

26. 酒精饮料的乙醇含量为（　　）。
A. >0.5% Vol.　B. >1% Vol.
C. >2% Vol.　D. >5% Vol.
E. <0.5% Vol.
【解析】酒精饮料是指供人们饮用的乙醇（酒精）含量在 0.5% Vol. 以上的饮料，包括各种发酵酒、蒸馏酒及配制酒。

（二）参考答案

1. B　2. B　3. C　4. C　5. C　6. E

7. C　8. A　9. C　10. B　11. D　12. C　13. C　14. D　15. E　16. E　17. C　18. E　19. C　20. E　21. D　22. D　23. A　24. D　25. D　26. A

五、老年人营养需求与膳食指导

(一) 单选题（每题的备选项中，只有一个选项最符合题意。）

☆1. 50 岁以上妇女的首要死因是（　　）。

A. 骨质增生　　B. 骨质疏松
C. 乳腺癌　　D. 老年痴呆
E. 冠心病

【解析】冠心病是 50 岁以上妇女的首要死因，女性心猝死率为男性的 1/3，而心肌梗死病死率高于男性。

☆2. 妇女绝经后患心血管疾病和骨质疏松症比男性患病率（　　）。

A. 减少　　B. 高
C. 低　　D. 一样
E. 无比较

【解析】妇女绝经后雌激素水平下降，比男性更容易罹患心血管疾病和骨质疏松症。

☆3. 绝经后妇女的特殊生理改变**不包括**（　　）。

A. 血管运动障碍而导致潮热、出汗等血管舒缩功能不稳定
B. 血脂、糖代谢异常
C. 心血管疾病发病率低于男性
D. 雌激素水平下降
E. 骨质疏松

【解析】女性围绝经期（曾称更年期）是受到特别关注的一个周期。此期长短个体差别较大，一般始于 45 岁，历时 10~20 年。包括三个阶段，绝经前期、绝经期和绝经后期。围绝经期最明显的生理改变是卵巢逐渐萎缩及功能逐渐衰退，包括卵泡的减少，雌、孕激素的合成分泌减少，垂体促性腺激素、促卵泡生成素和黄体生成素的分泌增加，生殖功能的衰退、内分泌紊乱，血管运动障碍而导致潮热、出汗等血管舒缩功能不稳定的症状。神经精神障碍可表现为情绪不稳定、抑郁、烦躁、失眠等。妇女绝经后雌激素水平下降，比男性更容易罹患心血管疾病和骨质疏松症。

☆4. 绝经后妇女主要的生理特征是（　　）水平低落。

A. 孕激素　　B. 胰岛素
C. 黄体生成素　　D. 雌激素
E. 激素

【解析】妇女绝经后，体内雌激素水平下降，骨代谢发生明显变化，主要是骨吸收作用增强，虽然骨重建也增强，但骨吸收过程远超过骨形成的过程，进而造成不断的骨量丢失，导致骨质疏松和骨折。

☆5. 老年女性最容易出现的营养问题为（　　）。

A. 钙缺乏导致的骨质疏松
B. 维生素 E 缺乏
C. 铁缺乏导致的贫血
D. 叶酸缺乏
E. 维生素 B_1 缺乏

【解析】60 岁以上的老年女性，多数处于绝经后 8~12 年。此期，机体老化，卵巢功能衰竭，主要的生理特征是雌激素水平低落，不足以维持第二性征，骨代谢异常，易发生骨质疏松及骨折。

☆6. 老年人代谢功能发生改变，其合成代谢（　　），分解代谢（　　）。

A. 无变化，无变化
B. 增高，增高
C. 增高，降低
D. 降低，增高
E. 降低，降低

【解析】老年人合成代谢降低，分解代谢增高，尤其是蛋白质的分解代谢大于合成代谢，致器官、肌肉细胞及多种蛋白类酶的合成降低，而导致器官、肌肉及物质代谢功能下降，机体成分发生改变。

7. 一般老年人体质指数适宜范围为（　　）。
A. 18.5~23.9 kg/m^2
B. 20.0~26.9 kg/m^2
C. 18.5~26.9 kg/m^2
D. 22.0~26.9 kg/m^2
E. 22.0~29.9 kg/m^2

【解析】成年人 BMI 为 18.5~23.9 kg/m^2 视为正常体重。一般老年人适宜的 BMI 范围为 20.0~26.9 kg/m^2，高龄老年人适宜的 BMI 范围为 22.0~26.9 kg/m^2。

8. 建议老年人在一般情况下每日蛋白质摄入量在每千克体重（　　）。
A. 0.6~0.8 g　　B. 0.8~1 g
C. 1.0~1.2 g　　D. 1.2~1.5 g
E. 1.5~2 g

【解析】建议老年人在一般情况下每日蛋白质摄入量在每千克体重 1.0~1.2 g，日常进行抗阻训练的老年人每日蛋白质摄入量为每千克体重 1.2~1.5 g。

9. 为延缓老年人的肌肉衰减，蛋白质摄入量建议为每天每千克体重（　　）。
A. 0.6~0.8 g　　B. 0.8~1 g
C. 1.0~1.2 g　　D. 1.0~1.5 g
E. 1.5~2 g

【解析】摄入足量的蛋白质每天每千克体重 1.0~1.5 g 有利于延缓老年人的肌肉衰减，蛋白质应每日摄入，其中来自动物性食物和大豆类食物的蛋白质占一半以上。

10. 老年人运动目标心率为（　　）。
A. 150－年龄（岁）　B. 170－年龄（岁）
C. 180－年龄（岁）　D. 200－年龄（岁）
E. 220－年龄（岁）

【解析】老年人常以 170－年龄（岁）作为运动目标心率。

11. 老年人蛋白质提供应质优量足，优质蛋白质的摄入应占总蛋白质摄入量的（　　）。
A. 65%　　B. 10%
C. 25%　　D. 30%
E. 50%

【解析】老年人 BMI 应不低于 20 kg/m^2。男女膳食蛋白质的 RNI 分别为 65 g/d 和 55 g/d，优质蛋白质占总蛋白质摄入量的 50%。脂肪供能占膳食总能量的 20%~30% 为宜，其中亚油酸达到总能量的 4%，α-亚麻酸达到总能量的 0.6%。碳水化合物提供的能量占总能量的 50%~65% 为宜。

☆12. 老年人的基础代谢与中年人相比降低（　　）。
A. 50%　　B. 15%~20%
C. 20%~25%　　D. 25%~30%
E. 30%~35%

【解析】由于老年人体内的瘦体组织（去脂组织）或代谢活性组织减少，脂肪组织相对增加，与中年人相比，老年人的基础代谢降低 15%~20%。

☆13. 老年人对蛋白质的摄入量，应保证质优量适宜，主要原因是（　　）。
A. 基础代谢增高
B. 基础代谢降低
C. 分解代谢增高
D. 合成代谢增高

E. 内分泌改变

【解析】老年人合成代谢降低，分解代谢增高，尤其是蛋白质的分解代谢大于合成代谢，致器官、肌肉细胞及多种蛋白类酶的合成降低，而导致器官、肌肉及物质代谢功能下降，体成分发生改变。

14. 老年人脂肪供能量应占总能量的（　　）。

A. 50%　　B. 10%~15%

C. 15%~25%　　D. 20%~30%

E. 30%~45%

【解析】同第 11 题。

☆15. 随年龄增长，老年人体内肌肉组织（　　），脂肪组织（　　）。

A. 无变化，无变化

B. 增加，增加

C. 减少，增加

D. 减少，减少

E. 增加，减少

【解析】随着年龄增长，老年人体内瘦体组织减少而脂肪组织增加，使体成分发生改变。

16. 下列对老年人能量消耗描述**错误**的为（　　）。

A. 体力活动消耗的能量相对增加

B. 基础代谢率下降

C. 基础代谢的能量消耗降低

D. 由于能量消耗降低，因此能量需求也应降低

E. 消耗的总能量减少

【解析】老年人体力活动消耗也有减少。

17. 下列关于老年人的蛋白质代谢的描述正确的是（　　）。

A. 老年人体内蛋白质合成与分解没有太大变化

B. 易发生负氮平衡

C. 处于零氮平衡

D. 易发生正氮平衡

E. 膳食蛋白质难以改变氮平衡

【解析】摄入氮少于排出氮则为负氮平衡，人在饥饿、疾病及老年时等，一般处于负氮平衡，但应尽量避免。

18. 曾大爷，68 岁，身体健康，希望在饮食上进一步合理化，给予膳食指导的内容**不包括**（　　）。

A. 少盐多糖　　B. 每天饮用牛奶

C. 饮食多样性　　D. 少食多餐

E. 饮食清淡

【解析】一般老年人膳食指南（65~79 岁）核心推荐：①食物品种丰富，动物性食物充足，常吃大豆制品。②鼓励共同进餐，保持良好食欲，享受食物美味。③积极进行户外活动，延缓肌肉衰减，保持适宜体重。④定期健康体检，测评营养状况，预防营养缺乏。

19. 老年人消化系统功能减退，肠蠕动减缓，因此老年人的膳食要（　　）。

A. 少吃蔬菜、水果

B. 谷物要精细

C. 吃动物性食物

D. 食物要粗细搭配，易于消化

E. 烹调中可多用盐等调味品，以提高食欲

【解析】老年人消化能力减弱，米饭、粥和各种面食尽量松软且易消化，选择少油的烹调方式制作谷类食物。

20. 高龄老年人常指 80 岁及以上的老年人，其膳食指南建议**错误**的是（　　）。

A. 食物多样，鼓励多种方式进食

B. 选择质地细软，能量和营养素密度高的食物

C. 多吃蔬菜、水果

D. 多吃鱼禽肉蛋奶和豆

E. 适时合理补充营养

【解析】高龄老年人膳食指南核心推荐：食物多样，鼓励多种方式进食。选择质地细软，能量和营养素密度高的食物。多吃鱼禽肉蛋奶和豆，适量蔬菜配水果。关注体重丢失，定期进行营养筛查评估，预防营养不良。适时合理补充营养，提高生活质量。坚持健身与益智活动，促进身心健康。

☆21. 女性绝经后骨质疏松的原因是（　　）。

A. 口味重

B. 雌激素分泌降低

C. 身体活动量减少

D. 维生素 D 缺乏

E. 钙的需要量增加

【解析】女性绝经后，体内雌激素水平下降，骨代谢发生明显变化，主要是骨吸收作用增强，虽然骨重建也增强，但骨吸收过程远超过骨形成的过程，进而造成不断的骨量丢失，导致骨质疏松和骨折。

22. 建议老年人多选择深色蔬菜，多吃十字花科蔬菜，下列**不属于**十字花科蔬菜的是（　　）。

A. 卷心菜　　B. 紫甘蓝

C. 萝卜　　D. 胡萝卜

E. 大白菜

【解析】十字花科是个庞大家族，几乎占了蔬菜的一半。常见的油菜、青菜、大白菜、小白菜、西蓝花、卷心菜、甘蓝、羽衣甘蓝、绿叶甘蓝、孢子甘蓝、萝卜、芥菜、芜菁等都是这个家族的成员。胡萝卜是伞形科胡萝卜属。

23. 老年人饮食建议粗细搭配，米面合理加工，反复淘洗大米或浸泡加热，损失最多的是（　　）。

A. 维生素 A　　B. 碳水化合物

C. 脂肪　　D. 蛋白质

E. B 族维生素

【解析】大米不要过度淘洗，不要用捞蒸方式煮饭，以减少 B 族维生素损失。

24. 建议老年人食用新鲜蔬菜，选择适宜的烹调方式。蔬菜**不正确**的烹调加工方法是（　　）。

A. 开汤下菜　　B. 先泡后洗

C. 先洗后切　　D. 现切现炒

E. 急火快炒

【解析】蔬菜注意选择适宜的烹调方式，蔬菜要先洗后切、急火快炒、开汤下菜、炒好即食。先泡后洗会造成水溶性维生素的流失。

25. DRIs2023 中，老年人的钙的推荐摄入量是（　　）。

A. 600 mg/d　　B. 700 mg/d

C. 800 mg/d　　D. 1000 mg/d

E. 1200 mg/d

【解析】DRIs2023 中，18 岁以上人群，包括孕期、乳母人群，钙的 RNI 均为 800 mg/d。

26. 提倡老年人多吃鱼类，主要原因为（　　）。

A. 胆固醇含量低　　B. 热量较低

C. 含量丰富　　D. 口感好，易消化

E. 不饱和脂肪酸较多

【解析】鱼类脂肪含量一般较低，且含有较多的多不饱和脂肪酸，对预防血脂异常和心脑血管疾病有一定作用。

27. 老年人配餐时，关于烹饪方法叙述**错误**的是（　　）。

A. 牙齿不好的老年人，蔬菜应切细

B. 多采用清蒸、炖煮的方法

C. 减少油炸、辛辣的食物

D. 烹饪方法应多样化，注意易于消化

E. 早晚可用腌制咸菜和酱菜

【解析】建议老年人每天烹调油摄入量20~25 g，食盐摄入量不超过5 g。此量除烹调用食盐外，还包括酱油、咸菜、味精等高钠食品及含钠加工的食品等所含的钠。

☆28. 向素食人群推荐大豆及其制品，并推荐选用发酵豆制品，是因为可以补充（　　）。

A. B族维生素　B. 钙
C. 益生菌　D. 维生素E
E. 脂肪酸

【解析】发酵豆制品中含有维生素B_{12}，素食人群特别要注意选用发酵豆制品。

29. 对素食人群膳食指南核心推荐**不正确**的是（　　）。

A. 食物多样，谷类为主
B. 增加大豆及其制品的摄入，选用发芽豆制品
C. 常吃坚果、海藻和菌菇
D. 蔬菜、水果应充足
E. 合理选择烹调油

【解析】素食人群膳食指南核心推荐：①食物多样，谷类为主；适量增加全谷物；②增加大豆及其制品的摄入，选用发酵豆制品；③常吃坚果、海藻和菌菇；④蔬菜、水果应充足；⑤合理选择烹调油；⑥定期监测营养状况。

30. 发酵豆制品是以大豆为主要原料，经微生物发酵而成的豆制品，其**不包括**（　　）。

A. 酸豆浆　B. 腐乳
C. 豆豉　D. 日本豆腐
E. 豆瓣酱

【解析】发酵豆制品是以大豆为主要原料，经微生物发酵而成的豆制品。常见制品有发酵豆、酸豆浆、腐乳、豆豉、臭豆腐、酱油、豆瓣酱等。日本豆腐又称鸡蛋豆腐、玉子豆腐、主要原料是鸡蛋和水。

31. 下列搭配食用，提高蛋白质的营养价值较好的是（　　）。

A. 二米饭　B. 豆面条
C. 红薯饭　D. 荞麦面
E. 土豆饭

【解析】大豆蛋白质含有较多的赖氨酸，而谷类蛋白质中赖氨酸含量较低，豆类与谷类食物搭配食用，可发挥蛋白质互补作用，显著提高蛋白质的营养价值。例如北方地区居民常吃的豆面条，由小麦粉和大豆粉制成；杂合面窝窝头，由玉米、小米粉、豆粉等混合制作，其蛋白质的营养价值堪比肉类。

32. 藻类食物**不包括**（　　）。

A. 裙带菜　B. 紫菜
C. 鹿角菜　D. 羊栖菜
E. 竹荪

【解析】藻类植物有很多种，常见可烹饪直接食用的有海带、紫菜、鹿角菜、羊栖菜、海萝、裙带菜等。一些海藻如螺旋藻、小球藻、红藻等需要加工或工业制备提取后食用。竹荪属于菌类。

33. 菌菇类**不包括**（　　）。

A. 发菜　B. 银耳
C. 平菇　D. 木耳
E. 牛肝菌

【解析】菌菇类品类繁多，如香菇、平菇、牛肝菌、木耳、银耳等。发菜属于藻类。

34. 建议素食人群选用的油类**不包括**（　　）。

A. 大豆油　B. 亚麻籽油
C. 紫苏油　D. 菜籽油
E. 椰子油

【解析】素食人群容易出现缺乏n-3多不饱和脂肪酸，建议素食人群用菜籽油或大豆油烹炒，亚麻籽油、紫苏油和核桃油凉拌。椰子油虽然是植物油，但主要含饱和脂肪酸。

35. 素食人群容易出现缺乏的营养素**不包括**（　　）。

A. n-3 多不饱和脂肪酸

B. 维生素 B_{12}

C. 钙

D. 铁

E. 维生素 B_1

【解析】素食人群容易出现缺乏的营养素主要有 n-3 多不饱和脂肪酸、维生素 B_{12}、维生素 D、钙、铁和锌等。

36. 素食人群补铁，主要食物来源**不包括**（　　）。

A. 菠菜　　B. 猪肝

C. 黑芝麻　　D. 黑木耳

E. 坚果

【解析】猪肝为动物性食物。

（二）参考答案

1. E　2. B　3. C　4. D　5. A　6. D
7. B　8. C　9. D　10. B　11. E　12. B
13. C　14. D　15. C　16. A　17. B　18. A
19. D　20. C　21. B　22. D　23. E　24. B
25. C　26. E　27. E　28. A　29. B　30. D
31. B　32. E　33. A　34. E　35. E　36. B

六、人群营养配餐与食谱编制

（一）单选题（每题的备选项中，只有一个选项最符合题意。）

1. 集体配餐时，营养配餐的理论依据**不包括**（　　）。

A.《中国居民膳食营养素参考摄入量》

B. 中国居民平衡膳食宝塔

C. 平均需要量、推荐摄入量、适宜摄入量、可耐受最高摄入量

D. 个人膳食习惯

E.《中国居民膳食指南》

【解析】营养配餐的依据：《中国居民膳食营养素参考摄入量》（DRIs），《中国居民膳食指南》和平衡膳食宝塔，《食物成分表》。

2. 营养配餐的依据**不包括**（　　）。

A.《中国食物成分表》　B. DRIs

C. 膳食指南　　D. 膳食宝塔

E.《中国营养科学全书》

【解析】同第 1 题。

☆3.《中国食物成分表》可食部的数字表示每（　　）g 食物中可以食用的部分占该食物的比例。

A. 200　　B. 10

C. 20　　D. 50

E. 100

【解析】食物的可食部（edible portion，EP）和食物的废弃率是一个相对的概念。可食部的数值表示每 100 g 食物中可以食用部分占该食物的比例；而废弃率则是以不可食用部分的重量除以全体重量所得出的数值。

☆4.《中国食物成分表》中的食物编码采用的是（　　）位数字编码的方法。

A. 9　　B. 4

C. 6　　D. 7

E. 8

【解析】《中国食物成分表》中食物的分类、编码、食物成分的表达等方面均参照国际统一的方式，结合食物分类的规则和方法，对食物进行编码。编码采取 6 位数字，前 2 位数字是食物的类别编码，第 3 位数字是食物的亚类编码，最后 3 位数字是食物在亚类中的排列序号。

☆5.《中国食物成分表》中的食物编码有6位，代表食物类别编码的是（　　）。

A. 前4位　　B. 前3位

C. 后3位　　D. 前2位

E. 后2位

【解析】同第4题。

☆6.《中国食物成分表》中的食物编码有6位，代表食物在亚类中的排列序号的是（　　）。

A. 后4位　　B. 前3位

C. 后3位　　D. 前2位

E. 后2位

【解析】同第4题。

☆7.《中国食物成分表》中的食物编码有6位，第3位是（　　）。

A. 小类编码　　B. 亚类编码

C. 排列序号　　D. 营养素种类码

E. 类别编码

【解析】同第4题。

☆8. 可食部（EP）=（食品重量－废弃部分的重量）÷（　　）×100%。

A. 50 g　　B. 可食部重量

C. 食品重量　　D. 废弃部分的重量

E. 100 g

【解析】可食部=（食物重量－废弃部分的重量）/食物重量×100%。

☆9. 香蕉去皮后称重为150 g，香蕉皮有100 g，则香蕉的可食部为（　　）。

A. 33%　　B. 60%

C. 40%　　D. 67%

E. 50%

【解析】150÷（150+100）=60%。

10.《中国食物成分表》中各类食物成分数据为（　　）食物中的（　　）成分含量。

A. 100 g，干重

B. 100 g，毛重

C. 100 g，可食用部分食物

D. 50 g，可食用部分食物

E. 50 g，毛重

【解析】食物成分采用中文名称、英文名称或缩写两种方式来表示，各种食物成分数据均为每100 g可食用部分食物中的成分含量（各种单体脂肪酸除外）。

11. 平衡膳食宝塔是（　　）量化和形象化的表达。

A.《中国食物成分表》　　B. DRIs

C. 膳食餐盘　　D. 膳食指南

E.《中国营养科学全书》

【解析】平衡膳食宝塔是膳食指南量化和形象化的表达，是人们在日常生活中贯彻膳食指南的工具。

12. 膳食结构评价的依据为（　　）。

A. 维生素、矿物质摄入水平

B. 能量、蛋白质、脂肪和碳水化合物的供能比

C. 经济发展水平

D. 历史原因

E. 饮食习惯

【解析】膳食结构评估是从各类食物摄入是否均衡的角度进行评价，包括食物种类、数量等，其判断依据是《中国居民膳食指南（2022）》。

13. 膳食结构评价的依据是（　　）。

A. 中国居民平衡膳食算盘

B. 中国居民膳食营养素参考摄入量

C. 健康人群的膳食模式

D. 地中海膳食模式

E. 中国居民平衡膳食宝塔

【解析】根据调查分析结果，通过与膳食宝塔推荐的相应能量需要量及各组食物摄入

推荐的标准水平比较，经过综合分析，评估膳食结构。

14. 膳食营养素摄入量结果分析与评价的主要依据是（　　）。

A. 中国居民平衡膳食算盘

B. 中国居民膳食营养素参考摄入量

C. 健康人群的膳食模式

D. 地中海膳食模式

E. 中国居民平衡膳食宝塔

【解析】DRIs是营养配餐中能量和主要营养素需要量的确定依据。DRIs中的RNI是个体适宜营养素摄入水平的参考值，是健康个体膳食摄入营养素的目标。

15. 膳食指南目的是（　　）。

A. 合理营养、平衡膳食、健康生活

B. 合理营养、合理膳食、促进健康

C. 合理营养、平衡膳食、促进健康

D. 合理营养、平衡膳食、健康体重

E. 均衡营养、平衡膳食、促进健康

【解析】膳食指南本身就是合理膳食的基本规范，为了便于宣传普及，它将营养理论转化为一个通俗易懂、简明扼要、具有可操作性的指南，其目的就是合理营养、平衡膳食、促进健康。

16. 制订膳食计划常用以食物为基础的（　　）作依据。

A. 适宜的摄入量

B. 食物的平均消费水平

C. 人们的饮食习惯

D. 膳食指南

E. 营养素密度法

【解析】膳食指南的原则就是食谱设计的原则，营养食谱的制定需要根据膳食指南考虑食物种类、数量的合理搭配。

17. 编制食谱首先应保证（　　）的摄入适宜。

A. 矿物质　　B. 能量

C. 蛋白质　　D. 脂肪

E. 营养素

【解析】编制营养食谱时，首先需要以各营养素的推荐摄入量（RNI）为依据确定需要量，一般以能量需要量为基础。

18. 能量的推荐摄入量，不用根据用餐对象的（　　）等确定。

A. 生理状态　　B. 劳动强度

C. 年龄　　D. 性别

E. 地区

【解析】用餐者一日三餐的能量供给量可参照《中国居民膳食营养素参考摄入量》（DRIs）中能量的推荐摄入量（RNI），根据用餐对象的劳动强度、年龄、性别等确定。

19. 食谱编制的正确步骤为（　　）。

A. 确定能量和营养素目标，计算和调整，选择食物，评价食谱

B. 评价食谱，确定能量和营养素目标，选择食物，计算和调整

C. 选择食物，确定能量和营养素目标，计算和调整，评价食谱

D. 确定能量和营养素目标，选择食物，计算和调整，评价食谱

E. 选择食物，评价食谱，确定能量和营养素目标，计算和调整

【解析】食谱的制定步骤：①确定用餐对象全日能量供给量；②计算宏量营养素全日应提供的能量；③计算三种能量营养素每日需要数量；④计算三种能量营养素每餐需要量；⑤主副食品种和数量的确定；⑥食谱的评价与调整；⑦营养餐的制作；⑧食谱的总结与归档管理。

20. 食谱编制原则**不包括**（　　）。

A. 兼顾经济条件

B. 保证营养平衡

C. 照顾饮食习惯，注意饭菜的口味

D. 保证成人“三餐三点”

E. 考虑季节和市场供应情况

【解析】膳食制度要合理。应该定时定量进餐，成人一日三餐，儿童三餐以外再加一次点心，老人也可在三餐之外加点心。

21. 三大供能营养素合理的供能比是（　　）。

A. 碳水化合物提供 55%~70% 的能量，脂肪提供 10%~20% 的能量，蛋白质提供 10%~25% 的能量

B. 碳水化合物提供 30%~45% 的能量，脂肪提供 40%~60% 的能量，蛋白质提供 10%~15% 的能量

C. 碳水化合物提供 45%~55% 的能量，脂肪提供 30%~40% 的能量，蛋白质提供 5%~15% 的能量

D. 碳水化合物提供 50%~65% 的能量，脂肪提供 20%~30% 的能量，蛋白质提供 10%~20% 的能量

E. 碳水化合物提供 55%~60% 的能量，脂肪提供 10%~20% 的能量，蛋白质提供 20%~35% 的能量

【解析】DRIs2023 中，三大供能营养素合理的供能比为蛋白质占 10%~20%，脂肪占 20%~30%，碳水化合物占 50%~65%。

22. 膳食中蛋白质、脂肪和碳水化合物产热系数分别为（　　）。

A. 4 kcal/g、9 kcal/g、7 kcal/g

B. 4 kcal/g、9 kcal/g、9 kcal/g

C. 4 kcal/g、9 kcal/g、4 kcal/g

D. 9 kcal/g、4 kcal/g、4 kcal/g

E. 4 kcal/g、4 kcal/g、4 kcal/g

【解析】1 g 碳水化合物产生能量为 16.7 kJ（约 4.0 kcal），1 g 脂肪产生能量为 37.6 kJ（约 9.0 kcal），1 g 蛋白质产生能量为 16.7 kJ（约 4.0 kcal）。

23. 营养指导员小春给小美设计食谱，查 DRIs，小美的 EER 是 1800 kcal/d，如果按蛋白质供能比为 12%，那么设计的食谱中蛋白质约为（　　）。

A. 100 g　　B. 54 g

C. 24 g　　D. 50 g

E. 20 g

【解析】总能量×蛋白质的供能比÷蛋白质产热系数=1800 kcal×12%÷4 kcal/ g=54 g。

24. 巴蜀中学某健康中学生，全天能量推荐摄入量为 2500 kcal，按照合理营养要求，晚餐应该摄取的能量为（　　）。

A. 1200 kcal　　B. 450 kcal

C. 500 kcal　　D. 630 kcal

E. 750 kcal

【解析】一般三餐能量的适宜分配比例为：早餐占 30%，午餐占 40%，晚餐占 30%。2500 kcal×30%=750 kcal。

25. 小春，查表得到能量推荐摄入量为 2400 kcal/d，则编制小春一日食谱时，一般动物蛋白质和大豆蛋白质所提供的能量应不少于（　　）kcal，若低于此标准，需要加以校正。

A. 18　　B. 240

C. 360　　D. 72

E. 720

【解析】蛋白质供能比为 10%~20%，优质蛋白质占总蛋白质的 30%~50%。题目问的不少于，都取下限。2400 kcal×10%×30%=72 kcal。

26. 一般来说，一日三餐餐次能量分配上平均应为（　　）。

A. 20%~30%，40%~60%，10%~20%

B. 10%~20%，60%，30%~35%

C. 20%~25%，30%~35%，30%~35%

D. 20%~30%，40%~50%，20%~30%

E. 25%~30%，30%~40%，30%~35%

【解析】一般三餐能量的适宜分配比例为：早餐占30%，午餐占40%，晚餐占30%。

27. 主食的品种、数量主要根据各类主食原料中（　　）的含量确定。

A. 矿物质　　B. 碳水化合物

C. 脂类　　D. 蛋白质

E. 维生素

【解析】由于粮谷类是碳水化合物的主要来源，因此主食的品种、数量主要根据各类主食原料中碳水化合物的含量确定。

28. 副食品种和数量的确定应在已确定主食用量的基础上，依据副食应提供的（　　）量确定。

A. 矿物质　　B. 能量

C. 蛋白质　　D. 脂肪

E. 营养素

【解析】副食品种和数量的确定应在已确定主食用量的基础上，依据副食应提供的蛋白质量确定。

29. 编制食谱时，儿童和青少年、孕妇和乳母，易缺的微量元素有（　　）。

A. 钠、铁、锌　　B. 钙、铁、锌

C. 铁、锌、碘　　D. 铁、锌、维生素A

E. 铁、锌、铬

【解析】对于一些特殊人群，如儿童和青少年、孕妇和乳母，还要注意易缺营养素如钙、铁、锌等的供给。钙为常量元素，维生素A为维生素。

30. 对设计的食谱进行营养评价的目的**不包括**（　　）。

A. 膳食结构分析

B. 发现是否有某些营养素的供给不足

C. 对食谱进行调整和纠正

D. 分析评价食物卫生状况

E. 检查该食谱能否满足营养需要

【解析】对食谱进行评价，确定编制的食谱是否科学合理，不会评价食物卫生状况。

31. 设计出营养食谱后，还应该对食谱进行评价，确定编制的食谱是否科学合理，应参照（　　）初步核算该食谱提供的能量和各种营养素的含量。

A.《食物成分表》　　B. DRIs

C. 膳食指南　　D. 膳食宝塔

E.《中国营养科学全书》

【解析】设计出营养食谱后，还应该对食谱进行评价，确定编制的食谱是否科学合理。应参照《食物成分表》初步核算该食谱提供的能量和各种营养素的含量，与DRIs进行比较，相差在10%上下，可认为合乎要求，否则要增减或更换食品的种类或数量。

☆32. 食谱编制在能量调整时，应首先考虑调整（　　）食物的数量或品种。

A. 蔬菜和水果　　B. 粮谷类

C. 畜禽肉类　　D. 水产品

E. 豆类及其制品

【解析】由于食谱能量的主要来源为粮谷类，因此，在能量调整时，应首先考虑调整粮谷类食物的数量或品种。

33. 与膳食营养素参考摄入量比较，一般情况下，食谱的能量、蛋白质、脂肪、碳水化合物的量以一（　　）为单位进行计算和评价。

A. 一段时间　　B. 日

C. 周　　D. 月

E. 餐

【解析】一般情况下，每天的能量、蛋白质、脂肪和碳水化合物的量出入不应该很大，其他营养素以一周为单位进行计算、评价即可。

34. 对食谱进行调整，是指根据（　　）调整。

A. 食谱的能量问题
B. 食谱的设计目标
C. 食谱的价格问题
D. 食谱的口味
E. 食谱评价中发现的营养问题

【解析】对食谱进行营养评价是一个分析、调整和更合理化的过程。评价该食谱能否满足其营养需求，并发现某些营养素的缺乏，以便及时进行调整和纠正是其主要目的。

35. 根据膳食调查结果计算的能量和营养素摄入量，与（　　）进行比较。
A. 平衡膳食　　B. 膳食指南
C. 膳食宝塔　　D. DRIs2013
E. DRIs2023

【解析】设计出营养食谱后，还应该对食谱进行评价，确定编制的食谱是否科学合理。应参照《中国食物成分表》初步核算该食谱提供的能量和各种营养素的含量，与 DRIs 进行比较。目前最新的 DRIs 为 2023 版。

36. 巴蜀中学食堂计划为住校学生提供营养餐，并设计了食谱，为确定编制的食谱是否科学合理，需要对食谱进行评价，食谱评价内容**不包括**（　　）。
A. 全天能量摄入是否适宜
B. 是否做到食物多样化
C. 主食和蔬菜中的蛋白质是否为优质蛋白质
D. 各类食物的量是否充足
E. 三餐能量摄入分配是否合理

【解析】食谱的评价内容：①食谱中所含五大类食物是否齐全，是否做到了食物种类多样化？②各类食物的量是否充足？③全天能量和营养素摄入是否适宜？④三餐能量摄入分配是否合理，早餐是否保证了能量和蛋白质的供应？⑤优质蛋白质占总蛋白质的比例是否恰当？⑥三种产能营养素（蛋白质、脂肪、碳水化合物）的供能比例是否适宜？动物性蛋白质和大豆蛋白质为优质蛋白质，主食和蔬菜中的蛋白质都不是优质蛋白质。

37. 膳食结构分析中，平衡膳食模式各类食物的参考摄入量的设计依据是（　　）。
A. 饮水需要量　　B. 能量需要量
C. 蛋白质需要量　　D. 脂肪需要量
E. 碳水化合物需要量

【解析】编制食谱时第一步确定用餐对象全日能量供给量。

38. 为参考评价食谱的制定是否合理，如果与 RNI 相差不超过（　　），说明编制的食谱合理可用，否则需要加以调整。
A. 20%　　B. 3%
C. 5%　　D. 10%
E. 15%

【解析】设计出营养食谱后，还应该对食谱进行评价，确定编制的食谱是否科学合理。应参照《中国食物成分表》初步核算该食谱提供的能量和各种营养素的含量，与 DRIs 进行比较，相差在 10% 上下，可认为合乎要求，否则要增减或更换食品的种类或数量。

39. 为了确定食谱是否编制科学合理，食谱的评价步骤中**不包括**（　　）。
A. 计算出动物性及大豆类食物中蛋白质占总蛋白质的比例
B. 计算各类食物的数量和重量
C. 计算营养素的量，与同年龄、同性别人群的可耐受最高摄入量进行比较
D. 将食物按照食物类别排序
E. 碳水化合物、脂肪、蛋白质三种营养素提供能量及占总能量的比例

【解析】食谱的评价过程：①首先按类别将食物归类排序，并列出每种食物的数量。②从《中国食物成分表》中查出每 100 g 食物所含营养素的量，算出每种食物所含营养素的量，计算公式为，食物中某营养素含

量=食物量（g）×可食部分比例×100 g 食物中营养素含量/100。③将所用食物中的各种营养素分别累计相加，计算出一日食谱中三种能量营养素及其他营养素的量。④将计算结果与中国营养学会制定的《中国居民膳食营养素参考摄入量》中同年龄同性别人群的水平比较，进行评价。⑤根据蛋白质、脂肪、碳水化合物的能量折算系数，分别计算出蛋白质、脂肪、碳水化合物三种营养素提供的能量及占总能量的比例。⑥计算出动物性及豆类蛋白质占总蛋白质的比例。⑦计算三餐提供能量的比例。

40. 食谱的评价内容**不包括**（　　）。
A. 食物种类多样化评价
B. 三大营养素供能比评价
C. 能量和营养素的摄入量评价
D. 三餐能量摄入分配的评价
E. 食品成本评价
【解析】同第 36 题。

41. 食物中某营养素含量公式为（　　）。
A. 食物量（g）×可食部分比例×每份食物中营养素含量/100
B. 食物量（g）×可食部分比例×100 g 食物中营养素含量/100
C. 食物量（g）×可食部分比例×100 g 食物中营养素含量
D. 食物量（g）×100 g食物中营养素含量/100
E. 食物量（g）×100 g 食物中营养素含量
【解析】食物中某营养素含量=食物量（g）×可食部分比例×100 g 食物中营养素含量/100。

42. 小春喜欢吃水果，吃了一个 250 g 的柑橘，查《中国食物成分表》知，柑橘可食部为 77%，维生素 C 为 28.0 mg。请小伙伴帮小春计算一下这个柑橘的维生素 C 含量是（　　）。
A. 90 mg　　B. 53.9 mg
C. 70 mg　　D. 539 mg
E. 700 mg
【解析】250×77%×28%=53.9 mg。

43. 鸡蛋可食部为 88%，蛋白质含量为 13.3%，则 60 g 鸡蛋中含有的蛋白质为（　　）。
A. 12 g　　B. 5 g
C. 7 g　　D. 8 g
E. 9 g
【解析】60×88%×13.3%=7 g。

44. 鸡蛋的食部为 88%，含蛋白质 13.3%，如需要 8 g 蛋白质，则需要鸡蛋（　　）。
A. 80 g　　B. 60.2 g
C. 68.4 g　　D. 55.4 g
E. 65.4 g
【解析】8÷13.3%÷88%=68.4 g。

45. 小春喝了两瓶饮料，一瓶饮料 450 mL，含糖量为 14%，那么小春摄入的糖为（　　）。
A. 70 g　　B. 6.3 g
C. 63 g　　D. 12.6 g
E. 126 g
【解析】450×14%×2=126 g。

46. 营养指导员小春对小美的膳食调查表明，小美全天总蛋白质的摄入量为 80 g，其中来源于粮谷类的为 42 g，动物性食物为 30 g，豆类食物为 6 g，其他食物来源为 2 g，那么小美膳食中优质蛋白质的比例是（　　）。
A. 30%　　B. 60%
C. 53%　　D. 45%
E. 70%
【解析】动物性蛋白质和大豆蛋白质为优质蛋白质，小美摄入的优质蛋白质为动物性食物为 30 g，豆类食物为 6 g，共 36 g，总蛋白质为 80 g，36÷80=45%。

47. 小春全天摄入蛋白质如下：猪肉 10 g，大米30 g，鸡蛋8 g，豆浆3 g，赤小豆2克，蔬菜 4 g，坚果 3 g，其优质蛋白质比例为（　　）。

A. 60%　　B. 35%

C. 38%　　D. 43%

E. 48%

【解析】小春全天摄入的蛋白质为 10+30+8+3+2+4+3=60 g，优质蛋白质为猪肉 10 g、鸡蛋 8 g、豆浆 3 g，共 21 g，赤小豆为杂豆，不是优质蛋白质，所以小春优质蛋白质比例为 21÷60=35%。

48. 小春一天摄入的蛋白质为 50.6 g，脂肪为 65.0 g，碳水化合物为 220.3 g，则小春一天中蛋白质、脂肪、碳水化合物三种营养素的供能比分别是（　　）。

A. 12.1%，42.1%，46.8%

B. 12.1%，35.1%，52.8%

C. 13.1%，42.1%，45.8%

D. 15.3%，35.1%，49.7%

E. 12.1%，42.1%，45.8%

【解析】全天总能量为：50.6×4+65×9+220.3×4=1669 kcal，

蛋白质供能比为：50.6×4÷1669=12.1%，

脂肪供能比为：65×9÷1669=35.1%，

蛋白质供能比为：220.3×4÷1669=52.8%。

49. 配餐时最便捷的专业工具是（　　）。

A. 计算器

B. 膳食计算软件

C.《食物成分表》

D. 营养素参考摄入量表

E. 膳食指南

【解析】随着计算机技术的发展，营养食谱的确定和评价也可以通过计算机实现。目前出现了许多膳食营养管理系统软件，使用者只要掌握基本的计算机技能，就可以方便快捷地确定营养食谱，并且得出营养素的营养成分。

50. 儿童青少年，机体的物质代谢是合成代谢（　　）分解代谢。

A. 无法判断　　B. 等于

C. 小于　　D. 大于

E. 小于或等于

【解析】儿童青少年的营养需要有一个显著的特点，他们所获得的营养不仅要维持生命和日常活动，更重要的是还要满足其迅速生长发育的需要。在整个发育期间，由于机体的物质代谢是合成代谢大于分解代谢，其所需的能量和各种营养素的数量相对比成人高，尤其是能量和蛋白质、脂类、钙、锌、铁等营养素。

51. 青少年所需的能量和各种营养素的数量相对比成人（　　）。

A. 低　　B. 无差异

C. 高　　D. 低 5%

E. 无法判断

【解析】同第 50 题。

☆52. 学生营养餐应按（　　）个年龄段供应。

A. 9　　B. 2

C. 4　　D. 6

E. 7

【解析】《学生餐营养指南》（WS/T 554—2017）划分为 4 个年龄段，6~8 岁、9~11 岁、12~14 岁、15~17 岁。

53. 妊娠初期膳食中营养素供给量与怀孕前（　　）。

A. 增加 15%　　B. 增加 5%

C. 减少　　D. 相同

E. 增加10%

【解析】妊娠初期膳食中营养素供给量与怀孕前相同，为适应妊娠反应，要做到少食多餐，食物品种要多，色香味俱全。

(二) 参考答案

1. D 2. E 3. E 4. C 5. D 6. C
7. B 8. C 9. B 10. C 11. D 12. B
13. E 14. B 15. C 16. D 17. B 18. E
19. D 20. D 21. D 22. C 23. B 24. E
25. D 26. E 27. B 28. C 29. C 30. D
31. A 32. B 33. B 34. E 35. E 36. C
37. B 38. D 39. C 40. E 41. B 42. B
43. C 44. C 45. E 46. D 47. B 48. B
49. B 50. D 51. C 52. C 53. D

第五章　营养不良与防治

一、蛋白质-能量缺乏

（一）单选题（每题的备选项中，只有一个选项最符合题意。）

1. 2014 年，在联合国粮农组织（FAO）和世界卫生组织（WHO）联合举办的第二届国际营养大会上通过的文件为（　　）。
   A.《营养问题罗马宣言》和《世界营养宣言》
   B.《营养问题罗马宣言》和《阿拉木图宣言》
   C.《营养问题罗马宣言》和《行动框架》
   D.《世界营养宣言》和《行动框架》
   E.《阿拉木图宣言》和《行动框架》

【解析】2014 年，在联合国粮农组织（FAO）和世界卫生组织（WHO）联合举办的第二届国际营养大会上通过两份政治成果文件——《营养问题罗马宣言》和《行动框架》。

2. 营养不良**不包括**（　　）。
   A. 缺铁性贫血　　B. 发育迟缓
   C. 肥胖　　D. 肝炎
   E. 消瘦

【解析】营养不足（发育迟缓、消瘦）、微量营养素缺乏、超重肥胖等多种形式均为营养不良。肝炎为传染病。

3. **不属于**营养过剩引起的是（　　）。
   A. 超重　　B. 高脂血症
   C. 痛风　　D. 糖尿病
   E. 夜盲症

【解析】夜盲症是维生素 A 缺乏引起的，不属于营养过剩引起。

4. 在贫困山村最常见的营养不足是（　　）。
   A. 缺铁性贫血　　B. 高血压
   C. 高脂血症　　D. 糖尿病
   E. 痛风

【解析】缺铁性贫血属于营养不足，其他的属于营养过剩。

5. **不属于**水肿型儿童蛋白质-能量缺乏症的临床表现的是（　　）。
   A. 皮肤易感染、破溃及皮疹
   B. 血清蛋白不下降或略有下降
   C. 面部丰满，称“满月脸”
   D. 头发颜色改变、易脱落
   E. 浮肿

【解析】水肿型儿童蛋白质-能量缺乏症的临床表现：头发颜色改变、易脱落；面部丰满，称“满月脸”；皮肤感染、破溃及皮疹；全身浮肿，下肢更常见，体重可不下降；精神表情痛苦、食欲差；血清蛋白严重下降。

6. 水肿型蛋白质-能量营养不良的主要特征是（　　）。
   A. 碳水化合物缺乏为主
   B. 蛋白质缺乏为主
   C. 能量缺乏为主
   D. 矿物质缺乏为主
   E. 能量+蛋白质缺乏为主

【解析】水肿型营养不良（kwashiorkor）以蛋白质缺乏为主而能量供给尚能适应机体需要，以全身水肿为特征。主要见于经济落后的国家和地区的婴儿和儿童，有蛋白质缺乏病史。主要表现为淡漠、嗜睡、厌食、动作缓慢。以全身水肿为特征，肌肉松弛，满月脸，眼睑肿胀，身体低垂部水肿、皮肤明亮。头发干燥无光泽，脆弱易断和脱落；指甲脆弱有横沟。肝大，常有腹泻或大量水样便，有腹水。轻度贫血，常伴有维生素 A 和维生素 B 缺乏症状。

7. 消瘦型蛋白质-能量营养不良，主要是缺乏（　　）。

A. 维生素　　B. 蛋白质
C. 能量　　D. 蛋白质与能量
E. 矿物质

【解析】消瘦型营养不良（marasmus）以能量不足为主，表现为皮下脂肪和骨骼肌显著消耗和内脏器官萎缩。消瘦为其特征。儿童明显矮小、消瘦，严重者为“皮包骨”，皮下脂肪消失，皮肤干燥松弛，多皱纹，失去弹性和光泽；头发纤细稀松，干燥易脱落，失去固有光泽；双颊凹陷呈猴腮状，脉缓，血压和体温低，对冷气候敏感。成年人突出表现为消瘦无力，常并发干眼症、腹泻、呕吐、脱水等。

8. 有关纠正蛋白质-能量营养不良治疗原则，**不正确**的是（　　）。

A. 以牛奶、蛋类、鱼类等补充为主
B. 浮肿型应多补充能量
C. 蛋白质和能量补充应逐步增加
D. 蛋白质和能量同时补充
E. 尽量保证母乳喂养

【解析】水肿型营养不良以蛋白质缺乏为主而能量供给尚能适应机体需要，以全身水肿为特征。

9. 成人蛋白质-能量缺乏症主要体征**不包括**（　　）。

A. 体力差　　B. 疲乏无力
C. 抵抗力降低　　D. 患感染性疾病
E. 食欲亢进，并逐渐增加进食量

【解析】成人蛋白质-能量缺乏症较儿童为轻。主要症状有体力差、易出现疲乏无力，记忆力减退并造成工作能力下降；抵抗力降低，易患感染性疾病，且病情重、病程长；食欲先行亢进、后逐渐减弱；尿量先增多后减少，严重者可少尿（每昼夜尿量小于 500 mL）或无尿（每昼夜尿量小于 100 mL）。

10. 按我国成人体质指数分类参考值评价成人的营养不足状况，BMI<（　　）kg/m^2 为低体重。

A. 24　　B. 16
C. 18　　D. 18.5
E. 20

【解析】《中国成人超重和肥胖症预防控制指南》推荐的标准，按我国成人体质指数分类参考值评价成人的营养不足状况，BMI<18.5 kg/m^2 为低体重。

11. 判断儿童营养不良率的最常用指标是（　　）。

A. 生长迟缓　　B. 低体重
C. 消瘦　　D. 超重
E. 肥胖

【解析】低体重：年龄别体重（WAZ）低于两个标准差，反映儿童过去或现在营养不良，但不能区分急性还是慢性。WAZ 是判断儿童营养不良率的最常用指标。

12. 生长迟缓是指年龄别身长（HAZ）低于（　　）个标准差，通常反映儿童（　　）营养不良。

A. 3，急性　　B. 1，急性
C. 1，慢性　　D. 2，急性
E. 2，慢性

【解析】生长迟缓：年龄别身长（HAZ）低于两个标准差，通常反映儿童慢性营养不良。

13. 蛋白质-能量缺乏防治对策**不正确**的是（　　）。

A. 治疗并存的贫血与各种维生素、矿物

质缺乏

B. 定期测量身高、体重

C. 积极治疗各种继发性感染及并发症

D. 保证主食中优质蛋白质占蛋白质总量的 30%~50%

E. 婴幼儿提倡母乳喂养

【解析】一般要求动物性蛋白质和大豆蛋白质应占膳食蛋白质总量的 30%~50%。主食为粮谷类，不是优质蛋白质。

(二) 参考答案

1. C 2. D 3. E 4. A 5. B 6. B 7. C 8. B 9. E 10. D 11. B 12. E 13. D

二、维生素缺乏

(一) 单选题（每题的备选项中，只有一个选项最符合题意。）

1. 巴蜀中学在校学生，15 岁，两年来身高增长迅速，最近出现视物不清且逐渐加重，全身皮肤干燥并脱屑，怀疑该生缺乏（ ）。

A. 维生素 B_2　　B. 维生素 E

C. 维生素 PP　　D. 钙

E. 维生素 A

【解析】视物不清且逐渐加重，全身皮肤干燥并脱屑是缺乏维生素 A 出现的症状。

2. 维生素 A 过量摄入会出现（ ）。

A. 生长发育迟缓

B. 干眼病

C. 毛囊角化

D. 血红蛋白合成障碍

E. 头痛、呕吐、嗜睡

【解析】维生素 A 为脂溶性维生素，过量摄入可引起中毒。若成人多次或一次摄入推荐量的 100 倍可发生中毒。急性中毒主要症状有恶心、呕吐等胃肠道反应，慢性中毒症状主要有疲倦、嗜睡、毛发脱落、指甲变脆等。

3. 维生素 A 缺乏可引起（ ）。

A. 骨质疏松症　　B. 脚气病

C. 地方性甲状腺肿　　D. 夜盲症

E. 佝偻病

【解析】夜盲症是维生素 A 缺乏患者较早出现的症状之一。在未发生夜盲前，先有暗适应障碍，即从亮处进入暗处，眼睛在黑暗中适应一段时间才能看到物体；患者多在黎明及黄昏时看物不清，病情较重时则发展为夜盲。

4. 维生素 A 缺乏时出现最早的体征是（ ）。

A. 出血　　B. 皮肤症状

C. 免疫功能下降　　D. 眼部症状

E. 骨骼发育迟缓

【解析】同第 3 题。

5. 维生素 A 暗适应障碍的定义是（ ）。

A. 失明

B. 黎明时看不清东西

C. 黑暗中什么都看不见

D. 从亮处进入暗处，需要适应

E. 黑暗中分不清颜色

【解析】暗适应障碍，即从亮处进入暗处，眼睛在黑暗中适应一段时间才能看到物体。

6. 某小学生出现眼睛干涩，上皮干燥、增生，生长发育迟缓，最可能缺乏的是（ ）。

A. 叶酸　　B. 维生素 A

C. 维生素 D　　D. 维生素 C

E. 维生素 E

【解析】膳食中维生素A或胡萝卜素不足、吸收不良都可能引起维生素A缺乏，临床症状主要表现在皮肤和眼部，并影响免疫功能，降低机体免疫力。

7. 维生素A缺乏不容易引起的健康问题是（　　）。

A. 毛囊角化　B. 夜盲症
C. 生长发育迟缓　D. 早产儿溶血
E. 容易感染

【解析】早产儿溶血是缺乏维生素E。

8. 维生素A缺乏时，可能出现的症状有（　　）。

A. 毛发红糠疹　B. 脂溢性皮炎
C. 皮下出血点　D. 银屑病
E. 毛囊上皮过度角化

【解析】维生素A缺乏初期时仅较正常皮肤干燥，之后由于毛囊上皮角化，出现角化过度的丘疹，以上臂后侧和大腿前外侧出现最早，以后逐渐扩展到上、下肢伸侧，肩和下腹部，很少累及胸、背和臀部。丘疹呈圆形或椭圆形，针头大小，坚实而干燥，暗棕色，去除后留下坑状凹陷，无炎症。由于皮脂腺分泌减少，皮肤干燥并有皱纹，因其外表与蟾蜍的皮肤相似，所以又称“蟾皮症”，严重时褶皱明显如鱼鳞。

9. 维生素A缺乏症状**不包括**（　　）。

A. 免疫功能低下　B. 口角炎
C. 夜盲症　D. 皮肤干燥
E. 角膜软化

【解析】维生素A缺乏临床症状主要表现在皮肤和眼部，并影响免疫功能，降低机体免疫力。口角炎主要是缺乏维生素B_2。

10. 富含维生素A的食物是（　　）。

A. 橘子　B. 猪肝
C. 鸭血　D. 胡萝卜
E. 大米

【解析】富含维生素A的食物为肝、蛋类、乳类等。

11. 婴幼儿缺乏维生素D易引起（　　）。

A. 骨软化症　B. 眼干燥症
C. 佝偻病　D. 坏血病
E. 脚气病

【解析】婴幼儿时期维生素D缺乏可导致佝偻病的发生。

12. 出现枕秃或环形脱发，是缺乏（　　）。

A. 铁　B. 钙
C. 维生素D　D. 维生素A
E. 维生素C

【解析】佝偻病神经精神症状：神经兴奋性增高，如激惹、烦恼、睡眠不安、夜间啼哭，汗多且与室温无关，尤其是头部，由于汗液刺激头皮而摇头擦枕出现枕秃或环形脱发。

13. 与佝偻病症状不符的是（　　）。

A. 鸡胸　B. 胸部肋骨串珠
C. 鸭步　D. “方颅”
E. “手足镯”

【解析】骨软化症多发生于成年人，尤其是妊娠多产的妇女及体弱多病的老人。最常见的症状是骨痛、肌无力和骨压痛。在骨痛与肌无力同时存在的情况下，患者步态特殊，被称为“鸭步”。

14. **不属于**骨软化病常见症状的是（　　）。

A. 鸭步　B. 肌无力
C. O型腿　D. 骨痛
E. 骨压痛

【解析】同第13题。

15. 佝偻病最早出现的体征是（　　）。

A.“方颅”　B. 胸部肋骨串珠
C. 鸭步　D. 颅骨软化

E. “手足镯”

【解析】6个月以内婴儿的佝偻病以颅骨改变为主，即颅骨软化，是佝偻病最早出现的体征。

16. 王大妈，62岁，近年经常出现腰背痛，走路感觉腿无力，特别是上楼梯时吃力，骨盆有明显压痛，考虑是缺乏（　　）。

A. 维生素D　　B. 维生素C

C. 锌　　D. 碘

E. 维生素A

【解析】成年人缺乏维生素D会导致骨软化症，尤其是妊娠多产的妇女及体弱多病的老人。最常见的症状是骨痛、肌无力和骨压痛。初期腰背部、腿部不定位疼痛，活动时加重；严重时可造成骨骼脱钙、骨质疏松，以及自发性、多发性骨折。

17. 缺乏维生素D时会使骨矿化不全，不同年龄有不同的临床表现。表现为骨质软化的年龄段是（　　）。

A. 成年人　　B. 婴儿期

C. 幼儿期　　D. 学龄前

E. 学龄期

【解析】骨软化症多发生于成年人，尤其是妊娠多产的妇女及体弱多病的老人。

18. 佝偻病患者血液生化发生的变化是（　　）。

A. 血钙升高

B. 血磷升高

C. 钙磷乘积升高

D. 25-(OH)D_3水平升高

E. 碱性磷酸酶活性升高

【解析】佝偻病、骨软化症活动期血钙可正常或偏低；血磷降低，钙磷乘积<30（正常40）。血清碱性磷酸酶增高，此法是诊断佝偻病常用的指标，但缺乏特异性，且受肝脏疾病影响较大。

19. 缺乏维生素B_1会导致（　　）。

A. 癞皮病　　B. 脚气病

C. 干眼症　　D. 肌无力

E. 口角炎

【解析】维生素B_1缺乏可导致脚气病，临床上以消化系统、神经系统和心血管系统的症状为主。这里所说的脚气病并非通常所说的“脚气”（通常所说的“脚气”是一种真菌引起的脚癣）。临床上根据发病年龄分为成人脚气病和婴儿脚气病。

20. 下列有关佝偻病的防治措施，**错误**的是（　　）。

A. 加强营养知识普及

B. 增加户外活动，多晒太阳

C. 提倡母乳喂养

D. 多吃富含钙食物

E. 长期大量服用维生素D制剂

【解析】维生素D为脂溶性维生素，过量易引起中毒，所以不能长期大量服用维生素D制剂。

21. 长江中下游地区农村，以精白米为主食，易导致（　　）。

A. 巨幼红细胞贫血

B. 脚气病

C. 癞皮病

D. 佝偻病

E. 夜盲

【解析】精白米因过度加工，维生素B_1丢失很多，易导致脚气病。

22. 缺乏维生素B_1导致的症状为（　　）。

A. 消化系统、神经系统和内分泌系统

B. 骨骼系统、神经系统和心血管系统

C. 消化系统、感觉系统和心血管系统

D. 消化系统、神经系统和运动系统

E. 消化系统、神经系统和心血管系统

【解析】同第19题。

☆23. 喉鸣音是（　　）独特的症状。

A. 夜盲　B. 克汀病
C. 佝偻病　D. 婴儿脚气病
E. 癞皮病

【解析】婴儿脚气病多发生于出生数月的婴儿。病情急、发病突然，误诊时可致患儿死亡。发病初期症状为食欲缺乏、呕吐、兴奋、腹痛、便秘、水肿、心跳快、呼吸急促及困难。婴儿脚气病以心血管症状为主，其特点常伴有喉水肿而失声，形成独特的喉鸣（脚气病哭声）。晚期患儿，发绀、心脏扩大、心力衰竭、肺充血及肝淤血均可发生。发生脑充血、脑高压时，可发生强直性痉挛、昏迷甚至死亡。

24. 韦尼克脑病是缺乏（　　）。

A. 维生素 B_{12}　B. 维生素 B_6
C. 维生素 B_2　D. 维生素 C
E. 维生素 B_1

【解析】韦尼克脑病：由酗酒等引起的长期慢性酒精中毒可导致维生素 B_1 严重缺乏，损伤中枢神经系统。主要表现为眼球震颤、共济失调、记忆力消失、精神错乱。如不及时治疗，常死于心力衰竭（死亡率可达90%）。

25. 维生素 B_1 亚临床缺乏的主要表现为（　　）。

A. 疲乏无力和下肢倦怠
B. 暗适应能力下降
C. 多汗
D. 睡着后易惊厥
E. 出血性晕轮

【解析】维生素 B_1 亚临床缺乏型：可见于维生素 B_1 量不能满足机体的需要，持续3个月以上的患者。患者感觉疲乏无力、烦躁不安、易激动、头痛、食欲缺乏、下肢倦怠、酸痛。随病情发展出现神经（或心血管）型或两者兼有的症状。

26. 为减少面食中的维生素损失，下列做法**不正确**的是（　　）。

A. 粮食不要加工过细
B. 吃面条时连汤一起喝
C. 做油炸食品时，油温不宜过高
D. 烙饼时，缩短所用时间
E. 做馒头时，在发酵面团中加碱

【解析】粮食不要加工过细，淘米次数不要过多，煮饭不要丢弃米汤，煮食物时不加碱，以提高食物中维生素 B_1 的利用率和保存率。

27. 食物中维生素 B_1 含量较低的是（　　）。

A. 肉　B. 小麦粉
C. 胚芽　D. 大米
E. 蔬菜、水果

【解析】维生素 B_1 广泛存在于谷类、豆类、坚果、酵母、肉、鱼等食物中。

28. “口腔生殖系统综合征”患者缺乏的营养素是（　　）。

A. 维生素 E　B. 维生素 K
C. 维生素 B_2　D. 维生素 A
E. 维生素 C

【解析】维生素 B_2 又称核黄素，缺乏的主要临床表现为眼、口腔和皮肤的炎症反应。缺乏的早期表现为疲倦、乏力、口腔疼痛，眼睛出现灼热感，继而出现口腔和阴囊病变，称为“口腔生殖系统综合征”，包括唇炎、口角炎、舌炎、皮炎、阴囊皮炎以及角膜血管增生等。

29. 出现阴囊炎、脂溢性皮炎是缺乏（　　）。

A. 维生素 B_{12}　B. 维生素 B_6
C. 维生素 B_2　D. 维生素 C
E. 维生素 B_1

【解析】同第28题。

30. 患者口角湿白，唇裂，鼻唇沟及眉间脂溢性皮炎，阴囊红肿，有溢出液，并有怕光、流泪、舌痛症状，最可能是缺乏（　　）。

A. 核黄素　B. 维生素 B_1

C. 维生素 D　D. 尼克酸

E. 维生素 A

【解析】同第 28 题。

31. 缺乏维生素 B_2 的典型症状为（　　）。

A. 腹泻　B. 神经管畸形

C. 皮肤和牙龈出血　D. 皮肤干燥

E. 唇炎和口角炎

【解析】同第 28 题。

32. 缺乏核黄素的体征之一是（　　）。

A. 神经管畸形　B. 口角炎

C. 周围神经炎　D. “三 D”症状

E. 牙龈疼痛出血

【解析】同第 28 题。

33. 谷类加工精度越高，营养素损失比例最多的是（　　）。

A. 蛋白质　B. 矿物质

C. 脂肪　D. 碳水化合物

E. B 族维生素

【解析】粮谷类的 B 族维生素主要分布在谷皮和胚芽中，碾磨加工可丢失一部分 B 族维生素，因此谷类加工不宜过于精细，避免 B 族维生素的损失。

34. 维生素 B_2 的良好来源是（　　）。

A. 胡萝卜　B. 白菜

C. 菠菜　D. 大米

E. 动物肝脏

【解析】维生素 B_2 广泛存在于动物性和植物性食物中。良好的食物来源主要是动物肝、肾、心、蛋黄、乳类。在发展中国家，植物性食物是膳食维生素 B_2 的主要来源。豆类的维生素 B_2 含量也很丰富；绿叶蔬菜中维生素 B_2 含量比根茎类和瓜茄类高；天然谷类食品的维生素 B_2 含量比较低，但强化维生素 B_2 后可使其含量增加。

35. 烟酸别名**不正确**的是（　　）。

A. 维生素 B_5　B. 维生素 PP

C. 尼克酸　D. 抗癞皮病因子

E. 维生素 B_3

【解析】烟酸又名维生素 PP、尼克酸、抗癞皮病因子、维生素 B_3。

36. 烟酸又名（　　）。

A. 核黄素　B. 抗神经炎因子

C. 尼克酸　D. 抗脚气病因子

E. 蝶酰谷氨酸

【解析】同第 35 题。

37. 食物中缺乏烟酸，会引起（　　）。

A. 癞皮病　B. 脂溢性皮炎

C. 上皮角化　D. 脚气病

E. 神经紊乱

【解析】烟酸缺乏可引起癞皮病。

38. 癞皮病的前驱症状**不包括**（　　）。

A. 失眠　B. 记忆力差

C. 疲劳乏力　D. 体重减轻

E. 脱发

【解析】烟酸缺乏起病缓慢，常有前驱症状，如体重减轻、疲劳乏力、记忆力差、失眠等。

39. 导致癞皮病的原因有（　　）。

A. 缺乏生物素

B. 缺乏烟酸

C. 色氨酸摄入不足

D. 缺乏叶酸

E. 烟酸及色氨酸摄入不足

【解析】缺乏烟酸可引起癞皮病。色氨酸在体内可转化为烟酸，当蛋白质摄入增加时，可相应减少烟酸的摄入。

40. 癞皮病典型“三 D”特征是指（　　）。

A. 出血、疲倦、脱发

B. 腹泻、皮炎、出血

C. 皮炎、痴呆、腹泻

D. 痴呆、脱发、腹泻

E. 皮炎、腹泻、疲倦

【解析】癞皮病是由于缺乏维生素 B_3 而引起的疾病，以皮炎（dermatitis）、腹泻（diarrhea）和痴呆（dementia）即所谓的“三 D”为典型的临床表现。

41. 所含烟酸为结合型，**不能**被人体吸收利用的食物为（　　）。

A. 高粱　　B. 大米

C. 小麦　　D. 玉米

E. 小米

【解析】玉米内的结合型烟酸若未经处理，进入人体后不能被消化酶水解利用。

42. 以玉米为主食的地区容易发生（　　）。

A. 癞皮病　　B. 佝偻病

C. 脚气病　　D. 脂溢性皮炎

E. 干眼病

【解析】长期以玉米为主食的地区易发生烟酸缺乏。

43. 玉米中所含有的呈结合型的且不易被人体利用的维生素是（　　）。

A. 叶酸　　B. 硫胺素

C. 核黄素　　D. 尼克酸

E. 泛酸

【解析】玉米中的烟酸是结合型的。有研究指出，如果在玉米中加入 0.6%、0.8%、1.0% 的碳酸氢钠，烹调后玉米中游离烟酸分别占总烟酸的 64%、82%、93%。另外还有玉米加石灰实验：据国外报道，玉米用石灰水浸泡后磨面，制成薄片，可防止癞皮病。

44. 烟酸缺乏引起的典型皮肤改变为（　　）。

A. 脂溢性皮炎

B. 对称性晒斑样损伤

C. 毛角化

D. 皮肤干燥

E. 湿疹

【解析】烟酸缺乏引起的皮肤症状：在肢体暴露部位，如手背、腕、前臂、面部、颈部、足背、踝部出现对称性皮炎。其次发生在肢体受摩擦的部位，如肘部、膝盖部等处。

45. 在人体内可以转化成烟酸的氨基酸为（　　）。

A. 丝氨酸　　B. 赖氨酸

C. 亮氨酸　　D. 色氨酸

E. 胱氨酸

【解析】色氨酸在体内可转化为烟酸，当蛋白质摄入增加时，可相应减少烟酸的摄入。

46. 巨幼红细胞贫血主要原因是缺乏（　　）。

A. 抗坏血酸　　B. 叶酸

C. 烟酸　　D. 核黄素

E. 视黄醇

【解析】叶酸缺乏引起血红蛋白合成减少，形成巨幼红细胞贫血，叶酸缺乏在贫血发生前几个月就出现。患者表现为头晕、乏力、精神萎靡、面色苍白，并可出现舌炎、食欲下降，以及腹泻等消化系统症状。叶酸缺乏尤其是患有巨幼红细胞贫血的孕妇，易出现胎儿宫内发育迟缓、早产及新生儿低体重。

47. 妊娠期间缺乏导致胎儿发生神经管畸形的营养素为（　　）。

A. 维生素 E　　B. 核黄素

C. 维生素 C　　D. 叶酸

E. 维生素 K

【解析】叶酸在体内参与氨基酸和核苷酸的代谢，是细胞增殖、组织生长和机体发育不可缺少的营养素。缺乏会造成广泛的损害：①孕妇孕早期缺乏叶酸是引起胎儿神经管畸形的主要原因，研究表明育龄妇女补充叶酸，可以有效预防神经管畸形的初发和复发；②缺乏会造成巨幼红细胞贫血；③缺乏时导致高同型半胱氨酸血症，而后者的增加是导致心血管疾病的危险因素。

☆48. 营养性巨幼红细胞性贫血的原因是（ ）。

A. 叶酸和维生素 B_6 缺乏
B. 维生素 A 缺乏
C. 铁缺乏
D. 维生素 C 和锌缺乏
E. 维生素 B_{12} 和叶酸缺乏

【解析】叶酸缺乏引起血红蛋白合成减少，形成巨幼红细胞贫血。维生素 B_{12} 缺乏的表现：巨幼红细胞贫血，高同型半胱氨酸血症。

49. 缺乏叶酸引起的不良后果**不包括**（ ）。

A. 癞皮病　　B. 低出生体重
C. 宫内发育迟缓　　D. 巨幼红细胞贫血
E. 神经管畸形

【解析】叶酸缺乏会引起巨幼红细胞贫血、胎儿宫内发育迟缓、早产及新生儿低体重、胎儿神经管畸形、高同型半胱氨酸血症。癞皮病是缺乏烟酸。

50. 为有效预防神经管畸形的发生，推荐孕妇每天额外摄入叶酸（ ）。

A. 700 μg　　B. 300 μg
C. 400 μg　　D. 500 μg
E. 600 μg

【解析】建议孕妇至少在孕前 3 个月开始每日服用 400 μg 叶酸补充剂，使其体内叶酸维持在适宜水平，以确保胚胎早期有一个较好的叶酸营养环境，预防胎儿神经管及其他器官畸形的发生。

51. 为预防神经管畸形的发生，叶酸补充最好从（ ）开始。

A. 青春期
B. 计划怀孕或可能怀孕前开始
C. 孕早期
D. 孕中期
E. 孕晚期

【解析】同第 50 题。

52. 与血浆同型半胱氨酸水平有关的维生素**不包括**（ ）。

A. 维生素 B_6　　B. 维生素 B_{12}
C. 叶酸　　D. 核黄素
E. 钴胺素

【解析】维生素 B_6、维生素 B_{12}（钴胺素）和叶酸缺乏，会造成同型半胱氨酸水平增高。

53. 坏血病是缺乏（ ）。

A. 维生素 D　　B. 维生素 C
C. 生育酚　　D. 烟酸
E. 硫胺素

【解析】维生素 C 严重缺乏会导致坏血病。

54. 一名儿童临床症状表现为牙龈出血、皮下出现散在的出血点、鼻子出血等症状，临床诊断病人可能患有（ ）。

A. 碘缺乏病　　B. 佝偻病
C. 锌缺乏病　　D. 缺铁性贫血
E. 维生素 C 缺乏病

【解析】维生素 C 严重缺乏会导致坏血病，主要表现是全身任何部位可出现大小不等和程度不同的出血。起初局限于毛囊周围及牙龈等处，进一步发展可有皮下组织、肌肉、关节、腱鞘等处出血，甚至血肿或瘀斑。

55. 某人疲倦、乏力、易感冒，检查发现牙龈肿胀出血，牙齿松动、关节肌肉疼痛、伤口难愈合，皮肤受碰撞出现瘀斑。此患者可能是缺乏（ ）。

A. 叶酸　　B. 抗坏血酸

C. 钴胺素　　D. 铁
E. 维生素 K

【解析】同第 54 题。

56. 缺乏维生素 C 常见症状**不包括**（　　）。
A. 无力　　B. 头发脱落
C. 牙龈出血　　D. 皮下出血
E. 疲倦

【解析】维生素 C 缺乏早期，症状不典型，主要表现为体重减轻、四肢无力、衰弱、肌肉关节等疼痛。

57. 牙龈出血、皮肤与内脏皆出血的原因可能是（　　）。
A. 缺乏维生素 K　　B. 缺乏蛋白质
C. 缺乏维生素 A　　D. 缺乏维生素 C
E. 铁缺乏

【解析】同第 54 题。

58. 下列食物中含维生素 C 较多的是（　　）。
A. 腐乳　　B. 豆浆
C. 豆腐　　D. 豆腐干
E. 豆芽

【解析】大豆制成豆芽后，除含原有的营养成分外，还含有较多的维生素 C，因此当新鲜蔬菜缺乏时，豆芽可以作为维生素 C 的良好来源。

59. 下列水果含维生素 C 最高的是（　　）。
A. 杏　　B. 猕猴桃
C. 苹果　　D. 香蕉
E. 梨

【解析】维生素 C 的主要来源是新鲜的蔬菜和水果，如辣椒、菠菜、茼蒿和红枣、草莓、柑橘、柠檬等。野生的苜蓿、刺梨、沙棘、猕猴桃和酸枣等维生素 C 含量尤其丰富。查询《中国食物成分表标准版》（第 6 版），每 100 g 可食部维生素 C 含量分别为：杏 4.0 mg 猕猴桃 62.0 mg；苹果 4.0 mg；香蕉 8.0 mg；柠檬 22.0 mg。

60. 以下食物中，含维生素 C 最高的是（　　）。
A. 胡萝卜　　B. 菠菜
C. 大白菜　　D. 卷心菜
E. 青椒

【解析】查询《中国食物成分表标准版（第 6 版）》，每 100 g 可食部维生素 C 含量分别为：胡萝卜 16.0 mg；菠菜 32.0 mg；大白菜 31.0 mg；卷心菜 40.0 mg；青辣椒 62.0 mg；红辣椒 144.0 mg。

（二）参考答案

1. E　2. E　3. D　4. D　5. D　6. B
7. D　8. E　9. B　10. B　11. C　12. C
13. C　14. C　15. D　16. A　17. A　18. E
19. B　20. E　21. B　22. E　23. D　24. E
25. A　26. E　27. E　28. C　29. C　30. A
31. E　32. B　33. E　34. E　35. A　36. C
37. A　38. E　39. E　40. C　41. D　42. A
43. D　44. B　45. D　46. B　47. D　48. E
49. A　50. C　51. B　52. D　53. B　54. E
55. B　56. B　57. D　58. E　59. B　60. E

三、矿物质缺乏

（一）单选题（每题的备选项中，只有一个选项最符合题意。）

1. 老年人如果钙摄入不足易导致（　　）。
A. 便秘　　B. 骨质疏松症
C. 阿尔茨海默病　　D. 帕金森病
E. 牙周炎

【解析】成年人缺钙主要症状有全身无力、腰酸背痛、不能负重、小腿痉挛、牙齿松动脱落，缺钙严重时发生骨质疏松，骨脆性增大，脊柱压缩、易碎、变形，疼痛；轻微外伤即可引起骨折，尤其常见于股骨颈部，其次为腕及肱骨上端，严重影响生活质量。

2. 关于缺钙的表现，以下描述**错误**的是（ ）。
   A. 婴幼儿长期严重缺钙可引起佝偻病
   B. 婴儿缺钙常伴随蛋白质和维生素 D 的缺乏，可引起生长迟缓
   C. 成年人骨骼逐渐脱钙，可以发生骨质软化
   D. 绝经后妇女骨质丢失速度减慢
   E. 老年人缺钙可引起骨质疏松症，主要表现为容易骨折

【解析】妇女绝经后，体内雌激素水平下降，骨代谢发生明显变化，主要是骨吸收作用增强，虽然骨重建也增强，但骨吸收过程远超过骨形成的过程，进而造成不断的骨量丢失，导致骨质疏松和骨折。

3. 缺乏可引起佝偻病的矿物质是（ ）。
   A. 硒　　B. 铁
   C. 锌　　D. 维生素 D
   E. 钙

【解析】幼儿、儿童缺钙：主要影响骨骼生长发育，骨结构异常、骨钙化、骨骼变形，发生方颅、鸡胸、X 型腿、O 型腿等骨骼变化，导致生长迟缓，身高低于同年龄正常儿童。维生素 D 缺乏也可导致佝偻病，但维生素 D 是维生素，不是矿物质。

4. 有利于钙吸收的膳食因素是（ ）。
   A. 锌　　B. 植酸
   C. 乳糖　　D. 草酸
   E. 膳食纤维

【解析】影响钙吸收的膳食因素有：①维生素 D、乳糖、低磷、酸性氨基酸等可以促进钙的吸收。②植酸、草酸、膳食纤维和某些脂肪酸会抑制钙的吸收。

5. 钙的 UL 为（ ）。
   A. 800 mg　　B. 1000 mg
   C. 1500 mg　　D. 2000 mg
   E. 3000 mg

【解析】DRIs2023 中，钙的 UL 为 2000 mg/d。

6. 促进铁吸收的**不包括**（ ）。
   A. 维生素 C　　B. 新鲜水果
   C. 膳食纤维　　D. 单糖
   E. 肉类

【解析】维生素 C、维生素 B_2、某些单糖、有机酸，以及动物肉类有促进非血红素铁吸收的作用。膳食纤维、植酸、多酚类化合物、钙等会妨碍铁的吸收。

7. 女，32 岁，患缺铁性贫血，膳食中应注意选择含铁丰富且吸收率高的食物，尤其是（ ）。
   A. 大豆油　　B. 猪肝、瘦肉
   C. 牛奶、鸡蛋　　D. 大豆及豆制品
   E. 蔬菜、水果

【解析】动物全血、动物肝脏、畜禽肉类均为铁的良好来源。所以应适当选择含铁高的动物性食物，并多吃富含维生素 C 的蔬菜和水果以促进铁吸收。

8. 铁缺乏易患人群**不包括**（ ）。
   A. 成年人　　B. 老年人
   C. 婴幼儿　　D. 孕妇
   E. 青春期

【解析】婴幼儿、孕妇和乳母及生长发育期的青少年处于特殊生理时期，对铁的需求量高，如不能合理添加含铁丰富且吸收率高的食物，也易发生铁缺乏。

9. 婴幼儿铁缺乏可引起（ ）。
   A. 贫血　　B. 克汀病

C. 夜盲症　　D. 坏血病
E. 脚气病

【解析】缺铁会引起缺铁性贫血。

10. 可以促进膳食中铁吸收的是（　　）。
A. 叶酸　　B. 维生素 D
C. 维生素 C　　D. 维生素 A
E. 维生素 B_1

【解析】维生素 C 可促进铁吸收。

11. 膳食中铁的良好来源是（　　）。
A. 牛奶　　B. 动物脑
C. 蛋黄　　D. 动物血
E. 菠菜

【解析】动物全血、动物肝脏、畜禽肉类均为铁的良好来源。

12. 可以更好地促进人体对铁的吸收的食物是（　　）。
A. 鱼类　　B. 谷类
C. 新鲜柑橘类水果　D. 大豆类
E. 海产品

【解析】维生素 C、维生素 B_2、某些单糖、有机酸，以及动物肉类有促进非血红素铁吸收的作用。新鲜柑橘类水果含维生素比较丰富，可促进铁的吸收。

13. 下面补铁效果好的是（　　）。
A. 豆沙包　　B. 青椒肉丝
C. 鱼头紫菜汤　　D. 莲藕猪骨汤
E. 素炒三鲜

【解析】动物全血、动物肝脏、畜禽肉类均为铁的良好来源。肉丝富含铁，并且青椒中维生素 C 含量丰富，能促进铁的吸收。

14. 地方性克汀病是缺乏（　　）。
A. 铁　　B. 碘
C. 硒　　D. 钙
E. 锌

【解析】地方性克汀病多出现在严重的地方性甲状腺肿流行区，是胚胎时期和出生后早期碘缺乏与甲状腺功能低下所造成的中枢神经系统发育障碍的结果。

15. 某患者患有严重的甲状腺功能减退性疾病，临床表现为：身材矮小，甲状腺肿大，智力低下。该疾病可能是缺乏（　　）。
A. 钙　　B. 硒
C. 铜　　D. 锰
E. 碘

【解析】发育期儿童的身高、体重、肌肉、骨骼的增长和性发育都需要甲状腺激素的参与，甲状腺功能低下的儿童，表现为以智力迟钝、身体矮小为特征的呆小症（又称克汀病）。缺碘会引起克汀病。

16. 儿童是对碘缺乏敏感的人群，除必须食用含碘强化盐外，还建议经常食用（　　）。
A. 鸡蛋　　B. 海产品
C. 淡水鱼　　D. 奶类
E. 豆类

【解析】海产品富含碘，如海带、紫菜、海鱼等。

17. 儿童生长发育迟缓、食欲减退或有异食癖，最可能缺乏的营养素是（　　）。
A. 维生素 B_1　　B. 蛋白质和能量
C. 钙　　D. 维生素 D
E. 锌

【解析】异食癖和食欲缺乏是公认的缺锌症状，喜食泥土、墙皮、纸张等异物，食欲不振、食量降低、消化能力减弱。主要是味觉功能减退，而与味觉和嗅觉障碍、异常有关。

18. 缺乏可影响性成熟的营养素为（　　）。
A. 钙　　B. 维生素 C
C. 锌　　D. 维生素 D

E. 铁

【解析】性发育障碍是青少年锌缺乏的另一个主要表现，表现为生殖器幼稚型，无第二性征出现。成人缺锌会出现性功能减退等症状。

19. 缺锌的症状是（ ）。

A. 皮肤下血点　B. 夜盲症
C. 味觉障碍　D. 脚气病
E. 骨压痛

【解析】同第 17 题。

20. 锌缺乏的症状**不包括**（ ）。

A. O 型腿　B. 伤口不易愈合
C. 异食癖　D. 成长发育迟缓
E. 味觉障碍

【解析】锌缺乏症状：生长发育障碍、味觉及嗅觉障碍、性发育障碍与性功能低下、伤口不易愈合、反复发生口腔溃疡、免疫功能低下等。O 型腿是婴幼儿缺乏维生素 D 或钙引起的佝偻病的症状。

21. 下列食物中含锌少的是（ ）。

A. 牛奶　B. 贝壳类海产品
C. 红色肉类　D. 动物内脏
E. 扇贝

【解析】动物内脏、瘦肉，牡蛎、海蛎肉、蛏干、扇贝等贝壳类海产品，花生、核桃等坚果，均可作为锌的良好来源。

（二）参考答案

1. B　2. D　3. E　4. C　5. D　6. C
7. B　8. A　9. A　10. C　11. D　12. C
13. B　14. B　15. E　16. B　17. E　18. C
19. C　20. A　21. A

四、超重肥胖

（一）单选题（每题的备选项中，只有一个选项最符合题意。）

1. 超重和肥胖的生活方式影响因素**不包括**（ ）。

A. 行为　B. 膳食
C. 身体活动量　D. 遗传
E. 心理因素

【解析】超重和肥胖是能量摄入大于能量消耗，以致体内脂肪过多蓄积的结果，受遗传（如生理、代谢）和生活方式（如社会、行为、文化、膳食、身体活动量和心理因素）的影响。

2. 根据《成人体重判定》，肥胖的标准为（ ）。

A. BMI≥28 kg/m^2　B. BMI≥29 kg/m^2
C. BMI≥30 kg/m^2　D. BMI>28 kg/m^2
E. BMI>30 kg/m^2

【解析】我国于 2013 年发布卫生行业标准《成人体重判定》（WS/T 428—2013）提出，成人 24 kg/m^2≤BMI<28 kg/m^2 为超重，BMI≥28 kg/m^2 为肥胖。

3. 我国确定人体超重的 BMI 的值的下限为（ ）。

A. 30 kg/m^2　B. 25 kg/m^2
C. 23 kg/m^2　D. 24 kg/m^2
E. 28 kg/m^2

【解析】同第 2 题。

☆4. 健康人群减肥**不推荐**（ ）。

A. DASH 饮食
B. 低碳平衡膳食
C. 限能量平衡膳食
D. 高蛋白膳食模式
E. 辟谷

【解析】辟谷，又叫“断谷”“绝谷”“却谷”等，源自传统养生的“不食五谷”，是指在一定时间内不吃五谷杂粮，而用水、蜂蜜、果汁等充腹，或在一定时间内完全断食。从古至今，辟谷备受争议，但缺乏这方面的相关研究。有关辟谷对机体代谢等方面的影响，来自个体的主观感受或个例报告。从现代营养学的理论分析，一段时间不吃食物或断食的做法会造成能量和营养素供应不足或缺乏，长期会影响机体正常生理功能，甚至带来生命危险。

☆5. 实际体重在理想体重±10% 内为（　　）。

A. 肥胖　　B. 正常范围
C. 超重或瘦弱　　D. 肥胖或瘦弱
E. 无法判断

【解析】标准体重（kg）= 身高（cm）− 105，±10% 为正常，低于 20% 为消瘦，超过 20% 为肥胖。

6. 手术治疗适合的病人是（　　）。

A. 儿童肥胖
B. 有严重肥胖并发症
C. 正常体重
D. 超重
E. 单纯肥胖

【解析】手术治疗仅适合于极度肥胖或有严重肥胖并发症的患者。

7. 体质指数是（　　）。

A. 体重（g）/［身高（cm）］^{2}
B. 体重（kg）/［身高（cm）］^{3}
C. 体重（kg）/［身高（cm）］^{2}
D. 体重（kg）/［身高（m）］^{3}
E. 体重（kg）/［身高（m）］^{2}

【解析】BMI（kg/m^2）= 体重（kg）/［身高（m）］^{2}。

8. 体质指数的英文缩写是（　　）。

A. PMW　　B. BMH
C. BMW　　D. BMI
E. PMI

【解析】体质指数（body mass index，BMI）是评价人群营养状况的一个常用指标。

9. 对于肥胖的人，饮食调整的原则是在控制总能量摄入基础上的平衡膳食。能量摄入一般建议每天减少（　　）。

A. 800~1000 kcal　　B. 100~300 kcal
C. 300~500 kcal　　D. 200~300 kcal
E. 500~800 kcal

【解析】对于肥胖的人，饮食调整的原则是在控制总能量摄入基础上的平衡膳食。能量摄入一般建议每天减少 1256~2093 kJ（300~500 kcal），严格控制油脂和精制糖，适量控制精白米面和肉类，保证蔬菜、水果和牛奶的摄入。

10. 对于体重过高的肥胖者，建议的运动**不包括**（　　）。

A. 游泳　　B. 平地骑自行车
C. 固定自行车　　D. 水中漫步
E. 上楼梯

【解析】对于体重过高的肥胖者，为了减轻膝关节的压力，预防关节损伤，开始运动可选择膝关节承重小的项目，如平地骑自行车、固定自行车、游泳、水中漫步等，不做或少做登山、上楼梯、跳绳等运动。

☆11. 下列关于控制成年肥胖者营养防治的说法**错误**的是（　　）。

A. 多摄入优质蛋白质
B. 三餐能量供应，午餐 > 早餐 > 晚餐
C. 增加膳食纤维的摄入
D. 以每周减重 2.5 kg 为宜
E. 6 个月内体重降低 5%~15%

【解析】对于肥胖的人，饮食调整的原则是在控制总能量摄入基础上的平衡膳

食。一般情况下，建议能量摄入每天减少1256~2093 kJ（300~500 kcal），严格控制油和脂肪摄入，适量控制精白米面和肉类，保证蔬菜、水果和牛奶的摄入充足。减重速度以每月 2~4 kg 为宜。

☆12. 小春，41 岁，BMI 为 29 kg/m^2，日常膳食应选用（　　）。

A. 低嘌呤膳食

B. 低蛋白膳食

C. 高蛋白、低脂肪、低碳水化合物膳食

D. 高 GI 膳食

E. 生酮饮食

【解析】根据《中国居民肥胖防治专家共识》，对于肥胖的营养干预，推荐每日能量摄入平均降低 30%~50% 或降低 500 kcal，或每日能量摄入限制在 1000~1500 kcal 的限制饮食能量。保持每日摄入蛋白质 20%~25%、脂肪供能比为 20%~30%、碳水化合物供能比为 45%~60%。个性化管理方案中，多种膳食干预方法对体重控制均有效果，包括限能量平衡膳食、高蛋白膳食、间歇式断食膳食、营养代餐、低碳水化合物膳食等。

13. 超重肥胖儿童少年合理膳食**不正确**的是（　　）。

A. 适量吃瘦肉、鱼虾、蛋、奶

B. 食物多样，奶类为主

C. 尽量少吃高能量食品

D. 少喝或不喝含糖饮料

E. 多吃蔬菜、水果

【解析】儿童肥胖的合理膳食：①食物多样，谷类为主，适当吃些粗粮（玉米面、小米等）。②尽量少吃高能量食品，如糖、巧克力、各种甜食、油炸食品、肥肉等。③少喝或不喝含糖饮料。④多吃蔬菜、水果、豆腐。⑤适量吃瘦肉、鱼虾、蛋、奶等。

14. 关于儿童超重肥胖的合理膳食，说法**不正确**的是（　　）。

A. 尽量少吃高能量食品，适量吃瘦肉、鱼虾、蛋、奶

B. 食物多样，谷类为主，适当吃些粗粮

C. 多吃蔬菜、水果

D. 少吃或不吃豆腐

E. 少喝或不喝含糖饮料

【解析】同第 13 题。

15. 导致青少年肥胖症的因素**不包括**（　　）。

A. 经常户外运动　B. 吃甜食过多

C. 吃肥肉过多　D. 不吃早餐

E. 久坐不起

【解析】运动可以消耗能量。

16. 合理膳食**不包括**（　　）。

A. 适当补充营养补充剂

B. 能量和营养素满足需要

C. 食物多样化

D. 营养素之间要保持适宜的平衡

E. 少喝或不喝含糖饮料

【解析】仅在特定的情况下，需要用强化食品，甚至用一些营养补充剂来保证特定营养素的供给。

（二）参考答案

1. D　2. A　3. D　4. E　5. B　6. B
7. E　8. D　9. C　10. E　11. D　12. C
13. B　14. D　15. A　16. A

第六章　营养相关慢性病的膳食指导

一、糖尿病患者的膳食指导

(一) 单选题（每题的备选项中，只有一个选项最符合题意。）

☆1. 糖尿病的分类不包括（　　）。

A. 妊娠糖尿病

B. 2 型糖尿病

C. 其他特殊类型糖尿病

D. 1 型糖尿病

E. 老年糖尿病

【解析】按照 WHO 及国际糖尿病联盟专家组的建议，按病因糖尿病可分为 1 型、2 型、其他特殊类型及妊娠糖尿病 4 种，以 2 型糖尿病为主。

2. 代谢综合征不包括（　　）。

A. 中心性肥胖

B. 高密度脂蛋白水平升高

C. 血压升高

D. 血清甘油三酯升高

E. 2 型糖尿病

【解析】腰围超标、血清甘油三酯和低密度脂蛋白水平升高、高密度脂蛋白水平降低、血压升高和空腹血糖升高等被称为“代谢综合征”。

3. 糖尿病患者中，2 型糖尿病占（　　）。

A. 1%~3%　　B. 5%~12%

C. 87%~95%　　D. 50%~60%

E. 30%~50%

【解析】同第 1 题。

☆4. 以胰岛β细胞破坏导致胰岛素绝对缺乏为主要病因学特征的是（　　）。

A. 其他特殊类型糖尿病

B. 妊娠糖尿病

C. 2 型糖尿病

D. 糖调节受损

E. 1 型糖尿病

【解析】1 型糖尿病以胰岛β细胞破坏导致胰岛素绝对缺乏为主要病因学特征。1 型糖尿病患者往往需要通过适当的胰岛素替代疗法，可将血糖控制在合理范围内。

5. 糖尿病是由于（　　）分泌及（或）作用缺陷引起的以血糖升高为特征的代谢病。

A. 糖皮质激素　　B. 甲状腺素

C. 雌激素　　D. 雄激素

E. 胰岛素

【解析】糖尿病是指由遗传因素、内分泌功能紊乱等各种致病因子作用，导致胰岛功能减退、胰岛素抵抗等而引发的糖、蛋白质、脂肪、水和电解质等一系列代谢紊乱综合征。

6. 进行空腹血糖检测时，空腹状态指至少（　　）没有进食能量

A. 24 小时　　B. 1 小时

C. 4 小时　　D. 6 小时

E. 8 小时

【解析】空腹状态指至少 8 小时没有进食能量。

7. 糖尿病诊断条件中 OGTT 试验的餐后 2 小时血糖水平（　　）。

A. ≥10.0 mmol/L　　B. ≥7.0 mmol/L

C. ≥6.1 mmol/L　　D. ≥11.1 mmol/L

E. ≥7.8 mmol/L

【解析】糖尿病诊断条件中OGTT试验的餐后2小时血糖水平≥11.1 mmol/L。

8. 血糖明显升高时可表现出的症状**不包括**（　　）。

A. 体重减轻　　B. 多尿

C. 多饮　　D. 眩晕

E. 多食

【解析】糖尿病的典型症状是“三多一少”，即多尿、多饮、多食及体重减轻，且伴有疲乏无力。

☆9. 糖耐量试验中使用的无水葡萄糖量为（　　）。

A. 100 g　　B. 25 g

C. 50 g　　D. 75 g

E. 82.5 g

【解析】糖耐量试验的方法为：成年人被试者在清晨抽血测定空腹血糖浓度，然后一次服用75 g无水葡萄糖，隔0.5小时、1小时、2小时各测定血糖一次。以时间为横坐标，血糖浓度为纵坐标，绘成曲线，此曲线一般称糖耐量曲线。正常人在食入大量糖后，血糖在0.5小时或1小时左右升至高峰，以后逐渐下降，一般在2小时后可恢复至正常。糖尿病患者除空腹血糖高于正常外，在摄入葡萄糖后，血糖浓度急剧上升，在2小时后仍高于正常。这是由于糖尿病患者的胰岛素分泌不足或作用减弱，因此，对葡萄糖的耐量降低。

☆10. 血清和血浆的区别在于（　　）。

A. 血浆含有水

B. 血清含有纤维蛋白原

C. 血浆含有纤维蛋白原

D. 血清含有血细胞

E. 血浆含有血细胞

【解析】血浆与血清的区别在于：血浆含有纤维蛋白原，而血清没有，其他成分完全相同。

☆11. 正常人血浆的pH值是（　　）。

A. 6.1~7.0

B. 5.35~6.35

C. 6.35~7.35

D. 7.35~7.45

E. 7.45~7.85

【解析】正常人血浆的pH值为7.35~7.45。

12. 正常人血浆所含的糖类主要是（　　），浓度为（　　）。

A. 乳糖，3.9~6.1 mmol/L

B. 葡萄糖，3.9~6.1 mmol/L

C. 葡萄糖，3.9~7.8 mmol/L

D. 果糖，3.9~6.1 mmol/L

E. 果糖，3.9~7.4 mmol/L

【解析】血浆中所含的糖类主要是葡萄糖，简称血糖，空腹时血糖浓度为3.9~6.1 mmol/L。

☆13. 小春，男，35岁，身高175 cm，体重85 kg，BMI为27.8 kg/m^2，诊断为2型糖尿病，目前血糖控制不佳，针对其营养问题制定食谱，下列**错误**的是（　　）。

A. 照顾饮食习惯，注意饭菜口味

B. 注意主食与副食、杂粮与精粮、荤与素的平衡搭配

C. 三大产能营养素之间的比例为蛋白质占20%~30%，脂肪占10%~15%，碳水化合物占55%~65%

D. 饱和脂肪酸：单不饱和脂肪酸：多不饱和脂肪酸为1∶1∶1

E. 考虑到当地的饮食状况和患者的经济负担能力，因地制宜，充分利用当地的食物

【解析】《成人糖尿病食养指南（2023年版）》推荐糖尿病患者膳食能量的宏量营

养素占总能量比分别为：蛋白质 15%~20%、碳水化合物 45%~60%、脂肪 20%~35%。

14. 糖尿病治疗称为五驾马车，其中（　　）是所有治疗的基础。

A. 药物治疗　B. 营养教育

C. 饮食控制　D. 运动疗法

E. 自我管理血糖监测

【解析】糖尿病的治疗应是综合治疗，包括营养教育、饮食控制、运动疗法、自我管理血糖监测和药物治疗，被形象地称作糖尿病治疗的五驾马车，其中饮食控制是所有治疗的基础。

15. 糖尿病患者饮食治疗最重要的是（　　）。

A. 清淡少油　B. 控制总能量

C. 适量蛋白质　D. 水果适量

E. 多吃新鲜蔬菜

【解析】糖尿病患者的饮食原则是控制总能量，低糖、低脂、适量蛋白质、限盐、高纤维素饮食。

16. 木糖醇的代谢不需要胰岛素，故常用于（　　）。

A. 胃炎　B. 肾病

C. 肝炎　D. 高血压

E. 糖尿病

【解析】木糖醇是存在于多种水果、蔬菜中的五碳醇。工业上可通过氢化木糖制得，其甜度与蔗糖相等。其代谢不受胰岛素调节，因而常作为甜味剂用于糖尿病患者的专用食品及许多药品中。

17. 配餐时可以采用高蛋白质膳食的患者为（　　）。

A. 肝性脑病　B. 肾衰竭

C. 严重骨折　D. 急性肾炎

E. 尿毒症

【解析】摄入过多的蛋白质可能增加肾脏的负担，长期高蛋白质饮食容易加重糖尿病肾病。高蛋白饮食可诱发肝性脑病，因此对有肝性脑病患者应该限制蛋白质摄入，并保证热能供给。骨折后采用高蛋白膳食，可以促进骨头的愈合。

18. 低蛋白膳食**不适用**的人群为（　　）。

A. 肝衰竭　B. 烧伤患者

C. 尿毒症患者　D. 慢性肾炎

E. 急性肾炎

【解析】烧伤患者属于高代谢，应给予高蛋白膳食。

19. 糖尿病的预防**不包括**（　　）。

A. 少吃高脂肪、高胆固醇及高盐食品，适当多吃粗杂粮和蔬菜等

B. 防止肥胖，保持理想体重，合理进食，不吸烟，少饮酒

C. 不吃甜食和水果

D. 多运动、常体检，以及时发现糖耐量降低

E. 减慢生活节奏，减少精神紧张

【解析】水果中含有很多微量营养素，如镁、铬、锰等，对提高体内胰岛素活性有利。血糖控制不好的患者，如餐后血糖在 11.1 mmol/L 以上，糖化血红蛋白大于 6.5%，血糖不稳定，忽高忽低、上下波动时，不建议食用水果，但可以用西红柿、黄瓜等来代替水果。

20. 糖尿病患者的饮食治疗的具体措施**不包括**（　　）。

A. 多吃水果

B. 少吃多动，控制体重

C. 合理膳食，均衡营养

D. 定时定量

E. 粗细粮搭配

【解析】当血糖控制较好时，可适量吃水果，每天不超过 200 g，宜在两餐中间

吃。血糖控制不好的患者，如餐后血糖在11.1 mmol/L以上，糖化血红蛋白大于6.5%，血糖不稳定，忽高忽低、上下波动时，不建议食用水果，但可以用西红柿、黄瓜等来代替水果。

21. 糖尿病患者可以运动治疗的是（　　）。
   A. 不稳定心绞痛
   B. 空腹血糖在11.1 mmol/L以下
   C. 血糖波动明显，忽高忽低
   D. 急性并发症
   E. 伴有严重高血压

【解析】一般来讲，绝大多数2型糖尿病患者适于运动治疗。1型糖尿病病情稳定者，空腹血糖在11.1 mmol/L以下，进行运动疗法可减少胰岛素的用量。血糖未控制，空腹血糖在16.7 mmol/L以上；或血糖波动明显，忽高忽低，出现低血糖和高血糖反应的糖尿病患者；有急性并发症的患者，如急性感染、酮症酸中毒；糖尿病伴有严重高血压、缺血性心脏病和不稳定心绞痛者等不建议运动。

22. 糖尿病病人可以适量多食用（　　）。
   A. 燕麦片、燕麦、黑米
   B. 大米、精粉面条
   C. 土豆（马铃薯）、芋头
   D. 芒果干、蜜饯
   E. 馒头、咸饼干、咸面包

【解析】糖尿病病人主食多选粗、杂粮代替精细粮，有利于控制餐后血糖，可增加饱腹感。主食最好粗细粮搭配，全天主食总量的一半为粗粮和杂粮，可选择荞麦、燕麦、大麦、玉米、玉米面、小米、黑米等粗、杂粮及其制品。

☆23. 糖尿病肾病患者的蛋白质摄入量一般为每天每千克体重（　　）。
   A. 1.6 g左右　　B. 0.6 g左右
   C. 0.8 g左右　　D. 1.0 g左右
   E. 1.2 g左右

【解析】糖尿病肾病是糖尿病的慢性并发症，是指由糖尿病所致的慢性肾脏疾病。糖尿病肾病营养治疗的关键在于适当控制蛋白质的摄入，推荐蛋白摄入量0.8 g/（kg·d）左右。过高的蛋白质摄入与蛋白尿升高、肾功能下降、心血管及死亡风险增加有关，低于0.8 g/（kg·d）的蛋白质摄入并不能延缓糖尿病肾病进展，并且容易出现营养不良。

☆24. 肾功能不全患者应采用（　　）。
   A. 高蛋白膳食　　B. 低蛋白膳食
   C. 低脂肪膳食　　D. 低嘌呤膳食
   E. 生酮饮食

【解析】摄入过多的蛋白质可能增加肾脏的负担，肾功能不全患者选择低蛋白膳食。

25. 糖尿病患者饮食原则**不正确**的是（　　）。
   A. 限盐　　B. 控制总能量
   C. 低糖　　D. 低脂
   E. 充足蛋白质

【解析】糖尿病患者的饮食原则是控制总能量，低糖、低脂、适量蛋白质、限盐、高纤维素饮食。摄入过多的蛋白质可能增加肾脏的负担，长期高蛋白质饮食容易加重糖尿病肾病。

26. 下列不建议给糖尿病患者食用的是（　　）。
   A. 肉末豆腐　　B. 青椒茭白炒鸡丝
   C. 白米浓粥　　D. 玉米面窝头
   E. 玉米面发糕

【解析】白米浓粥GI高，不建议给糖尿病患者食用。

27. 对血糖影响最小的烹饪方式是（　　）。
   A. 炝炒土豆丝　　B. 烤土豆
   C. 土豆泥　　D. 炖土豆
   E. 红烧土豆

【解析】炝炒土豆丝加热时间短，土豆淀粉消化吸收率相对较低，血糖应答较慢，对血糖影响最小。

28. 下列关于糖尿病药物治疗说法**不正确**的是（　　）。

A. 2 型糖尿病也可以使用胰岛素控制高血糖

B. 胰岛素治疗是控制高血糖的重要手段

C. 营养和运动治疗不能控制血糖达标时，应及时采取药物治疗

D. 1 型糖尿病必须使用胰岛素治疗

E. 糖尿病只能通过药物治疗来控制高血糖

【解析】糖尿病的治疗应是综合治疗，包括营养教育、饮食控制、运动疗法、自我管理血糖监测和药物治疗，被形象地称作糖尿病治疗的五驾马车，其中饮食控制是所有治疗的基础。

☆29. 编制糖尿病食谱时，每一份食物交换份的任何食物均能提供大约相等的（　　）。

A. 降糖效果　　B. 脂肪

C. 能量　　D. 糖类

E. 蛋白质

【解析】食物交换份法是一个粗略但快速地编制食谱的方法。根据不同能量的各种食物用量，参考食物交换代量表，确定不同能量供给量的食物交换份数。使用食物交换份法进行食物交换时，只能是同类食物之间进行互换，不同类食物之间不能进行互换，否则将增大食谱营养素含量的差异和不确定性。

☆30. 食物交换份中每份食物指的是相当于提供（　　）能量的食物质量。

A. 10 kcal　　B. 50 kcal

C. 60 kcal　　D. 100 kcal

E. 90 kcal

【解析】食物交换份是将食物按照类别、营养特征分类，按照所提供能量或某营养成分相近的原则，进行同类食物之间交换的质量换算表。每份食物指的是相当于提供 90 kcal 能量的食物质量。每份调味料指的是相当于提供 1 g 盐或 400 mg 钠的质量。

☆31. 食物交换份中，一份植物油的质量是（　　）。

A. 1 g　　B. 5 g

C. 9 g　　D. 10 g

E. 15 g

【解析】食物交换份中每份食物指的是相当于提供 90 kcal 能量的食物质量。每克脂肪提供 9 kcal 能量，90÷9＝10 g。

☆32. 根据食物交换份的互换原则，下列**不能**与大白菜交换的是（　　）。

A. 西红柿　　B. 马铃薯

C. 胡萝卜　　D. 香菇

E. 四季豆

【解析】马铃薯、甘薯、木薯、山药、芋头、大薯、豆薯等为谷薯杂豆类食物交换表中的薯芋类。

☆33. 根据食物交换份的互换原则，下列**不能**与鸡蛋交换的是（　　）。

A. 牛里脊　　B. 猪大排

C. 草鱼　　D. 奶酪

E. 河虾

【解析】奶酪属于乳制品，不能与肉蛋水产品类食物进行互换。

☆34. 根据食物交换份互换原则，下列可与苹果交换的是（　　）。

A. 藕　　B. 西瓜

C. 地瓜　　D. 杏仁

E. 土豆

【解析】使用食物交换份法进行食物交换时，只能是同类食物之间进行互换，不同类食物之间不能进行互换，否则将增大食谱营养素含量的差异和不确定性。苹果与西瓜同为水果类。

35. 食用蔬菜可减缓餐后血糖吸收的速度，建议糖尿病患者每天食用蔬菜应不少于（　　）。

A. 500 g　　B. 200 g
C. 250 g　　D. 300 g
E. 400 g

【解析】蔬菜是维生素、矿物质、膳食纤维和植物化学物质的重要来源，可减缓餐后血糖吸收的速度，每天不少于 500 g。新鲜蔬菜特别是深色蔬菜可提供丰富的维生素、矿物质和膳食纤维，蔬菜可适当多吃西红柿、黄瓜，可用作充饥食品；多吃些海藻类、魔芋、香菇、木耳、大蒜等食物能起到降胆固醇的效果。

☆36. 应用食物交换份法编制食谱，下列说法**不正确**的是（　　）。

A. 谷薯类、菜果类、肉蛋类、油脂类四类食物可以互换
B. 遵守平衡饮食原则，合理搭配
C. 每餐应包括粮食类、副食类、蔬菜类、烹调油
D. 控制脂肪，忌荤油、肥肉、煎炸、甜食，少盐
E. 根据血糖调整食物种类和数量

【解析】食物交换份法是将常用食物按其所含营养素量的近似值归类，计算出每类食物每份所含的营养素值和食物质量，然后将每类食物的内容列出表格，供配餐时交换使用的一种方法。使用时，可以根据不同能量需要，按蛋白质、脂肪和碳水化合物合理分配比例，计算出各类食物的实际质量或交换份数，并按每份食物交换代量表选择食物。食物交换份法简单易行，易于被初学者掌握，是食谱调整的一种简单方法。

37. 对伴有不同合并症的糖尿病患者，应选择适宜的运动类型，其中说法**不正确**的是（　　）。

A. 合并糖尿病视网膜病变患者，运动时尽量避免眼压升高的动作，抗阻运动负荷不能过大，避免低头、憋气和无氧运动
B. 合并末梢神经炎者，推荐进行游泳等水上运动、低阻力自行车和上肢运动
C. 合并末梢血管病如间歇跛行，应进行上肢运动、步行和游泳
D. 合并糖尿病足患者，运动时应穿着合适的鞋子，注意足部保护，避免机械伤害，推荐进行非承重运动，如功率自行车
E. 伴有严重肥胖者，可选择爬楼梯等承重运动

【解析】对伴有不同合并症的糖尿病患者，应选择适宜的运动类型。如伴有严重肥胖者，可选择游泳、水中散步和平地自行车或固定自行车，避免承重运动。合并末梢神经炎者，推荐进行游泳等水上运动、低阻力自行车和上肢运动。合并末梢血管病患者，如间歇跛行，应进行上肢运动、步行和游泳。合并糖尿病足患者，运动时应穿着合适的鞋子，注意足部保护，避免机械伤害，推荐进行非承重运动，如功率自行车。有足部溃疡和延缓愈合的截肢者，适宜参加上肢运动和肌力训练。合并糖尿病视网膜病变患者，运动时尽量避免可致眼压升高的动作，抗阻运动负荷不能过大，避免低头、憋气和无氧运动。糖尿病肾病接受透析的患者也可以运动，但应在医生指导下进行，从而保证运动的安全性。

38. **不属于**糖尿病患者预防运动低血糖发生措施的是（　　）。

A. 糖尿病患者参加运动初期建议有同伴陪同

B. 糖尿病患者运动时应随时携带糖果备用

C. 使用胰岛素的患者在运动前最好将胰岛素注射于运动肌肉

D. 改变运动量时应注意监测血糖变化

E. 晚上运动时应增加主食的摄入，以预防发生夜间低血糖

【解析】运动前的胰岛素应避免注射于运动肌肉，最好选择腹部。

(二) 参考答案

1. E　2. B　3. C　4. E　5. E　6. E　7. D　8. D　9. D　10. C　11. D　12. B　13. C　14. C　15. B　16. E　17. C　18. B　19. C　20. A　21. B　22. A　23. C　24. B　25. E　26. C　27. A　28. E　29. C　30. E　31. D　32. B　33. D　34. B　35. A　36. E　37. E　38. C

二、高血压患者的膳食指导

(一) 单选题 (每题的备选项中，只有一个选项最符合题意。)

1. 下列几人中可诊断为高血压的是 (　　)

A. 小美，收缩压 118 mmHg，舒张压 86 mmHg

B. 大壮，收缩压 146 mmHg，舒张压 78 mmHg

C. 小春，收缩压 128 mmHg，舒张压 88 mmHg

D. 小李，收缩压 96 mmHg，舒张压 68 mmHg

E. 小赵，收缩压 132 mmHg，舒张压 72 mmHg

【解析】高血压是动脉血压超过正常值的异常升高。用数值表示为收缩压≥140 mmHg 或 (和) 舒张压≥90 mmHg。

2. 饱和脂肪酸含量低的是 (　　)。

A. 棕榈油　　B. 肥肉

C. 椰子油　　D. 鱼油

E. 猪油

【解析】在膳食脂肪中，饱和脂肪酸含量高的食物可使血胆固醇增高。这类食物包括高脂肪的乳制品 (如干酪、全脂牛奶、奶油、黄油和奶油冰激凌)、肥肉、肥的家禽肉和皮、猪油、棕榈油、椰子油。而鱼油虽然为动物油，但富含多不饱和脂肪酸，常温下呈液态。

3. 高血压患者的饮食治疗原则**不正确**的是 (　　)。

A. 适量蛋白质　　B. 低盐

C. 低脂　　D. 低胆固醇

E. 低维生素

【解析】高血压患者的饮食应遵循低盐、低脂、低胆固醇、高维生素、适量蛋白质和能量的原则。

4. 高血压患者的营养防治原则**不包括** (　　)。

A. 少吃水果

B. 减体重

C. 减少钠盐的摄入量

D. 增加富含钾和钙的食物

E. 限制饮酒

【解析】对于高血压患者，建议新鲜蔬菜每天的摄入量应在 400 g 以上，最好深色蔬菜约占一半，水果为 200~400 g，没有糖尿病的患者各种水果都可以选择，每天分 2 次吃。多吃蔬菜水果，可增加膳食纤维，特别是可溶性膳食纤维的摄入量，有助于降低餐

后血糖和血脂，帮助肥胖的高血压患者降低体重。

5. 高血压患者吃了β受体阻滞剂如倍他乐克后，判断运动强度应采用（　　）。
A. 自我感觉　B. 代谢当量
C. 目标心率　D. 最大耗氧量
E. 运动时间

【解析】β受体阻滞剂如倍他乐克，影响运动时的心率，若用心率计算运动强度时应减去5~10次/分钟，可采用自我感觉疲劳程度来判断是否达到了运动强度。

6. 高血压患者适合的有氧运动**不包括**（　　）。
A. 步行　B. 太极拳
C. 钓鱼　D. 短跑
E. 气功

【解析】高血压患者应选择低、中强度的有氧运动，如步行、慢跑、踏车、游泳等。老年患者可配合放松运动和中国传统运动如太极拳。短跑属于无氧运动。

7. 目前高血压诊断和分级的标准方法采用（　　）。
A. 户外测量
B. 24小时动态血压监测
C. 家庭血压监测
D. 电子血压计测量
E. 诊室测量

【解析】高血压定义为在未使用降压药物的情况下，非同日3次测量诊室血压，SBP≥140 mmHg和（或）DBP≥90 mmHg。

☆8. 目前认为原发性高血压的主要发病原因是（　　）。
A. 遗传　B. 人格
C. 基因　D. 生活方式
E. 药物

【解析】高血压发病机制尚未明确，现有研究认为与遗传和环境因素有关。大部分高血压发病与环境因素有关，环境因素主要指不良生活方式。

9. 哪些高血压患者可以运动（　　）。
A. 未控制的重度高血压
B. 中度原发性高血压
C. 安静血压未得到控制或血压超过180/105 mmHg
D. 高血压合并心力衰竭
E. 继发性高血压病

【解析】可以运动的高血压患者：①轻、中度原发性高血压患者。②血压得到控制的重度高血压患者。③心、脑和肾等重要器官损害稳定后，则按发生损害的器官制定相应的运动处方，如合并冠心病，应按冠心病的运动处方进行。

不可以运动的高血压患者：①安静血压未得到控制或血压超过180/105 mmHg。②未控制的重度高血压、高血压危象或急进性高血压病。③高血压合并心力衰竭、不稳定心绞痛、高血压脑病、视网膜出血和严重的心律失常。④继发性高血压病，如肾实质病变、主动脉狭窄、甲亢、嗜铬细胞瘤、脑肿瘤引起的高血压。

10. 下列不太适合高血压患者的是（　　）。
A. 肉丝芹菜香干
B. 清蒸草鱼
C. 素炒油菜香菇
D. 老干妈炒腊肉
E. 拌海带胡萝卜丝

【解析】高血压患者要控制钠的摄入，老干妈中含钠量比较高，并且腊肉中含钠量也很高，所以不建议高血压患者吃老干妈炒腊肉。

11. 高血压患者不宜选择的食物为（　　）。

A. 全脂奶油　　B. 大豆制品
C. 菌藻类食物　　D. 水果
E. 水产品

【解析】高血压患者的饮食应遵循低盐、低脂、低胆固醇、高维生素、适量蛋白质和能量的原则。全脂奶油中脂肪含量高，饱和脂肪酸多会使血胆固醇增高，应尽量少吃。

12. 高血压患者应限制的食物**不包括**（　　）。
A. 榨菜　　B. 全谷物
C. 火腿　　D. 腊肉
E. 咸鱼

【解析】高血压患者应限制钠摄入量，除减少烹调用盐，减少味精、酱油等含钠盐的调味品用量外，也要注意食物中的"隐形盐"。榨菜、火腿、腊肉、咸鱼都含有很多钠，应尽量少吃。

13. 下列调味品中含钠最少的是（　　）。
A. 加碘盐　　B. 醋
C. 生姜粉　　D. 腐乳
E. 鸡精

【解析】生姜粉是以生姜为原料直接粉碎干燥后制作的粉末。

14. 为高血压患者制订膳食计划，**不需要**限制摄入量的是（　　）。
A. 食盐　　B. 脂肪
C. 能量　　D. 胆固醇
E. 钙

【解析】高血压患者要注意补钙，补钙最简单的方法是通过饮食获得钙质，可选择含钙高的食物。

（二）参考答案

1. B　2. D　3. E　4. A　5. A　6. D
7. E　8. D　9. B　10. D　11. A　12. B
13. C　14. E

三、血脂异常患者的膳食指导

（一）单选题（每题的备选项中，只有一个选项最符合题意。）

☆1. DRIs2023 中，老年人的胆固醇摄入量为（　　）。
A. 200 mg　　B. <200 mg
C. <300 mg　　D. 没有标识
E. 300 mg

【解析】2011 年，关于膳食胆固醇与冠心病关系的 4 项前瞻性队列研究的系统综述结果显示，即使胆固醇摄入量达到 768 mg/d，也未发现胆固醇摄入量与冠心病发病和死亡风险有关。《中国居民膳食营养素参考摄入量（2023 版）》删除了对膳食胆固醇的上限值（2000 年版胆固醇上限值是 300 mg/d），但这并不意味着胆固醇的摄入可以毫无节制。血液胆固醇与心血管疾病的关系是确凿的，对患慢性病、血脂偏高或有家族史的高危人群，仍需注意控制膳食胆固醇摄入量。

2. 动脉粥样硬化如果发生在脑部的血管，不会引起（　　）。
A. 脑卒中　　B. 中风
C. 心绞痛　　D. 脑出血
E. 脑血栓

【解析】高脂血症对身体的损害是隐匿性的、循序渐进的和全身性的。它的主要危害是导致动脉粥样硬化，进而引起冠心病，严重者表现为心绞痛、心肌梗死；如果发生在脑部的血管，则会引起中风，或叫脑卒中，即脑梗死、脑血栓、脑出血，严重威胁生命安全。

3. 赵大妈，66岁，患有高脂血症，必须要减少摄入的食物是（ ）。

A. 饮用水 B. 动物内脏

C. 牛奶 D. 精制谷类

E. 鸡蛋

【解析】血脂异常的饮食治疗，要采用低脂、低胆固醇膳食，限制食物中胆固醇的总量非常重要。含胆固醇高的食物如动物内脏、蛋黄、鱼子、鱿鱼、蟹黄等，应严格限制。鸡蛋可隔日1个或每周不超过3个蛋黄。

☆4. 严格限制脂肪的膳食，要求全天供应的脂肪量是（ ）。

A. 20~30 g

B. 30~40 g

C. 纯碳水化合物膳食

D. <15 g

E. <40 g

【解析】限制膳食中脂肪含量，脂肪限量可分为三种：轻度限制脂肪膳食，脂肪总量<50 g/d，供能不超过总能量的25%；中度限制脂肪膳食，脂肪总量<30 g/d，供能占总能量的20%以下；严格限制脂肪膳食，脂肪总量<15 g/d，供能占总能量的10%以下。

5. 对于血脂异常的患者，不建议采用的加工烹调方式是（ ）。

A. 炸 B. 蒸

C. 炖 D. 氽

E. 熬

【解析】控制血脂，多采用蒸、煮、炖、氽、熬等少油的烹调方法，少用油炸、油煎等方法。

6. 对于血脂异常的患者，不建议食用的是（ ）。

A. 茶油 B. 大豆及其豆制品

C. 动物内脏 D. 菌藻类

E. 燕麦

【解析】血脂异常患者要限制食物中胆固醇的总量。含胆固醇高的食物如动物内脏、蛋黄、鱼子、鱿鱼、蟹黄等，应严格限制。

7. 可减少肠内胆固醇的吸收，调节血脂的是（ ）。

A. 膳食纤维 B. 蔗糖

C. 淀粉 D. 糖原

E. 单糖

【解析】富含膳食纤维的食物如粗粮（全麦、大麦、燕麦等）、蔬菜和水果等，可以减少肠内胆固醇的吸收，有调节血脂的作用。

8. 对于血脂异常的患者，提倡多吃的是（ ）。

A. 鱿鱼 B. 海鱼

C. 肥羊 D. 肥鹅

E. 黄油

【解析】血脂异常的饮食：动物性食物可选择瘦肉、去皮禽类、奶类等，肉类可全天100~150 g，奶类250 g；推荐经常食用鱼类（可每周2次，特别是海鱼）、大豆及其制品来代替部分肉类，以降低胆固醇。

9. 有预防动脉硬化作用的是（ ）。

A. 猪油 B. 不饱和脂肪酸

C. 饱和脂肪酸 D. 反式脂肪酸

E. 胆固醇

【解析】不饱和脂肪酸对预防血脂异常和心脑血管疾病有一定作用。

10. 能降低血清总胆固醇和LDL，且不降低HDL的是（ ）。

A. 芝麻油 B. 苏籽油

C. 橄榄油 D. 猪油

E. 鱼油

【解析】橄榄油和茶油中富含单不饱和脂肪酸，可以降低血液总胆固醇（TC）和对人体健康不利的低密度脂蛋白胆固醇（LDL-C）。

11. 反式脂肪酸能够显著地（　　）。
A. 无影响
B. 降低 LDL 水平，提升 HDL 水平
C. 降低 LDL 水平，降低 HDL 水平
D. 提升 LDL 水平，降低 HDL 水平
E. 提升 LDL 水平，提升 HDL 水平

【解析】研究表明，摄入过多的反式脂肪酸可使血液中低密度脂蛋白胆固醇（LDL-C）含量增加，同时引起高密度脂蛋白胆固醇（HDL-C）降低，增加发生动脉粥样硬化和冠心病的风险。

12. 对人体有保护性作用的是（　　）。
A. 胆固醇高
B. 极低密度脂蛋白高
C. 低密度脂蛋白高
D. 低密度脂蛋白低
E. 高密度脂蛋白低

【解析】总胆固醇低、甘油三酯低、低密度脂蛋白低、高密度脂蛋白胆固醇高为保护因素。

13. 心脏病患者运动注意事项**不正确**的是（　　）。
A. 根据季节和环境条件调整运动
B. 只在感觉良好时运动
C. 运动前后应有充分的准备和结束活动
D. 运动时上身不适，如酸痛、烧灼感、胀痛时可继续运动
E. 遵循因人而异、循序渐进、逐步适应的原则

【解析】心脏病患者运动的注意事项：①只在感觉良好时运动。②运动前后应有充分的准备和结束活动。③饭后不做剧烈运动。④注意运动过度的表现，不能完成既定的运动、运动时不能交谈、运动后无力或恶心、慢性疲劳、失眠、关节酸痛等。⑤遵循因人而异、循序渐进、逐步适应的原则，避免比赛性运动。⑥警惕症状。如发现下列症状，应停止运动，及时就医。运动时上身不适，如酸痛、烧灼感、胀痛；运动时无力、气短；运动中或运动后骨关节不适。⑦根据季节和环境条件调整运动。⑧了解个人体能的限制，定期检查，修正运动方案。⑨参加运动前，需检查患者有无冠心病、脑血管病及末梢血管病。糖尿病患者有冠心病，如要参加运动，必须在监督下进行，且避免高强度身体活动。

14. 与冠心病有关的营养因素**不包括**（　　）。
A. 膳食纤维摄入不足
B. 能量过剩
C. 不饱和脂肪酸摄入过多
D. 饱和脂肪酸摄入过多
E. 脂肪总量摄入过多

【解析】单不饱和脂肪酸有降低血清胆固醇和低密度脂蛋白胆固醇水平的作用，同时也可升高血清高密度脂蛋白胆固醇水平。多不饱和脂肪酸包括 n-6 的亚油酸和 n-3 的 α-亚麻酸（ALA），以及长链的 EPA 和 DHA，可使血浆中胆固醇和低密度脂蛋白胆固醇水平显著降低，并且不会升高 TG。

（二）参考答案

1. D　2. C　3. B　4. D　5. A　6. C　7. A　8. B　9. B　10. C　11. D　12. D　13. D　14. C

四、痛风患者的膳食指导

（一）单选题（每题的备选项中，只有一个选项最符合题意。）

1. 痛风的主要特征是（　　）。

A. 高血压　　B. 高血糖
C. 高尿酸　　D. 低尿酸
E. 低血糖

【解析】痛风的主要特征是高尿酸血症。

2. 尿酸结晶主要堆积在（　　）。

A. 关节　　B. 心脏
C. 大脑　　D. 肝脏
E. 肺

【解析】痛风是由于尿酸的过量产生或排出减少引起的尿酸堆积，尿酸结晶堆积在软骨、软组织、肾脏及关节处。

3. 痛风多发人群是（　　）。

A. 女性肥胖者　　B. 男性肥胖者
C. 男性体重正常者　　D. 女性体重正常者
E. 青少年

【解析】痛风好发于男性肥胖者。

4. 常见的诱发痛风加重的因素**不包括**（　　）。

A. 步行　　B. 激烈运动
C. 酗酒　　D. 缺氧
E. 受凉

【解析】常见的诱发痛风加重的因素：激烈运动、酗酒、缺氧、受凉、体重减轻过快、间断性饥饿减体重等。

☆5. 与痛风关系密切的膳食因素**不包括**（　　）。

A. 饮酒　　B. 肥胖
C. 低嘌呤膳食　　D. 高脂肪膳食
E. 摄入较少的蔬菜和水果

【解析】与痛风关系密切的膳食营养因素：①肥胖。②高脂肪膳食，可减少尿酸排泄，升高血尿酸。③高嘌呤饮食，增加外源性嘌呤，升高血尿酸。④饮酒，抑制肾脏排泄尿酸。⑤饮水不足。⑥药物，如利尿剂、小剂量水杨酸、滥用泻药等。

6. 痛风患者最好的蛋白质来源是（　　）。

A. 水果类　　B. 蛋类和奶类
C. 肉、鱼、禽类　　D. 干豆类及豆制品
E. 蔬菜类

【解析】蛋类和奶类含嘌呤很低，是痛风患者最好的蛋白质来源，应优先选用。

7. 痛风患者要多食新鲜蔬菜和水果，每天至少进食新鲜蔬菜（　　）。

A. 300 g　　B. 200 g
C. 400 g　　D. 500 g
E. 1000 g

【解析】痛风患者要多食新鲜蔬菜和水果，每天至少进食新鲜蔬菜 500 g，水果 200 g 为好。但要注意避免食用含嘌呤丰富的蔬菜，如菠菜、菜花、菌类食物等。

8. 痛风患者应增加的是（　　）。

A. 嘌呤　　B. 肥肉
C. 盐　　D. 水
E. 能量

【解析】痛风患者大量饮水可促进尿酸的排出，可适当饮用果汁、饮料等变换口味，也可适当饮用苏打水，每天应在 2000 mL 以上。

9. 食物按嘌呤含量高低可分为四类，乳类和蛋类属于（　　）。

A. 第五类　　B. 第一类
C. 第二类　　D. 第三类

E. 第四类

【解析】第四类（<30 mg），包括：奶类、奶酪、蛋类；水果、蔬菜类（第三类中的蔬菜除外）；可可、咖啡、茶、果汁饮料、豆浆、糖果、蜂蜜；精制谷类，如富强粉、精磨稻米等细粮。

10. 下列食物中的嘌呤含量最少的是（　　）。

A. 脑　　B. 沙丁鱼

C. 鸭　　D. 蘑菇

E. 蛋类

【解析】奶类、蛋类属于第四类（每 100 g 食物嘌呤含量 <30 mg）。

11. 痛风病人可经常食用的食物**不包括**（　　）。

A. 猪肉　　B. 大米

C. 大白菜　　D. 黄瓜

E. 水果

【解析】痛风缓解期的食物选择：采用正常平衡膳食以维持理想体重。食物的选择上禁用第一类食物，禁饮酒和限量选用第二、第三类食物，其中畜肉、鱼、禽类每天最多食用 100 g，也可采用水煮肉的方法，弃汤只食肉以减少嘌呤的摄入。此外可任意选用第四类食物。猪肉属于第二类食物。

12. 痛风急性发作期的食物选择正确的是（　　）。

A. 选用前三类食物

B. 选用第四类食物

C. 选用第一类食物

D. 选用第二类食物

E. 选用第三类食物

【解析】痛风急性发作期的食物选择：只能食用牛奶、鸡蛋（特别是鸡蛋白）、精制谷类及嘌呤少的蔬菜，多食水果及大量饮水，禁饮酒和禁用一切肉类及嘌呤含量丰富的食物。（禁用第一、第二、第三类食物，任意选用第四类食物。）

（二）参考答案

1. C　2. A　3. B　4. A　5. C　6. B

7. D　8. D　9. E　10. E　11. A　12. B

第七章　营养改善政策与措施

一、营养政策法规

（一）单选题（每题的备选项中，只有一个选项最符合题意。）

1. FAO 与 WHO 于 2014 年 11 月在罗马联合举办了第二届国际营养大会，联合发布：倡导人人享有获得安全、充足和营养食物的权力，并促使各国政府做出承诺，防止饥饿、微量营养素缺乏和肥胖等各种形式的营养不良。此文件为（　　）。

A.《渥太华宣言》

B.《营养问题罗马宣言》

C.《营养与健康委员会决议》

D.《全球营养行动计划》

E.《阿拉木图宣言》

【解析】《营养问题罗马宣言》倡导人人享有获得安全、充足和营养食物的权力，并促使各国政府做出承诺，防止饥饿、微量营养素缺乏和肥胖等各种形式的营养不良。

1978 年，WHO 又在召开的国际卫生保健大会上通过的《阿拉木图宣言》中重申了健康概念的内涵，指出“健康不仅仅是没有疾病和痛苦，而是包括身体、心理和社会功能各方面的完好状态”。

2. “健康中国”是以人的健康为中心绸缪布局，下列国家政策中作为实施健康中国的行动纲领是（　　）。

A. 合理膳食行动

B.《中国居民膳食指南》

C.《“健康中国 2030”规划纲要》

D.《国民营养计划（2017—2030 年）》

E. 全民健康生活方式行动

【解析】2016 年 10 月，中共中央、国务院印发了《“健康中国 2030”规划纲要》，明确提出了到 2030 年我国主要健康指标进入高收入国家行列。在这份今后 15 年内推进健康中国建设的行动纲领中，“引导合理膳食”居于“塑造自主自律的健康行为”的首位。

3.《健康中国行动（2019—2030 年）》围绕疾病预防和健康促进两大核心，提出将开展（　　）个重大专项行动。

A. 18　　B. 6

C. 9　　D. 10

E. 15

【解析】健康中国 15 个重大专项行动：健康知识普及行动、合理膳食行动、全民健身行动、控烟行动、心理健康促进行动、健康环境促进行动、妇幼健康促进行动、中小学健康促进行动、职业健康保护行动、老年健康促进行动、心脑血管疾病防治行动、癌症防治行动、慢性呼吸系统疾病防治行动、糖尿病防治行动、传染病及地方病防控行动。

☆4.《健康中国行动（2019—2030 年）》围绕疾病预防和健康促进两大核心，提出将开展 15 个重大专项行动，**不包括**（　　）。

A. 健康知识普及　　B. 糖尿病防治行动

C. 全民健身行动　　D. 合理膳食行动

E. 肥胖防治行动

【解析】同第 3 题。

5. 到 2030 年，居民营养知识素养明显提高，营养缺乏疾病发生率显著下降，全国人均每日食盐摄入量降低（　　）。

A. 50%　　B. 5%

C. 10%　　D. 20%

E. 30%

【解析】到2030年，居民营养知识素养明显提高，营养缺乏疾病发生率显著下降，全国人均每日食盐摄入量降低20%，超重、肥胖人口增长速度明显放缓。

6.《健康中国行动（2019—2030年）》中提到纯母乳喂养（　　）个月，为（　　）个月的婴幼儿合理添加辅食

A. 3，3~12　　B. 6，6~12

C. 6，6~24　　D. 6，6~18

E. 9，9~24

【解析】对于孕产妇和家有婴幼儿的人群，建议学习了解孕期妇女膳食、哺乳期妇女膳食和婴幼儿喂养等相关知识，特别关注生命早期1000天（从怀孕开始到婴儿出生后的2周岁）的营养。孕妇常吃含铁丰富的食物，增加富含优质蛋白质及维生素A的动物性食物和海产品，选用碘盐，确保怀孕期间铁、碘、叶酸等的足量摄入。尽量纯母乳喂养6个月，为6~24个月的婴幼儿合理添加辅食。

7.《健康中国行动（2019—2030年）》中提到对于孕产妇和家有婴幼儿的人群，建议学习了解孕期妇女膳食、哺乳期妇女膳食和婴幼儿喂养等相关知识，特别关注生命早期（　　）天的营养。

A. 1500　　B. 600

C. 800　　D. 1000

E. 1200

【解析】同第6题。

8.《健康中国行动（2019—2030年）》中提到，妇幼健康是全民健康的基础，出生缺陷不仅严重影响儿童的生命健康和生活质量，而且影响人口健康素质。积极参加婚前、孕前健康检查，选择最佳的生育年龄，孕前（　　）个月至孕后（　　）个月补充叶酸。

A. 5，5　　B. 2，2

C. 3，3　　D. 3，6

E. 6，6

【解析】积极准备，孕育健康新生命。主动了解妇幼保健和出生缺陷防治知识，充分认识怀孕和分娩是人类繁衍的正常生理过程，建议做到有计划、有准备。积极参加婚前、孕前健康检查，选择最佳的生育年龄，孕前3个月至孕后3个月补充叶酸。预防感染、戒烟戒酒、避免接触有毒有害物质和放射线。

9.《健康中国行动（2019—2030年）》中提到合理膳食是保证健康的基础，对于贫血、消瘦等营养不良人群，建议要在合理膳食的基础上，适当增加（　　）的摄入，保持膳食的多样性，满足身体对蛋白质、钙、铁、维生素A、维生素D、维生素B_{12}、叶酸等营养素的需求。

A. 水果类、奶蛋类、大豆和豆制品

B. 蔬菜类、奶蛋类、大豆和豆制品

C. 瘦肉类、奶蛋类、谷物及其制品

D. 瘦肉类、奶蛋类、大豆和豆制品

E. 蔬菜类、奶蛋类、谷物及其制品

【解析】对于贫血、消瘦等营养不良人群，建议要在合理膳食的基础上，适当增加瘦肉类、奶蛋类、大豆和豆制品的摄入，保持膳食的多样性，满足身体对蛋白质、钙、铁、维生素A、维生素D、维生素B_{12}、叶酸等营养素的需求；增加含铁食物的摄入或者在医生指导下补充铁剂来改善贫血。

10.《健康中国行动（2019—2030年）》中提到合理膳食是保证健康的基础，一般人群学习中国居民膳食科学知识，使用中国居民平衡膳食宝塔、平衡膳食餐盘等支持性工具，根据个人特点合理搭配食

物。每天的膳食包括谷薯类、蔬菜水果类、畜禽鱼蛋奶类、大豆坚果类等食物，平均每天摄入（　　）种以上食物，每周（　　）种以上。

A. 10，20　　B. 15，20

C. 12，20　　D. 15，25

E. 12，25

【解析】合理膳食行动目标：到2022年和2030年，成人肥胖增长率持续减缓；居民营养健康知识知晓率分别在2019年基础上提高10%和在2022年基础上提高10%；5岁以下儿童生长迟缓率分别低于7%和5%、贫血率分别低于12%和10%、孕妇贫血率分别低于14%和10%；合格碘盐覆盖率均达到90%及以上；成人脂肪供能比下降到32%和30%；每1万人配备1名营养指导员。提倡人均每日食盐摄入量不高于5 g，成人人均每日食用油摄入量不高于25~30 g，人均每日添加糖摄入量不高于25 g，蔬菜和水果每日摄入量不低于500 g，每日摄入食物种类不少于12种，每周不少于25种；成年人维持健康体重，将体重指数（BMI）控制在18.5~24 kg/m^2。

☆11.《健康中国行动（2019—2030年）》中提到科学养育，促进儿童健康成长。强化儿童家长为儿童健康第一责任人的理念，提高儿童家长健康素养。母乳是婴儿理想的天然食物，尽量纯母乳喂养6个月，6个月后逐渐给婴儿补充富含铁的泥糊状食物，（　　）岁以下婴儿不宜食用鲜奶。

A. 3　　B. 2

C. 1　　D. 4

E. 0.5

【解析】科学养育，促进儿童健康成长。强化儿童家长为儿童健康第一责任人的理念，提高儿童家长健康素养。母乳是婴儿理想的天然食物，孩子出生后尽早开始母乳喂养，尽量纯母乳喂养6个月，6个月后逐渐给婴儿补充富含铁的泥糊状食物，1岁以下婴儿不宜食用鲜奶。了解儿童发展特点，理性看待孩子间的差异，尊重每个孩子自身的发展节奏和特点，理解并尊重孩子的情绪和需求，为儿童提供安全、有益、有趣的成长环境。避免儿童因压力过大、缺乏运动、缺乏社交等因素影响大脑发育，妨碍心理成长。发现儿童心理行为问题，不要过于紧张或过分忽视，建议及时向专业人员咨询、求助。避免儿童发生摔伤、烧烫伤、窒息、中毒、触电、溺水、动物抓咬等意外伤害。

☆12.《健康中国行动（2019—2030年）》中提到随着工业化、城镇化、人口老龄化发展及生态环境、生活行为方式变化，（　　）已成为居民的主要死亡原因和疾病负担。

A. 传染病　　B. 不良生活方式

C. 空气污染　　D. 癌症

E. 慢性病

【解析】随着工业化、城镇化、人口老龄化发展及生态环境、生活行为方式变化，慢性非传染性疾病（以下简称"慢性病"）已成为居民的主要死亡原因和疾病负担。心脑血管疾病、癌症、慢性呼吸系统疾病、糖尿病等慢性病导致的负担占总疾病负担的70%以上，成为制约健康预期寿命提高的重要因素。同时，肝炎、结核病、艾滋病等重大传染病防控形势仍然严峻，精神卫生、职业健康、地方病等问题不容忽视，重大安全生产事故和交通事故时有发生。

13. 为贯彻落实《"健康中国2030"规划纲要》，提高国民营养健康水平，制订了《国民营养计划（2017—2030年）》，其基本原则为（　　）。

A. 坚持社区引导、坚持科学发展、坚持改革创新、坚持共建共享

B. 坚持政府主导、坚持科学发展、坚持改革创新、坚持共建共享
C. 坚持政府引导、坚持科学发展、坚持创新融合、坚持共建共享
D. 坚持政府主导、坚持科学发展、坚持创新融合、坚持共建共享
E. 坚持政府引导、坚持科学发展、坚持改革创新、坚持共建共享

【解析】基本原则：坚持政府引导、坚持科学发展、坚持创新融合、坚持共建共享。

14. 修订《预包装食品营养标签通则》，实施以（　　）为基础的营养健康标准。
A. 健康安全　B. 营养安全
C. 食品安全　D. 质量安全
E. 国家标准

【解析】合理膳食是健康的基础。合理膳食专项行动是针对我国国民存在的健康隐患提出的，是针对一般人群、特定人群和家庭，聚焦食堂、餐厅等场所，加强全人群营养和膳食指导。鼓励全社会参与减盐、减油、减糖，研究完善盐、油、糖包装标准。修订《预包装食品营养标签通则》，实施以食品安全为基础的营养健康标准，推进食品营养标准体系建设。实施农村义务教育学生营养改善计划和贫困地区重点人群营养干预。

☆15. 不属于“三减三健”内容的是（　　）。
A. 减盐　B. 减油
C. 健康体重　D. 健康视力
E. 减糖

【解析】全民健康生活方式膳食行动倡导“三减三健”，即减盐、减油、减糖、健康口腔、健康体重、健康骨骼，每一项都跟慢性病防控息息相关。

☆16.《国民营养计划（2017—2030年）》中，2030年推动营养健康科普宣教活动常态化以全民营养周、全国食品安全宣传周、（　　）、“5·15”全国碘缺乏病防治日等为契机，大力开展科普宣教活动，带动宣教活动常态化。推动将国民营养、食品安全知识知晓率纳入健康城市和健康村镇考核指标。
A.“6·20”全国学生营养日
B.“5·21”全国学生营养日
C.“5·12”全国学生营养日
D.“2·15”全国学生营养日
E.“5·20”全国学生营养日

【解析】推动营养健康科普宣教活动常态化。以全民营养周、全国食品安全宣传周、“5·20”全国学生营养日、“5·15”全国碘缺乏病防治日等为契机，大力开展科普宣教活动，带动宣教活动常态化。推动将国民营养、食品安全知识知晓率纳入健康城市和健康村镇考核指标。建立营养、食品安全科普示范工作场所，如营养、食品安全科普小屋等。定期开展科普宣传的效果评价，及时指导调整宣传内容和方式，增强宣传工作的针对性和有效性。开展舆情监测，回应社会关注，合理引导舆论，为公众解疑释惑。

17.《国民营养计划（2017—2030年）》中，推进全民健康生活方式行动，广泛开展以“三减三健”为重点的专项行动。其中提到的“三减”是指减盐、减油、减糖；“三健”是指（　　）。
A. 健康口腔、健康身高、健康躯体
B. 健康口腔、健康体重、健康骨骼
C. 健康牙齿、健康体重、健康躯体
D. 健康口腔、健康体重、健康躯体
E. 健康牙齿、健康体重、健康骨骼

【解析】推广健康生活方式。积极推进全民健康生活方式行动，广泛开展以“三减三健”（减盐、减油、减糖，健康口腔、健康体重、健康骨骼）为重点的专项行动。

☆18.《国民营养计划（2017—2030年）》中，

到 2030 年，居民营养健康素养进一步提高，营养健康状况显著改善，实现目标正确的是（　　）。

A. 每日摄入食物种类不少于 25 种

B. 5 岁以下儿童贫血率和孕妇贫血率控制在 5% 以下

C. 0~6 个月婴儿纯母乳喂养率在 2020 年的基础上提高 10%

D. 居民营养健康知识知晓率在 2020 年的基础上继续提高 20%

E. 全国人均每日食盐摄入量降低 30%，居民超重、肥胖的增长速度明显放缓

【解析】到 2030 年，营养法规标准体系更加健全，营养工作体系更加完善，食物营养健康产业持续健康发展，传统食养服务更加丰富，“互联网＋营养健康”的智能化应用普遍推广，居民营养健康素养进一步提高，营养健康状况显著改善。实现以下目标。

——进一步降低重点人群贫血率。5 岁以下儿童贫血率和孕妇贫血率控制在 10% 以下。

——5 岁以下儿童生长迟缓率下降至 5% 以下；0~6 个月婴儿纯母乳喂养率在 2020 年的基础上提高 10%。

——进一步缩小城乡学生身高差别；学生肥胖率上升趋势得到有效控制。

——进一步提高住院病人营养筛查率和营养不良住院病人的营养治疗比例。

——居民营养健康知识知晓率在 2020 年的基础上继续提高 10%。

——全国人均每日食盐摄入量降低 20%，居民超重、肥胖的增长速度明显放缓。

☆19.《国民营养计划（2017—2030 年）》中，到 2030 年，营养法规标准体系更加健全，营养工作体系更加完善，食物营养健康产业持续健康发展，传统食养服务更加丰富，（　　）的智能化应用普遍推广，居民健康素养进一步提高，居民健康状况显著改善。

A. “互联网＋身体健康”

B. “互联网＋医疗健康”

C. “互联网＋营养健康”

D. “互联网＋食养健康”

E. “互联网＋食品健康”

【解析】到 2030 年，营养法规标准体系更加健全，营养工作体系更加完善，食物营养健康产业持续健康发展，传统食养服务更加丰富，“互联网＋营养健康”的智能化应用普遍推广，居民营养健康素养进一步提高，营养健康状况显著改善。

☆20.《国民营养计划（2017—2030 年）》中提到 2030 年建立、完善临床营养工作制度。通过试点示范，进一步全面推进临床营养工作，加强临床营养科室建设，使临床营养师和床位比例达到（　　），增加多学科诊疗模式，组建营养支持团队，开展营养治疗，并逐步扩大试点范围。

A. 每万人中 1 名

B. 1∶50

C. 1∶100

D. 1∶150

E. 1∶200

【解析】临床营养行动：建立、完善临床营养工作制度。通过试点示范，进一步全面推进临床营养工作，加强临床营养科室建设，使临床营养师和床位比例达到 1∶150，增加多学科诊疗模式，组建营养支持团队，开展营养治疗，并逐步扩大试点范围。

☆21.《国民营养计划（2017—2030 年）》中提到近年来，我国人民生活水平不断提高，营养供给能力显著增强，国民营养健康状况明显改善。但仍面临居民（　　）、营养相关疾病多发、营养

健康生活方式尚未普及等问题，成为影响国民健康的重要因素。

A. 身体活动不足

B. 营养缺乏

C. 营养比例不协调

D. 过度营养化

E. 营养不足与过剩并存

【解析】营养是人类维持生命、生长发育和健康的重要物质基础，国民营养事关国民素质提高和经济社会发展。近年来，我国人民生活水平不断提高，营养供给能力显著增强，国民营养健康状况明显改善。但仍面临居民营养不足与过剩并存、营养相关疾病多发、营养健康生活方式尚未普及等问题，成为影响国民健康的重要因素。为贯彻落实《“健康中国 2030”规划纲要》，提高国民营养健康水平，制订《国民营养计划（2017—2030 年）》。

22.《国民营养计划（2017—2030 年）》中重大行动**不包括**（　　）。

A. 临床营养行动

B. 生命早期 1000 天营养健康行动

C. 学生营养改善行动

D. 吃动平衡行动

E. 营养和食品安全监测与评估行动

【解析】《国民营养计划（2017—2030 年）》还进一步明确开展六项重大行动，包括生命早期 1000 天营养健康行动、学生营养改善行动、老年人群营养改善行动、临床营养行动、贫困地区营养干预行动和吃动平衡行动。

23. 生命早期 1000 天，是指（　　）。

A. 从出生到 3 岁　B. 从 2 岁到 5 岁

C. 从 3 岁到 6 岁　D. 从 4 岁到 7 岁

E. 从胎儿期到出生后 2 岁

【解析】生命早期 1000 天，即从胚胎到 2 岁期间。

24.《国民营养计划（2017—2030 年）》还进一步明确开展六项重大行动，**不包括**（　　）。

A. 职场营养行动

B. 生命早期 1000 天营养健康行动

C. 学生营养改善行动

D. 老年人群营养改善行动

E. 贫困地区营养干预行动

【解析】同第 22 题。

☆25.《中国食物与营养发展纲要（2014—2020 年）》中指出居民营养不足与过剩并存，营养与健康知识缺乏，必须引起高度重视，其重点关注人群**不包括**（　　）。

A. 青壮年　B. 老年人

C. 婴幼儿　D. 孕产妇

E. 儿童青少年

【解析】《中国食物与营养发展纲要（2014—2020 年）》提出营养改善的重点人群：孕产妇与婴幼儿、儿童青少年、老年人。

☆26.《中国食物与营养发展纲要（2014—2020 年）》的发展重点中，重点关注产品**不包括**（　　）。

A. 优质食用农产品

B. 方便营养加工食品

C. 奶类

D. 大豆食品

E. 水产品

【解析】《中国食物与营养发展纲要（2014—2020 年）》重点产品为：优质食用农产品、方便营养加工食品、奶类与大豆食品。

☆27.《中国食物与营养发展纲要（2014—2020 年）》的发展重点中，重点关注区域**不包括**（　　）。

A. 农村地区　B. 贫困地区

C. 一线城市　　D. 流动人群集中

E. 新型城镇化地区

【解析】《中国食物与营养发展纲要（2014—2020年）》重点区域为：贫困地区、农村地区、流动人群集中及新型城镇化地区。

☆28. 2023年全民营养周传播主题为（　　）。

A. 会烹会选，会看标签

B. 合理膳食，营养惠万家

C. 健康中国，营养先行

D. 合理膳食，免疫基石

E. 合理膳食，食养是良医

【解析】2023年全民营养周传播主题：合理膳食，食养是良医。

2022年全民营养周传播主题：会烹会选，会看标签。

2021年全民营养周传播主题：合理膳食，营养惠万家。

2020年全民营养周传播主题：合理膳食，免疫基石。

2019年全民营养周传播主题：合理膳食、天天蔬果、健康你我。

2018年全民营养周传播主题：吃动平衡，健康体重。

2017年全民营养周传播主题：食物多样，谷类为主。

2016年全民营养周传播主题：平衡膳食，营养健康。

2015年全民营养周传播主题：天天好营养，一生享健康。

☆29. 全民营养周标志以（　　）为原型，表达（　　），标志由蓝色和绿色两种颜色组成，表达青出于蓝，健康来自营养；众人携手向前、面向健康未来的含义。

A. “人”，个个营养，全民健康

B. “人”，人人营养，全民健康

C. “从”，人人营养，大众健康

D. “众”，人人营养，全民健康

E. “大”，大众营养，民众健康

【解析】营养周标志以“众”为原型，表达人人营养，全民健康，标志由蓝色和绿色两种颜色组成，表达青出于蓝，健康来自营养；众人携手向前、面向健康未来的含义。

☆30. 全民营养周的时间为每年（　　）。

A. 3月第三周

B. 5月第三周

C. 5月第二周

D. 6月第一周

E. 6月第三周

【解析】中国营养学会在第八届四次常务理事会研究决定，确定每年的5月第三周为“全民营养周”。“全民营养周”由中国营养学会联合中国疾控中心营养与健康所、农业部食物与营养发展研究所、中国科学院上海生科院营养科学研究所作为发起及组织单位。此文件已上报国家卫计委疾控局、宣传司、农业部发展计划司以及中国科协科普部报备。2015年举办第一届全民营养周。

☆31. 我国食品安全法律法规体系中最重要的法律为（　　）。

A.《食品安全事故调查处理办法》

B.《学校食堂食品安全管理办法》

C.《食品标识管理办法》

D.《食品安全管理人员抽查考核办法》

E.《中华人民共和国食品安全法》

【解析】早在1995年我国就颁布了《中华人民共和国食品卫生法》。在此基础上，2009年2月28日，十一届全国人大常委会第七次会议通过了《中华人民共和国食品安全法》（以下简称《食品安全法》），2015年4月24日十二届全国人大常委会第十四次会议修订。《食品安全法》是适应新形势发展的需要，为了从制度上解决现实生活中存在的食品安全问题，更好地保证食品安全而制定的，其中确立了以食品安全风险监测和评估为基础的科学管理制度，明确食品安全风险评估结果作为制定、修订食品安全标准和对食品安全实施监督管理的科学依据。

（二）参考答案

1. B　2. C　3. E　4. E　5. D　6. C　7. D　8. C　9. D　10. E　11. C　12. E　13. C　14. C　15. D　16. E　17. B　18. C　19. C　20. D　21. E　22. E　23. E　24. A　25. A　26. E　27. C　28. E　29. D　30. B　31. E

二、营养标准

（一）单选题（每题的备选项中，只有一个选项最符合题意。）

1. 营养标准专业委员会主管部门为（　　）。

A. 国家药品监督管理局
B. 中国营养学会
C. 国家卫生健康委
D. 国家市场监督管理总局
E. 国家疾控中心

【解析】为进一步推动我国营养改善工作，适应我国居民膳食结构变化，特别是为采取营养干预措施提供科学依据，发挥营养工作对急、慢性疾病预防控制工作的作用，经过一批营养专业人员1年多的积极筹备、努力，营养标准专业委员会获得国家卫生健康委（原中华人民共和国卫生部）批准，于2010年11月成立，主管部门为国家卫生健康委。

2. 对没有国家标准而又需要在全国卫生行业范围内统一的技术要求所制定的标准为（　　）。

A. 省级标准　B. 国家标准
C. 地方标准　D. 行业标准
E. 企业标准

【解析】行业标准是指对没有国家标准而又需要在全国卫生行业范围内统一的技术要求所制定的标准。行业标准不得与有关国家标准相抵触。营养标准属于卫生行业标准的范畴之一，营养标准的制定和发布均由国家卫生健康委统一管理。

3. 按照营养标准的工作内容分类**不包括**（　　）。

A. 营养基础性标准
B. 人体营养标准
C. 疾病营养标准
D. 食物营养
E. 膳食营养指导与干预指导标准

【解析】按照营养标准的工作内容分类。

（1）营养基础性标准：由营养名词、术语标准组成。

（2）人体营养标准：①人体营养状况评价原则。②人体营养素正常值范围。③膳食营养素参考摄入量。④营养状况评价。⑤突发事件营养风险评价。

（3）膳食营养指导与干预指导标准：①膳食营养指导与干预原则。②居民膳食指导与干预。③特殊人群膳食指导及营养干预。④集体用餐机构营养指导与干预。

（4）临床营养标准：①临床营养风险筛查及营养状况评价。②患者膳食营养指导与干预。③营养支持治疗。

（5）食物营养：①食物营养评价原则。②食物分类和编码原则。③食物成分表和数据库。④食物营养评价标准。

（6）方法标准：①方法标准编制原则。②膳食调查方法。③人体测量方法。④生物样品营养素检测方法。⑤营养干预方法。

4. 营养标准按照标准适用范围分为（ ）。
   A. 国际标准、国家标准、企业标准
   B. 国家标准、行业标准、地方标准
   C. 国家标准、部颁标准、行业标准
   D. 国际标准、国家标准、部颁标准
   E. 国家标准、行业标准、企业标准

【解析】营养标准按照标准适用范围分类分为国家标准、行业标准、地方标准。

5. 人体营养素正常值范围属于（ ）。
   A. 食物营养
   B. 营养基础性标准
   C. 人体营养标准
   D. 膳食营养指导与干预指导标准
   E. 临床营养标准

【解析】人体营养标准包括：①人体营养状况评价原则。②人体营养素正常值范围。③膳食营养素参考摄入量。④营养状况评价。⑤突发事件营养风险评价。

6. 食物营养标准**不包括**（ ）。
   A. 食物营养评价标准
   B. 食物营养评价原则
   C. 膳食调查方法
   D. 食物分类和编码原则
   E. 食物成分表和数据库

【解析】食物营养标准包括：①食物营养评价原则。②食物分类和编码原则。③食物成分表和数据库。④食物营养评价标准。

7. 营养支持治疗属于（ ）。
   A. 食物营养
   B. 营养基础性标准
   C. 人体营养标准
   D. 膳食营养指导与干预指导标准
   E. 临床营养标准

【解析】临床营养标准包括：①临床营养风险筛查及营养状况评价。②患者膳食营养指导与干预。③营养支持治疗。

8. **不属于**营养标准的是（ ）。
   A.《中国居民膳食营养素参考摄入量》
   B.《中国高血压防治指南》(2018 年修订版)
   C. 高血压患者膳食指导
   D. 成人体重判定
   E. 7 岁以下儿童生长状况判定

【解析】《中国高血压防治指南》（2018年修订版）是高血压联盟（中国）、中华医学会心血管病学分会等编写的疾病防治指南，不是营养标准。

9. 预包装食品营养标签通则是（ ）。
   A. GB 28050　　B. GB 7718
   C. GB 2760　　D. WS/T 423
   E. GB 14880

【解析】2011 年国家卫生行政部门发布了《食品安全国家标准 预包装食品营养标签通则》（GB 28050—2011），并于 2013 年 1 月 1 日起实施。

10.《食品营养标签管理规范》强调，食品营养标签的标示应当（ ）。
   A. 在每个内包装物上明确标示
   B. 针对产品特点灵活选择营养声称的方式和用语
   C. 可以不标示
   D. 营养成分标示内容以一个“方框表”形式标示
   E. 引导消费者正确选择食物治疗疾病

【解析】预包装食品营养标签的基本要求：①标示的营养信息应真实、客观。②应使用中文。③以一个“方框表”的形式标示。④食品营养成分含量应以具体数值标示。⑤营养标签的格式。⑥最小销售单元的包装上应有营养标签。

11. **不属于**食品营养标签核心成分的是（　　）。

A. 脂类　　B. 钙

C. 钠　　D. 碳水化合物

E. 蛋白质

【解析】预包装食品营养标签的强制标示内容：能量、核心营养素的含量值及其占营养素参考值（NRV）的百分比。营养标签中的核心营养素包括蛋白质、脂肪、碳水化合物和钠。

12. 关于营养标签，下列说法**不正确**的是（　　）。

A. 营养标签是预包装食品标签的一部分内容

B. 用于指导消费者的平衡膳食

C. 可满足消费者知情权

D. 预包装食品标签是营养标签的一部分内容

E. 包括营养成分表、营养声称和营养成分功能声称

【解析】营养标签是预包装食品标签上向消费者提供食品营养信息和特性的说明，包括营养成分表、营养声称和营养成分功能声称。营养标签是预包装食品标签的一部分。其目的：①指导消费者平衡膳食。②满足消费者的知情权。③促进食品贸易规范。

13. 关于预包装食品营养标签的强制标示内容，下列说法**错误**的是（　　）。

A. 能量、核心营养素占营养素参考值的百分比

B. 能量、核心营养素的含量值

C. 营养成分功能声称的其他营养成分含量

D. 营养强化后食品中该营养成分的含量值

E. 使用氢化油脂时，不用标示出反式脂肪（酸）的含量

【解析】预包装食品营养标签的强制标示内容：①能量、核心营养素的含量值及其占营养素参考值（NRV）的百分比。②营养声称或营养成分功能声称的其他营养成分含量及其占营养素参考值的百分比。③营养强化后食品中该营养成分的含量值及其占营养素参考值的百分比。④使用氢化油脂时，在营养成分表中还应标示出反式脂肪（酸）的含量。

14. 就食品营养标签制作来说，产品营养分析最终目标是获得（　　）。

A. 评价食物保质期的依据

B. 可以用于标示的食物营养成分的基础数据

C. 评价食物好坏的依据

D. 食品卫生标准的数据

E. 食品强化指标的数据

【解析】食品分析的任务是根据国家、行业或企业制定的技术标准，运用化学、物理或仪器等分析手段，对食品工业生产的原料、辅料、中间过程和最终产品进行检测分析，从而对产品的品质、营养和卫生等方面做出评价。在生产工艺过程中对产品进行分析和对有关参数进行监控，一方面为新产品开发、新技术应用提供可靠依据；另一方面也是控制污染、减少营养素损失和保证产品质量的不可缺少的手段。就食品营养标签制作而言，产品分析的最终目标是获得可以用于标示的食物营养成分基础数据。

15. 食品营养标签属于食品标签的一部分，其目的**不包括**（　　）。

A. 保护生产企业知识产权

B. 引导消费者合理选择食品

C. 促进膳食营养平衡

D. 保护消费者知情权

E. 促进食品贸易规范

【解析】营养标签目的：①指导消费者平衡膳食。②满足消费者的知情权。③促进食

品贸易规范。

16. 食品营养标签属于食品标签的一部分，其内容**不包括**（　　）。

A. 营养类别　　B. 营养成分表
C. 食用方法　　D. 营养声称
E. 健康声称

【解析】营养标签是预包装食品标签上向消费者提供食品营养信息和特性的说明，包括营养成分表、营养声称和营养成分功能声称。营养标签是预包装食品标签的一部分。

17. 食品营养标签中规定核心营养素**不包括**（　　）。

A. 脂类　　B. 钠
C. 蛋白质　　D. 碳水化合物
E. 能量

【解析】营养标签中的核心营养素包括蛋白质、脂肪、碳水化合物和钠。

18. 属于食品营养标签中营养信息的是（　　）。

A. 含量声称　　B. 疗效声称
C. 营养声称　　D. 卫生声称
E. 保健声称

【解析】营养标签是预包装食品标签上向消费者提供食品营养信息和特性的说明，包括营养成分表、营养声称和营养成分功能声称。营养标签是预包装食品标签的一部分。

19. 预包装食品营养标签的基本要求**不包括**（　　）。

A. 最小销售单元的包装上应有营养标签
B. 标签的营养信息应真实、客观
C. 应使用英文
D. 选择适当的营养标签的格式
E. 食品营养成分表含量应以具体数值标示

【解析】同第 10 题。

20. 营养标签管理规范规定，营养素含量标示使用每（　　）食品或每份来标示。

A. 50 g 或 50 mL　　B. 10 g 或 10 mL
C. 100 g 或 100 mL　　D. g 或 mL
E. 1000 g 或 1000 mL

【解析】预包装食品营养标签中能量和营养成分的含量应以每 100 克（g）和（或）每 100 毫升（mL）和（或）每份食品可食部的具体数值来标示。

☆21. 营养标签减少（　　）可标注“减少声称”。

A. 10%　　B. 30%
C. 50%　　D. 20%
E. 25%

【解析】与参考食品比较，减少 25% 以上可以声称为减少。参考食品（基准食品）应为消费者熟知、容易理解的同类或同一属类食品。

22. 小春在某超市购买的某饮料，标注了生产厂家、配料表等，但未发现标有营养标签，这款饮料**不符合**（　　）。

A. GB 7718—2011
B. GB 28050—2011
C. GB 2760—2014
D. GB 14880—2012
E. GB 19645—2010

【解析】2011 年国家卫生行政部门发布了《食品安全国家标准　预包装食品营养标签通则》（GB 28050—2011）。

23. 小春在某超市购买的某纯牛奶，其营养标签上未标注钙含量，以下说法正确的是（　　）。

A. 这款纯牛奶中不含有钙
B. 这款纯牛奶中的钙含量低于国家标准
C. 这款纯牛奶中的钙含量低于同类产品
D. 这款纯牛奶不是钙的良好来源

E. 钙不是强制要求标示的营养素，无须标注

【解析】根据《食品安全国家标准　预包装食品营养标签通则》（GB 28050—2011），强制标示的是：能量、蛋白质、脂肪、碳水化合物和钠，其他成分可以选择性标示。

24. **不能**豁免强制标示营养标签的预包装食品为（　　）。

A. 现制现售的食品

B. 生鲜食品

C. 乙醇含量≥0.5% 的饮料酒类

D. 包装的饮用水

E. 每日食用量≤50 g 或 50 mL 的预包装食品

【解析】豁免强制标示营养标签的预包装食品为：①生鲜食品，如包装的生肉、生鱼、生蔬菜和水果、禽蛋等。②乙醇含量≥0.5% 的饮料酒类。③包装总表面积≤100 cm^2 或最大表面面积≤20 cm^2 的食品。④现制现售的食品。⑤包装的饮用水。⑥每日食用量≤10 g 或 10 mL 的预包装食品。⑦其他法律法规标准规定可以不标示营养标签的预包装食品。

☆25. 饮料中乙醇含量（质量分数）不超过（　　）。

A. 0.1%　　B. 0.5%

C. 1%　　D. 2%

E. 3%

【解析】饮料是指经过定量包装的，供直接饮用或用水冲调饮用的，乙醇含量（质量分数）不超过 0.5% 的制品。

26. 需要强制标示营养标签的预包装食品是（　　）。

A. 生肉　　B. 水果

C. 现制面包　　D. 方便面

E. 茅台

【解析】同第 24 题。

27.《餐饮食品营养标识指南》规定基本标示内容包括（　　）。

A. 能量、脂肪、蛋白质、碳水化合物、钙

B. 能量、脂肪、钠含量和相当于钠的食盐量

C. 蛋白质、碳水化合物、糖

D. 蛋白质、碳水化合物、糖、维生素及矿物质等

E. 能量、脂肪、蛋白质、碳水化合物、钠

【解析】《餐饮食品营养标识指南》规定了基本标示内容和可选择标示内容。基本标示内容包括能量、脂肪和钠，通过钠与盐的换算关系在菜单中同时标示总盐量。餐饮食品可根据菜品特点，选择标示蛋白质、碳水化合物、糖、矿物质及维生素等；在标示能量和营养素含量的同时可标示出其占营养素参考值（NRV）的百分比。

28. 餐饮食品中的脂肪含量应查询（　　）来计算。

A. 中国居民膳食宝塔

B.《中国食物成分表》

C.《中国居民膳食指南》

D. DRIs

E.《中国营养科学全书》

【解析】餐饮食品中的脂肪包括来自食品原料中的脂肪和烹调过程中加入的脂肪，可根据原料、烹调油及调味品用量，应用《中国食物成分表》等权威数据库计算得出菜品中脂肪含量。

29.《餐饮食品营养标识指南》规定可选择标示内容，**不正确**的是（　　）。

A. 蛋白质、碳水化合物

B. 能量和营养素占营养素参考值（NRV）的百分比

C. 成年人每日能量需要量为 2000 kcal

D. 成年人每日食盐摄入量不超过 6 g

E. 糖、维生素及矿物质等

【解析】《餐饮食品营养标识指南》可选择标示内容：①包括蛋白质、碳水化合物、糖、维生素及矿物质等。②鼓励在标示能量和营养素含量的同时标示出其占营养素参考值（NRV）的百分比，NRV 数值参照《食品安全国家标准　预包装食品营养标签通则》（GB 28050—2011）中相关规定。③鼓励在菜单上声明“成年人每日能量需要量为 2000 kcal”和“成年人每日食盐摄入量不超过 5 g（相当于钠摄入量不超过 2000 mg）”。

30. 1 毫克（mg）钠相当于（　　）毫克（mg）食盐。

A. 3　　B. 1

C. 1.5　　D. 2

E. 2.5

【解析】1 毫克（mg）钠相当于 2.5 毫克（mg）食盐。

☆31. 营养健康食堂建设应当围绕（　　）制订工作计划及实施方案，明确营养健康食堂工作的组织管理、人员培训和考核、营养健康教育、配餐和烹饪、供餐服务等具体事宜，并开展自查。

A. 健康饮食

B. 合理膳食和减盐、减油、减糖（“三减”）

C. 合理膳食和健康体重、健康骨骼、健康口腔（“三健”）

D. 减盐、减油、减糖（“三减”）和健康体重、健康骨骼、健康口腔（“三健”）

E. 均衡营养

【解析】营养健康食堂建设应当围绕合理膳食和减盐、减油、减糖（“三减”）制订工作计划及实施方案，明确营养健康食堂工作的组织管理、人员培训和考核、营养健康教育、配餐和烹饪、供餐服务等具体事宜，并开展自查。

☆32. 按照《营养健康食堂建设指南》要求，建设营养健康食堂，应满足一系列要求，**不包括**（　　）。

A. 设立“营养健康角”

B. 连续 2 年未发生食品安全事故，连续 3 年未受过食品安全相关行政处罚

C. 开展形式多样的营养健康知识宣传活动，营造营养健康氛围

D. 配备有资质的专（兼）职营养指导人员

E. 对所提供的餐饮食品进行营养标示

【解析】《营养健康食堂建设指南》第三条，建设营养健康食堂，应当达到以下基本要求：①取得《食品经营许可证》。②连续 3 年未发生食品安全事故，连续 2 年未受过食品安全相关的行政处罚。③配备有资质的专（兼）职营养指导人员。④开展形式多样的营养健康知识宣传活动，营造营养健康氛围。⑤设立“营养健康角”，摆放测量身高、体重、血压等的设备和工具，并定期维护；张贴自测自评方法。⑥按照国家卫生健康委印发的《餐饮食品营养标识指南》对所提供的餐饮食品进行营养标示；食堂提供自制饮料或甜品时，应当标示添加糖含量。⑦建立防范和抵制食物浪费制度，并采取措施予以落实。⑧严格遵守国家相关法律法规，禁止非法食用、交易野生动物，落实卫生防疫相关规定和要求。⑨按照国家有关规定，实施垃圾分类。⑩室内全面禁烟，设置禁止吸烟标识。

33. 下列烹调方法中，肉中维生素损失最少的是（　　）。

A. 烧烤　　B. 红烧

C. 清炖　　D. 炒肉

E. 煎炸

【解析】炒肉的加热时间最少，维生素损失最少。

34. 营养健康食堂建设，食物种类应当符合《中国居民膳食指南（2022）》的推荐要求。每一餐食谱中应当提供至少（　　）类食物（不包括调味品和植物油），同类食物之间可进行品种互换。

A. 7　　B. 3

C. 4　　D. 5

E. 6

【解析】食物种类应当符合《中国居民膳食指南（2022）》的推荐要求。每一餐食谱中应当提供至少 3 类食物（不包括调味品和植物油），同类食物之间可进行品种互换。

35. 提供套餐或份饭的食堂，（　　）内食谱尽量不重复。

A. 10 天　　B. 1 天

C. 3 天　　D. 1 周

E. 1 月

【解析】提供套餐或份饭的食堂，一周内食谱尽量不重复。鼓励自由取餐的食堂，参考季节气候天气、本单位职工劳动强度、年龄性别结构等提供标准化套餐以满足其一餐能量和主要营养素需求。

☆36.《营养健康餐厅建设指南》要求建设营养健康餐厅，应当连续（　　）年未发生食品安全事故，连续（　　）年未受过食品安全相关的行政处罚。

A. 5、5　　B. 3、2

C. 2、3　　D. 2、2

E. 3、3

【解析】《营养健康餐厅建设指南》第三条，建设营养健康餐厅，应当达到以下基本要求：①取得《食品经营许可证》。②连续 3 年未发生食品安全事故，连续 2 年未受过食品安全相关的行政处罚。③配备有资质的专（兼）职营养指导人员。④开展形式多样的营养健康知识宣传活动，营造营养健康氛围。⑤按照国家卫生健康委印发的《餐饮食品营养标识指南》对所提供的餐饮食品进行营养标示；餐厅提供自制饮料或甜品时，应当标示添加糖含量。⑥建立防范和抵制食物浪费制度，并采取措施予以落实。⑦严格遵守国家相关法律法规，禁止非法食用、交易野生动物，落实卫生防疫相关规定和要求。⑧按照国家有关规定，实施垃圾分类。⑨室内全面禁烟，设置禁止吸烟标识。

☆37. 建设营养健康餐厅，需要配备有资质的专（兼）职（　　）。

A. 烹调人员　　B. 医护人员

C. 保健人员　　D. 营养指导人员

E. 健康管理人员

【解析】建设营养健康餐厅，需要配备有资质的专（兼）职营养指导人员。

☆38. 建设营养健康餐厅，应当定期组织餐厅负责人、营养指导人员和厨师等进行（　　）技能培训。

A. 急救知识

B. 营养健康知识和防控传染病

C. 疾病预防和营养操作

D. 营养健康知识和疾病救护

E. 营养健康和防火

【解析】应当定期组织餐厅负责人、营养指导人员和厨师等进行营养健康知识和防控传染病技能培训。餐厅负责人和营养指导人员每年度应当接受不少于 16 学时培训。上述人员应当重点接受食品安全及营养健康知识、卫生防疫知识、食物采购、储藏、烹饪，以及“三减”等方面的培训，厨师应当接受低盐、低油、低糖菜品制作技能培训。

☆39.《营养健康餐厅建设指南》中低油和低

脂的区别是（　　）。

A. 低油是指烹饪过程中减少盐的使用

B. 低油是指烹饪过程中减少油的使用

C. 低脂是指选择油脂含量适中的食材

D. 低油是指烹饪过程中减少含油脂食材的使用

E. 低脂是指在菜品制作过程中减少油的使用

【解析】《营养健康餐厅建设指南》中的“低油”是指烹饪过程中减少油的使用；“低脂”是指在菜品制作和改良中优先选择油脂含量较低的食材。

☆40. 学生餐厅出现食品问题的负责人是（　　）。

A. 采购人员　　B. 法人

C. 卫生管理人员　D. 厨师

E. 营养师

【解析】《教育部办公厅 市场监管总局办公厅 国家卫生健康委办公厅 关于加强学校食堂卫生安全与营养健康管理工作的通知》中规定：各地和学校要建立健全食堂食品安全和营养健康管理制度，明确学校食品安全和营养健康主体责任和校方管理人员。落实学校食品安全校长（园长）负责制，中小学校和幼儿园落实集中用餐陪餐制度，充分发挥膳食委员会、师生和家长的监督作用。

☆41. 学校食品安全实行（　　）。

A. 学校食堂负责制

B. 采购员负责制

C. 班主任负责制

D. 供餐单位负责制

E. 校长负责制

【解析】同第 40 题。

☆42. 学校食堂可以制售加工的是（　　）。

A. 野生蘑菇　　B. 裱花蛋糕

C. 新鲜的黄花菜　D. 土豆

E. 冷荤

【解析】《教育部办公厅 市场监管总局办公厅 国家卫生健康委办公厅 关于加强学校食堂卫生安全与营养健康管理工作的通知》中规定：禁止采购、使用国家明令禁止或不符合食品安全标准的产品，中小学校和幼儿园不得制售冷荤类、生食类、裱花蛋糕以及四季豆、鲜黄花菜、野生蘑菇、发芽土豆等高风险食品。

☆43. 学生餐从烧熟至食用间隔时间不得超过（　　）小时，食品成品按规定量留样（　　）小时以上。

A. 1、12　　B. 2、24

C. 2、48　　D. 3、48

E. 3、72

【解析】《教育部办公厅 市场监管总局办公厅 国家卫生健康委办公厅 关于加强学校食堂卫生安全与营养健康管理工作的通知》中规定：学生餐从烧熟至食用间隔时间不得超过两小时，食品成品按规定量留样 48 小时以上。

☆44. 《营养与健康学校建设指南》鼓励学校设立健康社团，班（年）级设立健康兴趣小组，开展健康讲座和实践活动，每年至少组织（　　）次相关活动。

A. 五　　B. 一

C. 二　　D. 三

E. 四

【解析】鼓励学校设立健康社团，班（年）级设立健康兴趣小组，开展健康讲座和实践活动，每年至少组织一次相关活动。

☆45. 《营养与健康学校建设指南》依托（　　）等重要时间节点和活动，多渠道、多形式对学生、教师和家长开展主题健康教育活动。

A. 全国营养周

B.“5·21”中国学生营养日

C. 学生健康中国健康

D. 全民食品安全宣传周

E.“5·20”中国学生营养日、师生健康中国健康

【解析】依托“5·20”中国学生营养日、“师生健康中国健康”主题健康教育等重要时间节点和活动，多渠道、多形式对学生、教师和家长开展主题健康教育活动。

46.《营养与健康学校建设指南》中学生餐要采用合理的烹调方法，逐步降低盐、油和糖的用量，学校食堂和校外供餐单位提供自制饮料或甜品时，要标示（　　）含量。

A. 钠　　B. 添加糖

C. 反式脂肪酸　　D. 食用油

E. 盐

【解析】学校食堂和校外供餐单位提供自制饮料或甜品时，要标示添加糖含量。

47. 学生餐的烹调方法合理，每周油炸食物不超过（　　）次。

A. 5　　B. 1

C. 2　　D. 3

E. 4

【解析】学生餐的烹调方法合理，每周油炸食物不超过2次。采取有效措施，逐步降低盐、油和糖的用量，达到适宜水平。校园内不提供高盐、高糖及高油的食品。

48. 学校应落实国家学生饮用奶计划相关要求，使学生每学习日在校饮用奶及奶制品达（　　）。

A. 300 mL　　B. 50 mL

C. 100 mL　　D. 500 mL

E. 200 mL

【解析】学校应落实国家学生饮用奶计划相关要求，使学生每学习日在校饮用奶及奶制品达200 mL。学校有完整的学生饮用奶管理制度并责任到人。

49. 学校营养配餐要保证营养平衡，**不包括**（　　）。

A. 数量充足　　B. 食物搭配合理

C. 品种单一　　D. 营养素间平衡

E. 主食粗细搭配

【解析】《营养与健康学校建设指南》的膳食营养保障措施：①学校或为学校供餐的企业应根据当地学生营养健康状况和饮食习惯搭配学生餐，做到营养均衡。每周公示带量食谱和营养素供给量。②学生餐每餐供应的食物应包括谷薯类、蔬菜水果类、鱼禽肉蛋类、奶、大豆及坚果类等四类食物中的三类及以上。食物种类每天应至少达到12种，每周至少25种。③学生餐的烹调方法合理，每周油炸食物不超过2次。采取有效措施，逐步降低盐、油和糖的用量，达到适宜水平。校园内不提供高盐、高糖及高油的食品。④学校应落实国家学生饮用奶计划相关要求，使学生每学习日在校饮用奶及奶制品达200 mL。学校有完整学生饮用奶管理制度并责任到人。⑤学校食堂和供餐企业应配备或聘请有资质的营养师和营养配餐员，每年定期参加培训和考核，科学指导食堂采购、配料和加工，开展学生合理膳食及膳食营养均衡咨询及指导。

（二）参考答案

1. C　2. D　3. C　4. B　5. C　6. C
7. E　8. B　9. A　10. D　11. B　12. D
13. E　14. B　15. A　16. C　17. E　18. C
19. C　20. C　21. E　22. B　23. E　24. E
25. B　26. D　27. B　28. B　29. D　30. E
31. B　32. B　33. D　34. B　35. D　36. B
37. D　38. B　39. B　40. B　41. E　42. D
43. C　44. B　45. E　46. B　47. C　48. E
49. C

三、营养改善措施

(一)单选题(每题的备选项中,只有一个选项最符合题意。)

1. 营养改善的措施**不包括**(　　)。

A. 营养调查
B. 保障多样化食物的生产和供给
C. 食物强化
D. 膳食营养素补充剂及补充食品
E. 营养配餐

【解析】营养改善的措施选择因不同地区居民的主要营养问题不同而有所不同,包括保障多样化食物的生产和供给、食物强化、膳食营养素补充剂及补充食品、营养教育、营养配餐。营养调查是全面了解人群膳食结构和营养状况的主要手段,而不是营养改善的措施。

2. 保障多样化食物的生产和供给的措施**不包括**(　　)。

A. 发展渔业生产
B. 发展农业,增加食物生产
C. 促进大豆的生产和利用
D. 种植果树
E. 食物强化

【解析】保障多样化食物的生产和供给包括:①发展农业,增加食物生产。②促进大豆的生产和利用。③增加深色蔬菜的种植面积及品种。④种植果树。⑤发展养殖业。⑥发展渔业生产。食物强化是属于营养改善的措施之一,与保障多样化食物的生产和供给的措施是同一级的措施。

3. 社区营养改善措施**不包括**(　　)。

A. 推行食品强化
B. 普及营养知识
C. 调整膳食结构,预防慢性病
D. 监测营养状况指标
E. 营养教育和咨询服务

【解析】营养改善旨在通过正确地引导食物消费、优化膳食模式及塑造健康生活方式等手段改善居民营养状况和预防控制营养相关疾病。包括保障多样化食物的生产和供给、食物强化、膳食营养素补充剂及补充食品、营养教育、营养配餐等。

4. **不属于**社区营养干预的方法的是(　　)。

A. 营养知识的宣传
B. 膳食行为的引导
C. 营养教育
D. 营养缺乏症的诊断与治疗
E. 保障多样化食物供给

【解析】同第3题。

5. 强化食品**不包括**(　　)。

A. 将维生素A强化到人造黄油
B. 将铁强化到酱油
C. 将钠强化到饼干中
D. 将硫胺素强化到面粉
E. 将维生素C强化到水果汁

【解析】目前常见的营养强化有:将碘强化到食盐中以预防和纠正碘缺乏症;将硫胺素强化到面粉和大米中,以防止脚气病的发生;将维生素A强化到人造黄油和食用油中以预防干眼病、夜盲症的发生;将维生素C强化到水果汁中以消除坏血病;将铁强化到面粉和糖中,以预防和纠正缺铁性贫血。而现在钠的摄入已经过量,并且过多的钠会引起血压升高,所以钠不需要强化。

6. 膳食营养素补充剂的剂型**不包括**(　　)。

A. 注射剂　　B. 片剂
C. 颗粒剂　　D. 胶囊
E. 泡腾片

【解析】膳食营养素补充剂是以维生素、矿物质及植物提取物为主要原料，通过口服补充人体必需的营养素或生物活性物质，达到补充营养素的目的，一般以片剂或胶囊剂等浓缩形态存在。

7. 营养强化的目的**不包括**（ ）。

A. 增加食品的色、香、味

B. 补充天然食品中某些营养素的不足

C. 补偿加工中的损失

D. 适应不同人群的营养需要，预防营养不良

E. 补充食品在运输过程中营养素的损失

【解析】营养强化的目的是用于补充天然食品中某些营养素的不足，以增加天然营养素的含量；补偿加工中的损失，提高食品的营养价值，防止由于缺乏营养素所导致的各种特殊疾病。

8. 营养强化的目的是（ ）。

A. 食品加工工艺的需要

B. 改善食品口味

C. 食品防腐

D. 补充天然食品中某些营养素的不足

E. 食品颜色艳丽

【解析】同第 7 题。

9. 均衡营养的配餐原则**不包括**（ ）。

A. 各种维生素和矿物质摄入量满足机体所需

B. 满足人体每天对能量的需要

C. 宏量营养素的供能比分别是蛋白质 10%~15%，脂肪 20%~30%，碳水化合物 50%~65%

D. 每天三餐总食量的分配，按 3∶4∶3 的比例较为合理

E. 为减少油的使用，油炸后的油可反复使用

【解析】均衡营养的配餐有以下原则：一是要满足人体每天对能量的需要，宏量营养素的供能比分别是蛋白质 10%~15%，脂肪 20%~30%，碳水化合物 50%~65%；二是各种维生素和矿物质摄入量满足机体所需；三是根据人体对能量、蛋白质、矿物质、维生素的需要，结合各种食物的营养成分及其含量，科学搭配各种各样的食物；四是每天三餐总食量的分配，按 3∶4∶3 的比例较为合理，即早餐占 30%，午餐占 40%，晚餐占 30%；五是选择健康的烹调方式，降低营养素的损失，减少油脂的使用和降低加工程度。

10. 营养教育主要分为（ ）。

A. 同伴教育和营养行为干预

B. 营养信息传播和营养行为干预

C. 人际传播和大众传播

D. 自我传播和组织传播

E. 人际传播和群体传播

【解析】营养教育是有计划、有组织、有系统和有评价的干预活动，其核心是提供人们膳食行为改变所必需的知识、技能和社会服务。教育人们树立食品与营养的健康意识，养成良好的饮食行为与生活方式，使人们在面临营养与食品卫生相关的健康问题时，有能力做出益于健康的抉择。营养教育主要分为营养信息传播和行为干预两大类。

（二）参考答案

1. A　2. E　3. D　4. D　5. C　6. A

7. A　8. D　9. E　10. B

第八章　健康教育基础知识与理论

一、健康教育基础知识

（一）单选题（每题的备选项中，只有一个选项最符合题意。）

1. 健康教育的目的和重点是（　　）。
   A. 帮助个人和群体改善不良行为
   B. 对个人和群体进行宣传教育
   C. 对个人和群体定期进行健康教育
   D. 帮助个人和群体树立健康观念
   E. 帮助个人和群体掌握卫生保健知识

【解析】健康教育是指在需求评估基础上，通过信息传播、教育、行为干预等方法，帮助个体或群体树立科学的健康观念、掌握健康知识和技能、自觉采纳有利于健康的行为与生活方式的一系列活动及其过程。

2. 开展营养健康教育工作首先要（　　）。
   A. 改变行为　　B. 制订计划
   C. 实施干预　　D. 需求评估
   E. 评价效果

【解析】同第 1 题。

☆3. 健康教育的实质是（　　）。
   A. 个人技能的培养
   B. 研究信息传播方式
   C. 创造支持的环境
   D. 有计划、有组织、有评价的教育干预活动和过程
   E. 改善卫生服务条件

【解析】健康教育的实质就是健康教育计划或健康管理计划的设计实施与评价的全过程。

☆4. 营养教育的特点是（　　）。
   A. 仅针对临床病人开展的教育
   B. 仅传播营养知识
   C. 改善个体的膳食行为
   D. 途径多、低成本、覆盖面广
   E. 一对一的营养干预活动

【解析】营养教育可通过有计划、有组织、有系统和有评价的干预活动，提供人们必需的营养科学知识和技能，普及营养与食品卫生知识，使其养成良好的膳食行为与生活方式，以便在面临营养与食品卫生方面的问题时，有能力做出有益于健康的选择。大量调查研究表明，营养教育具有途径多、成本低和覆盖面广等特点，对提高广大群众的营养知识水平、合理调整膳食结构以及预防营养相关疾病切实有效，这对于我国居民应对上述营养问题的双重挑战、提高国民健康素质、全面建设小康社会具有重要意义。

5. 营养教育是（　　）的重要组成部分。
   A. 安全教育　　B. 素质教育
   C. 德育教育　　D. 健康教育
   E. 价值观教育

【解析】营养教育是健康教育的重要组成部分。

6. （　　）是疾病预防、健康管理最经济、最有效、最具成本效益的首选策略和措施，在卫生健康领域处于先导地位。
   A. 平衡膳食　　B. 健康教育
   C. 身体活动　　D. 临床预防
   E. 临床治疗

【解析】健康教育是疾病预防、健康管理

最经济、最有效、最具成本效益的首选策略和措施，在卫生健康领域处于先导地位。

7. 进行疾病预防、健康管理最经济有效、最具成本效益的首选策略和措施为（　　）。
A. 运动干预　B. 健康促进
C. 健康教育　D. 食品安全管理
E. 健康状况调查与监测
【解析】同第 6 题。

8. 健康教育的对象**不包括**（　　）。
A. 婴儿　B. 亚健康人群
C. 高危人群　D. 重点人群
E. 患者
【解析】健康教育的对象是全人群，既包括健康人群，也包括高危人群、重点人群和患者。

9. 营养健康教育的对象是（　　）。
A. 全人群　B. 儿童青少年
C. 孕产妇　D. 老年人
E. 慢性病患者
【解析】同第 8 题。

10. 健康教育的核心目标是（　　）。
A. 掌握健康技能　B. 获取健康知识
C. 树立健康观念　D. 形成健康动机
E. 养成促进健康行为
【解析】健康教育是运用社会学和流行病学方法评估个体或人群的健康问题，以提高科学认知为基础，以树立正确理念（态度）为重点，以掌握健康技能为支持，以改变行为为目标开展工作。

11. 健康促进需要共同采取行动的是（　　）。
A. 政府、企业、个人（家庭）
B. 主管部门、社会、个人（家庭）
C. 政府、社会、个人（家庭）
D. 政府、社会、社区
E. 国际组织、社会、个人（家庭）
【解析】健康促进指政府、社会、个人（家庭）共同采取行动，鼓励人们采纳健康行为，提升人们改进和处理自身健康问题的能力。

12. 营养健康促进的三大基本策略为（　　）。
A. 倡导、教育、协作
B. 倡导、赋权、协调
C. 倡导、保护、合作
D. 指导、赋能、合作
E. 指导、赋权、协调
【解析】倡导、赋权、协调是健康促进的三大基本策略。通过社会倡导，达成共识，出台促进健康的公共政策，开展跨部门行动，动员全社会参与；通过赋权，增强个人和社区处理健康问题的能力；通过协调，凝聚各方力量，创造支持性环境，推进健康促进目标的实现。

13.《健康中国行动（2019—2030 年）》之合理膳食行动属于营养健康促进领域的（　　）。
A. 发展个人营养健康技能
B. 营养健康相关政策
C. 营养健康支持性环境
D. 调整营养健康服务方向
E. 强化营养健康社区行动
【解析】健康促进的五个优先工作领域：一是制定有利于健康的公共政策；二是创造健康支持性环境；三是强化社区行动；四是发展个人技能；五是调整卫生服务方向。

14. 推动政府制订辖区青少年营养发展规划，属于（　　）。
A. 跨部门合作　B. 健康教育
C. 健康传播　D. 社会动员
E. 健康促进
【解析】同第 13 题。

15. **不属于**营养健康促进优先工作领域的是（　　）。
A. 创造营养健康支持性环境
B. 发放营养健康教育材料
C. 制定促进健康的公共营养政策
D. 发展个人营养健康技能
E. 开展社区营养健康促进行动
【解析】同第 13 题。

16. 营养健康教育的目的是（　　）。
A. 改善营养状况、预防营养相关疾病
B. 传播营养知识
C. 培训营养技能
D. 开展人群营养管理
E. 出台营养政策
【解析】营养教育是指针对具体的个体或群体所面临的具体营养健康问题，通过普及营养与健康知识，提高人们的营养健康意识，改变与营养有关的不健康的饮食行为和生活方式，调整膳食结构，实现合理膳食、均衡营养，达到改善营养状况、预防营养相关疾病的目的，从而提高人们的健康水平和生活质量。

17. 营养教育的内容**不包括**（　　）。
A. 心理评估
B. 营养基础知识
C. 健康生活方式
D. 营养相关法律法规
E.《中国居民膳食指南》
【解析】同第 16 题。

☆18. 营养教育工作者必须掌握的知识**不包括**（　　）。
A. 临床医学知识　B. 食品学知识
C. 卫生学知识　D. 营养学知识
E. 预防医学知识
【解析】营养教育工作者为了能够胜任工作，需要具备下述的知识和技能：①掌握营养与食品卫生学、食品学、预防医学等方面的专业理论知识。②了解社会、经济、有关政策，以及文化因素对膳食营养状况的影响。③具有社会心理学、认知、教育，以及行为科学的基础。④具有传播营养知识的能力。⑤有一定现场组织协调和研究能力。

19. 营养教育取得成功的基础是（　　）。
A. 执行营养教育计划
B. 评价营养教育计划
C. 尽可能多地利用传播媒介
D. 广泛收集和利用已有的宣传资料
E. 根据对营养与健康问题的评估设计营养教育计划
【解析】营养教育是指在营养与健康问题的评估基础上，通过信息传播、教育、行为干预等方法，帮助个体或群体树立营养健康观念，掌握营养健康知识与技能，改变不健康饮食行为，从而改善其营养与健康状况而开展的一系列活动及过程。

20. 健康传播是传播学的一个分支和部分，它的出发点是（　　）。
A. 与社会支持　B. 健康管理
C. 人人健康　D. 健康教育
E. 健康促进
【解析】健康传播是传播学的一个分支和部分，它是指以“人人健康”为出发点，运用各种传播媒介渠道和方法，为维护和促进人类健康的目的而制作、传递、分散、交流、分享健康信息的过程。

21. “人与人之间面对面直接信息交流”属于（　　）。
A. 小众传播　B. 人际传播
C. 组织传播　D. 自我传播
E. 大众传播
【解析】人际传播也称人际交流，是指人与人之间直接进行信息沟通的一类交流活动。

22. 大众传播的传播媒介和特定技术手段**不包括**（　　）。

A. 讲课　　B. 电视
C. 报纸　　D. 书籍
E. 电影

【解析】大众传播是指专业性传播机构或个人、组织、团体通过广播、电视、电影、报纸、期刊、书籍、网络等大众媒介和特定传播技术手段，向范围广泛、为数众多的社会人群传递信息的过程。

23. 营养指导员小春通过微信视频号向小伙伴传播合理膳食知识，此传播类型属于（　　）。

A. 个人传播　　B. 人际传播
C. 大众传播　　D. 群体传播
E. 小众传播

【解析】微信视频号可实现一对多的点对点信息共享，受众范围广，属于大众传播的一种形式。

24. 属于大众传播的特点是（　　）。

A. 传播对象联系紧密
B. 反馈及时、交流充分
C. 传播者是专业的传播机构和人员
D. 覆盖范围较小，传播速度较慢
E. 信息容易失真

【解析】大众传播的特点：①传播者是专业性的传播机构和人员，且需借助非自然的特定传播技术手段。②信息是公开的、公共的，面向全社会人群。③信息扩散距离远，覆盖区域广，速度非常快。④传播对象虽然为数众多，分散广泛，互不联系，但大体可以确定。⑤传统大众媒介多为单向传播，反馈不及时且缺乏自发性，而网络媒体很好的改变了这些不足。

25. 健康传播中人际传播的特点**不正确**的是（　　）。

A. 多级人际传播活动的信息容易走样
B. 直接的人际传播不需要任何非自然的媒介
C. 同一次传播活动中交流的双方可以互为传播者和受传者
D. 传播的信息量比大众传播多
E. 传播有针对性

【解析】人际传播的特点：①直接的人际传播不需要任何非自然的媒介，简便易行，不受机构、媒介等条件的限制。②在同一次人际传播活动中，交流的双方可以互为传播者和受传者。③反馈及时，交流充分。④相对大众传播而言，人际传播覆盖范围较小，传播速度较慢。⑤在人际传播活动中，特别是在多级人际传播活动中，信息容易失真、“走样”。

26. 人际传播的主要形式包括（　　）。

A. 电视　　B. 讲座
C. 广播　　D. 报纸
E. 杂志

【解析】人际传播的主要形式有交流指导、小组讨论、讲座、咨询、培训等。大众传播媒介主要形式有互联网、广播、电视、电影、报纸、杂志、书籍等。此外，标语、传单，以及置于公共场所的宣传栏、画廊等，也都属于大众传播媒介的范畴。

27. 人际传播的主要形式**不包括**（　　）。

A. 传单　　B. 交流指导
C. 小组讨论　　D. 培训
E. 咨询

【解析】同第26题。

28. 人际沟通中可以传递信息的方式**不包括**（　　）。

A. 手势　　B. 语言

C. 媒体　　D. 表情
E. 动作

【解析】人际传播也称人际交流，是指人与人之间直接进行信息沟通的一类交流活动。这类交流主要是通过语言来完成，但也可以通过非语言的方式来进行，如动作、手势、表情、信号（包括文字和符号）等。

29. 人际沟通中用手势强调重要性属于（　　）。
A. 提问技巧
B. 倾听技巧
C. 非语言沟通技巧
D. 动作交流技巧
E. 反馈技巧

【解析】同第 28 题。

30. 社区教育采用广播、录像带等途径传播的方式属于（　　）。
A. 人际交流　　B. 大众交流
C. 单向交流　　D. 双向交流
E. 参与式交流

【解析】大众传播媒介主要形式有互联网、广播、电视、电影、报纸、杂志、书籍等。此外，标语、传单，以及置于公共场所的宣传栏、画廊等，也都属于大众传播媒介的范畴。

31. 大众传播的特点是（　　）。
A. 传播对象分布分散广泛，传播信息是公开的、公共的
B. 传播覆盖范围较小，传播速度较慢
C. 不需要任何非自然的媒介，简便易行，不受机构、媒介、时空等条件的限制
D. 在同一次的传播活动中，交流的双方可以互为传播者和受传者
E. 反馈及时，交流充分

【解析】同第 24 题。

32. 通过报纸、广播、电视、互联网等途径传播的方式属于（　　）。
A. 人际交流　　B. 单向交流
C. 参与式交流　　D. 大众交流
E. 双向交流

【解析】大众传播是指专业性传播机构或个人、组织、团体通过广播、电视、电影、报纸、期刊、书籍、网络等大众媒介和特定传播技术手段，向范围广泛、为数众多的社会人群传递信息的过程。

33. 营养教育的形式**不包括**（　　）。
A. 临床营养治疗　　B. 个别劝导
C. 营养知识讲座　　D. 放映幻灯片
E. 小组活动

【解析】临床营养治疗不属于营养教育。

34. 针对大众的传播媒介**不包括**（　　）。
A. 广播　　B. 电视
C. 报纸　　D. 杂志
E. 讲课

【解析】同第 32 题。

35. 新媒体的主要形式**不包括**（　　）。
A. 广播　　B. 数字电视
C. App　　D. 自媒体
E. 微信

【解析】新媒体的主要形式有数字电视、移动电视、智能应用程序（App）、交互式网络电视（IPTV）、自媒体 / 社交媒体（social media）、博客（blog）、播客（podcast）、公共场所电子屏（公交车、地铁、楼宇等）等。

36. 电视的优点**不包括**（　　）。
A. 传播速度快
B. 覆盖面广
C. 有声音和图像（形象生动）
D. 对受众文化水平要求较低，易于普及
E. 制作成本高

【解析】电视优点是传播速度快，覆盖面广，信息量大，有声音和图像（形象生动），对受众文化水平要求较低，易于普及。缺点是制作成本高，受时空条件以及信号覆盖面的限制，网络电视的出现使时空条件的限制越来越小。

37. 报刊的特点描述**不正确**的是（　　）。
A. 信息可被反复阅读
B. 可多人、多次阅读
C. 受众文化水平要求较低，易于普及
D. 信息量比较大
E. 字多图少，缺少吸引力

【解析】报刊优点是信息可被反复阅读，可多人、多次阅读，信息量比较大；缺点是对受众的受教育水平有一定要求，需要受众具有一定的阅读能力。另外，报刊上的信息一般字多图少，缺少吸引力。

38. 数字媒体是伴随信息技术发展而出现的媒体新形式，**不包括**（　　）。
A. 手机短信　　B. 网络信息
C. 微信　　D. 数字杂志
E. DVD

【解析】数字媒体是伴随信息技术发展而出现的媒体新形式，如数字报纸、数字杂志、数字广播、数字电视、网络信息、手机短信、微信等。数字媒体的优点是传播速度快、信息多和形式多样，受众可以灵活选择。新媒体信息易于被多次、多级再传播，可以在短时间内迅速扩散，影响力大。缺点是信息碎片化易导致看待问题片面，对受众的受教育程度、信息素养水平有一定要求。

39. 关于常见传播媒介的特点，下列说法**错误**的是（　　）。
A. 新媒体信息易于被多次、多级再传播，可以在短时间内迅速扩散，影响力大
B. 电视的优点是传播速度快，覆盖面广，信息量大，易于普及
C. 报纸制作成本高，但不受时空条件的限制
D. 画片、画册、折页的缺点是受版面限制，信息量较少
E. 视频材料直观形象生动，对受众文化程度要求较低

【解析】报刊优点是信息可被反复阅读，可多人、多次阅读，信息量比较大；缺点是对受众的受教育水平有一定要求，需要受众具有一定的阅读能力。另外，报刊上的信息一般字多图少，缺少吸引力。电视的制作成本高。

40. 健康教育活动的核心目的是（　　）。
A. 提高卫生保健知识
B. 掌握健康技能
C. 树立科学的健康观念
D. 促进不健康行为的改变和健康行为的形成
E. 进行卫生宣传

【解析】健康教育是运用社会学和流行病学方法评估个体或人群的健康问题，以提高科学认知为基础，以树立正确理念（态度）为重点，以掌握健康技能为支持，以改变行为为目标开展工作。在健康教育中，行为干预指运用传播、教育、指导、说服、鼓励、限制等方法和手段，帮助个体或群体改变不健康行为和生活习惯，自觉采纳健康行为，养成有利于健康的行为生活方式。

41. 可以多次、多级再传播，在短时间内迅速扩散，且影响力大的媒介是（　　）。
A. 小组讨论　　B. 微信、短视频
C. 书籍、小册子　　D. 折页、传单
E. 咨询与随访

【解析】数字媒体是伴随信息技术发展而出现的媒体新形式，如数字报纸、数字杂志、数字广播、数字电视、网络信息、手机短信、

微信等。数字媒体的优点是传播速度快和形式多样，受众可以灵活选择。新媒体信息易于被多次、多级再传播，可以在短时间内迅速扩散，影响力大。缺点是信息碎片化易导致片面看待问题，对受众的受教育程度、信息素养水平有一定要求。

42. 依据格林模式，影响行为的因素可分为（　　）。

A. 倾向因素、促成因素和强化因素

B. 倾向因素、支持因素和强化因素

C. 支持因素、促成因素和强化因素

D. 支持因素、倾向因素和促成因素

E. 环境因素、促成因素和强化因素

【解析】行为影响因素的分类方法有多种。依据格林模式，可分为倾向因素（即产生某种行为的动机、愿望，或是诱发某行为的因素）、促成因素（即促成某种行为得以实现的条件）和强化因素（即激励行为维持、巩固的因素）。

☆43. 广泛开展营养与健康知识宣传教育的理论基础是（　　）。

A. 营养信息传播理论

B. 营养教育

C. 社区动员

D. 营养咨询

E. 行为改变理论

【解析】营养信息传播理论对营养教育项目的执行和有效完成具有重要的指导作用，也是广泛开展营养与健康知识宣传教育的理论基础。

44. 小美，27 岁，BMI 为 26.5 kg/m^2，对体型不满意，产生了节食减重的想法，这属于（　　）。

A. 动机因素　　B. 倾向因素

C. 促成因素　　D. 强化因素

E. 巩固因素

【解析】小美产生节食减重的想法不一定都是围绕健康提出来的，但只要小美产生了控制体重的意愿，就是具备了行为改变的倾向因素。

45. 营养指导员小春指导小美合理膳食，帮助小美减重，这属于（　　）。

A. 动机因素　　B. 倾向因素

C. 促成因素　　D. 强化因素

E. 巩固因素

【解析】营养指导员小春的指导与帮助在客观上是促成行为改变的重要支撑条件，这就是促成因素。

46. 营养指导员小春指导小美减重，在经过 1 个月后，减重 2 kg，营养指导员小春对小美充分肯定与表扬，坚定其减重信心，鼓励小美坚持下去，这属于（　　）。

A. 动机因素　　B. 倾向因素

C. 促成因素　　D. 强化因素

E. 巩固因素

【解析】在小美采取合理膳食之后，营养指导员小春及时跟进指导，充分肯定与表扬，坚定其信心，激励小美坚持下去，这就是强化因素。

47. 以下属于强化因素的是（　　）。

A. 掌握促使行为改变的技能

B. 为行为改变提供理由

C. 产生行为改变的动机

D. 促成行为动机或愿望得以实现的条件

E. 完成行为改变后所得到的奖励

【解析】在服务对象采取行为改变之后，要及时跟进指导，充分肯定与表扬，坚定其信心，激励其坚持下去，这就是强化因素。

48. 健康素养是指（　　）。

A. 个人对健康信念持有的态度

B. 个人获取、理解、处理基本健康信息

和服务，并利用这些信息和服务，做出有利于提高和维护自身健康决策的能力

C. 个人获取、处理和理解食物和营养的基本信息，并运用这些信息做出正确健康决策的能力

D. 个人对于健康知识达到基本了解的程度

E. 个人采纳健康行为与生活方式的程度

【解析】健康素养是指个人获取、理解、处理基本的健康信息和服务，并利用这些信息和服务，做出有利于提高和维护自身健康决策的能力。

49. 评价一个人是否具备健康素养**不包括**（　　）。

A. 是否具备维护和促进健康的基本技能

B. 是否具备基本的健康知识

C. 是否具备基本的健康理念

D. 是否具备健康生活方式与行为

E. 是否具备自我判断患病的诊断技能

【解析】我国主要从三个方面评价一个人是否具备健康素养：①是否具备基本的健康知识和理念。②是否具备健康生活方式与行为。③是否具备维护和促进健康的基本技能。

50. 提升健康素养，首先要求（　　）。

A. 会寻找并甄别疾病相关信息

B. 具备维护和促进健康的基本技能

C. 掌握传染病、慢性病的防治知识与技能

D. 具备基本的健康知识和理念

E. 具备健康生活方式与行为

【解析】知信行理论提出知识是态度和行为改变的基础，信念是行为改变的动力，行为改变是目标。因此，提升健康素养，首先要有基本的健康知识和理念。

（二）参考答案

1. A　2. D　3. D　4. D　5. D　6. B
7. C　8. A　9. A　10. E　11. C　12. B
13. B　14. E　15. B　16. A　17. A　18. A
19. E　20. C　21. B　22. A　23. C　24. C
25. D　26. B　27. A　28. C　29. C　30. B
31. A　32. D　33. A　34. E　35. A　36. E
37. C　38. E　39. C　40. D　41. B　42. A
43. A　44. B　45. C　46. D　47. E　48. B
49. E　50. D

二、健康教育基本理论

（一）单选题（每题的备选项中，只有一个选项最符合题意。）

1. 营养教育的相关理论**不包括**（　　）。

A. 建构主义学习理论

B. 知信行理论模式

C. 拉斯韦尔传播模式

D. 健康信念模式

E. 行为阶段改变理论

【解析】目前运用较多也比较成熟的行为理论包括知信行理论模式、健康信念模式与计划行为理论等。

2. 知信行理论模式认为行为的改变有 3 个关键步骤，分别为（　　）。

A. 接受知识、改变信念、目标达成

B. 传播知识、确立信念、改变行为

C. 接受知识、改变信念、注意行为

D. 获取知识、产生信念、形成行为

E. 传播知识、改变信念、注意行为

【解析】知信行理论将人们行为的改变分为获取知识、产生信念及形成行为 3 个连续过程。

3. 下列关于知信行理论模式的叙述，**不正确**的是（　　）。

A. 知识是行为的基础

B. 信念是行为改变的动力

C. 行为改变是目标

D. 正确的知识一定会导致正确的行动

E. 最终提升自身的健康水平

【解析】知识是态度和行为改变的基础，信念是行为改变的动力，行为改变是目标。该理论认为只有当人们了解了有关的健康知识，建立起积极、正确的信念与态度，才有可能主动采纳有益于健康的行为，改变危害健康的行为，最终提升自身的健康水平。需要注意的是：目标人群获取了知识、转变了态度之后，并不一定就能改变行为，很多情况下会出现“知行不一”的现象。

☆4. 产生和提高自我效能的途径**不包括**（　　）。

A. 情感激发

B. 自己成功完成过某行为

C. 他人间接的经验

D. 适宜的自然条件

E. 口头劝说

【解析】自我效能可以通过以下 4 种途径产生和提高：①自己成功完成过某行为。②他人间接的经验。③口头劝说。④情感激发。

☆5. 健康信念模式是运用（　　）解释健康相关行为的理论模式。

A. 社会传播学方法

B. 社会学方法

C. 社会认识学方法

D. 社会心理学方法

E. 社会价值学方法

【解析】健康信念模式从社会心理学角度，分析影响健康行为的各种因素，强调个体主观心理过程，如期望、思维、推理、态度、信念等。

6. 健康信念模式中，感知采纳行为难易是指（　　）。

A. 社会人口学因素

B. 提示因素

C. 认知疾病的易感性和危险性

D. 感知采纳健康行为的益处和障碍

E. 自我效能

【解析】感知采纳健康行为的益处和障碍是指个体对采纳健康行为的益处感知越强，采纳健康行为的障碍越小，采纳健康行为的可能性越大。

7. 与健康信念模式中是否采纳有利于健康的行为与下列（　　）等因素无关。

A. 提示因素

B. 感知疾病的威胁

C. 社会人口学因素

D. 他人效能

E. 感知健康行为的益处和障碍

【解析】健康信念模式认为信念是人们采纳健康行为的基础。在健康信念模式中，是否采纳有利于健康的行为与下列因素有关：①感知疾病的威胁。②感知采纳健康行为的益处和障碍。③自我效能。④社会人口学因素。⑤提示因素。

8. 决定人们产生行为动机和行为的一个重要因素是（　　）。

A. 自我感觉　　B. 自我认知

C. 自我兴趣　　D. 自我效能

E. 他人效能

【解析】自我效能是人类行为动机、健康和个体成就的基础，是决定人们能否产生行为动机和产生行为的一个重要因素。因为只有人们相信他们的行动能够导致预期结果，才愿意付出行动，否则人们在面对困难时就不会有太强的动机也不愿长期坚持。

9. 认识到“限盐可能会导致家人抱怨菜没味道”属于健康信念模式中的（　　）。

A. 感知到疾病的严重性

B. 提示因素

C. 感知到疾病的易感性

D. 感知到健康行为的益处

E. 感知到健康行为的障碍

【解析】以限盐为例，介绍健康信念模式的应用。如果认识到自己口味很咸的饮食习惯会导致高血压（感知疾病的易感性），高血压可能导致脑卒中，脑卒中可能带来严重的后遗症甚至导致死亡（感知疾病的严重性），相信控制钠盐的摄入对控制血压有好处（感知健康行为的益处），同时觉得改掉多年来养成的饮食习惯太难了（感知健康行为的障碍），但是相信自己通过努力可以逐渐把口味变淡（自我效能），在这种情况下，其他人的建议（提示因素）帮助做出减盐的决定，综合以上因素，高盐饮食人群可能逐渐采纳低盐饮食行为。

10. 要让孕妇产后采取母乳喂养婴儿的行为，首先需要（　　）。

A. 告知如何进行母乳喂养

B. 讲解母乳喂养的注意事项

C. 示范母乳喂养的姿势

D. 告知母乳喂养到什么时候

E. 提高孕妇对母乳喂养好处的认识

【解析】知信行理论提出知识是态度和行为改变的基础，信念是行为改变的动力，行为改变是目标。因此，要让孕妇产后采取母乳喂养婴儿的行为，首先需要提高孕妇对母乳喂养好处的认识。

11. 医生建议采纳健康行为、看到大众媒介的健康宣传、身体出现不适症状、家人或朋友患病等，均可能成为（　　）。

A. 感知到疾病的严重性

B. 提示因素

C. 感知到疾病的易感性

D. 感知到健康行为的益处

E. 感知到健康行为的障碍

【解析】提示因素：指诱发健康行为发生的因素，提示因素越多，个体采纳健康行为的可能性越大。例如，医生建议采纳健康行为、看到大众媒介的健康宣传、身体出现不适症状、家人或朋友患病等，均可能成为提示因素。

12. 行为阶段改变理论中的维持阶段是指保持行为改变状态超过（　　）。

A. 1 年　　B. 1 个月

C. 1 周　　D. 3 个月

E. 6 个月

【解析】维持阶段指保持行为改变状态超过 6 个月。在这个阶段，新行为已经固定下来并成为一种习惯，退回到无转变打算阶段的风险性降低，环境因素的影响逐步减少，对行为改变的信心在逐步增加。

☆13. 最适合用于戒烟行为指导的理论是（　　）。

A. 计划行为理论

B. 知信行理论

C. 健康信念模式

D. 行为阶段改变理论

E. 社会规范理论

【解析】行为阶段改变理论认为，人的行为改变是一个渐进和连续的动态发展过程。吸烟者在戒烟过程中行为变化的各个阶段，以及在每个阶段主要的变化过程与行为阶段改变理论最近符合。

14. 不属于行为阶段改变理论的是（　　）。

A. 复发阶段　　B. 无转变打算阶段

C. 打算转变阶段　　D. 转变准备阶段

E. 行动阶段

【解析】行为阶段改变理论认为，人的行

为改变是一个渐进和连续的动态发展过程，一般经过以下5个阶段：无转变打算阶段、打算转变阶段、转变准备阶段、行动阶段、维持阶段。

15. 关于拉斯韦尔传播模式的过程阶段，说法正确的是（　　）。
A. 传播者→信息→受传者→媒介→效果
B. 受传者→信息→媒介→传播者→效果
C. 传播者→信息→媒介→受传者→效果
D. 传播者→媒介→信息→受传者→效果
E. 传播者→信息→受传者→媒介→反馈

【解析】拉斯韦尔传播模式是传播学的奠基人之一，拉斯韦尔在1948年提出的该理论认为一个有效的传播至少包括5个基本构成要素，即谁（who），说了什么（says what），通过什么渠道（in which channel），对谁说（to whom），取得了什么效果（with what effect），也称为信息传播的5W模式。5W对应传播者→信息→媒介→受传者→效果。

16. 一个传播过程**不包括**（　　）。
A. 达成率　　B. 传播者
C. 受传者　　D. 信息
E. 传播媒介

【解析】同第15题。

17. 在健康传播过程中，营养指导员的任务**不包括**（　　）。
A. 收集与处理反馈信息
B. 收集信息
C. 加工制作信息
D. 发出信息
E. 营养治疗

【解析】在健康传播过程中，传播者是信息的主动发出者和媒介的控制者，在传播过程中担负着信息的收集、加工和传递任务。

(二) 参考答案

1. A　2. D　3. D　4. D　5. D　6. D
7. D　8. D　9. E　10. E　11. B　12. E
13. D　14. A　15. C　16. A　17. E

第九章　饮食行为干预基本原则与方法

饮食行为干预的基本原则与方法

（一）单选题（每题的备选项中，只有一个选项最符合题意。）

1. 饮食行为干预基本原则**不包括**（　　）。
   A. 协调性原则　　B. 科学性原则
   C. 重要性原则　　D. 可行性原则
   E. 循序渐进原则

【解析】饮食干预的四项基本原则是科学性原则、重要性原则、可行性原则和循序渐进原则。

2. 对目标对象的营养与健康问题进行客观、全面评估，明确存在的饮食行为问题，制订干预计划，这个属于（　　）。
   A. 协调性原则　　B. 科学性原则
   C. 重要性原则　　D. 可行性原则
   E. 循序渐进原则

【解析】科学性原则是指对目标对象的营养与健康问题进行客观、全面评估，明确存在的饮食行为问题，制订干预计划，有目的、有步骤地帮助目标对象改变不健康的饮食行为，逐步形成健康的饮食习惯，改善健康状况。

3. 营养指导员小春在对王大爷进行高血压饮食指导中，把减盐作为优先干预，这个属于（　　）。
   A. 协调性原则　　B. 科学性原则
   C. 重要性原则　　D. 可行性原则
   E. 循序渐进原则

【解析】重要性原则是指当目标对象存在多个饮食行为问题时，要对目标对象的饮食行为问题进行逐一分析，评估其对健康的危害性，根据对健康危害大小进行重要性排序，把对健康危害大的不健康饮食行为作为重点优先干预。高血压饮食中最重要的就是控制盐的摄入量。

4. 饮食干预中，营养指导员小春指导超重的小美进行饮食干预，小美很难接受食物摄入量减半的要求，感到吃不饱，饥饿难耐，出现心理焦虑，身体、心理反应都比较大，实施起来很难，提出“在 3 个月内使其食物摄入量逐步减少到原来一半”的目标，这是采用了（　　）。
   A. 协调性原则　　B. 科学性原则
   C. 重要性原则　　D. 可行性原则
   E. 循序渐进原则

【解析】循序渐进原则是把总目标分解成几个阶段性小目标，降低总目标实现难度，通过一个个阶段性小目标的实现最终达成总目标的实现；同时，小目标的实现可以大大增强干预对象的自我效能，显著增强自信心，弱化干预带来的不适或障碍。

5. 开展营养干预，一项重要的工作内容是开展干预对象的生活方式评估。生活方式评估的内容**不包括**（　　）。
   A. 家族史　　B. 饮食行为
   C. 身体活动　　D. 吸烟饮酒
   E. 工作压力

【解析】收集营养与健康信息主要包括以下 5 个方面信息。①一般情况：年龄、性别、职业、文化程度、经济收入、婚姻状况等。②健康状况评估：健康现状、既往史、家族史。③生活方式评估：饮食行为、身体活动、吸烟、饮酒、作息规律、工作压力等。④心理健康状况评估：情绪、人格、抑郁、焦虑、生活质量评价等。⑤医学检查：身高、体重、腰围、血压、血脂、血糖等。

6. 营养与健康信息收集，一般**不包括**（　　）。
   A. 医学检查
   B. 健康状况评估
   C. 生活方式评估
   D. 心理健康状况评估
   E. 社交情况
   【解析】同第5题。

7. 开展营养干预，一项重要的工作内容是开展干预对象的医学检查。医学检查的内容**不包括**（　　）。
   A. 身高、体重　　B. 血压
   C. 血脂　　D. 吸烟饮酒
   E. 血糖
   【解析】同第5题。

8. 高可变性行为的特征**不包括**（　　）。
   A. 有身体上或心理上严重依赖
   B. 正处在发展时期或刚刚形成的行为
   C. 与文化传统或生活方式关系不大
   D. 在其他计划中已有成功改变的实证
   E. 社会不赞成的行为
   【解析】高可变性行为特征：①正处在发展时期或刚刚形成的行为。②与文化传统或生活方式关系不大。③在其他计划中已有成功改变的实证。④社会不赞成的行为。

   低可变性行为特征：①形成时间已久。②深植于文化传统或生活方式之中。③有身体上或心理上依赖。

9. 低可变性行为的特征**不包括**（　　）。
   A. 形成时间已久
   B. 深植于文化传统之中
   C. 深植于生活方式之中
   D. 有身体上或心理上依赖
   E. 在其他计划中已有成功改变的实证
   【解析】同第8题。

10. 关于饮食行为干预方法，下列说法**错误**的是（　　）。
   A. 对干预计划、干预过程、干预效果需要进行认真分析，总结有效的干预措施和方法
   B. 饮食行为干预前需要对营养与健康信息进行分析，明确存在的健康问题及其危险因素
   C. 饮食行为干预要明确重要行为与不重要行为，高可变性行为与低可变性行为。优先干预重要行为和低可变性行为
   D. 干预计划实施中应如实记录各项活动的开展情况
   E. 干预效果评估可以采用近期效果评价，中远期效果评价等
   【解析】对评估出来的不健康饮食行为进行进一步分析，明确重要行为与不重要行为、高可变性行为与低可变性行为，并进行排序。对健康危害大的、容易改变的不健康饮食行为应作为优先重点干预行为。

☆11. 健康教育计划制订的具体目标**不包括**（　　）。
   A. 实现什么变化
   B. 预期最终结果
   C. 多长时间内实现该变化
   D. 对谁
   E. 在什么范围内实现该变化
   【解析】具体目标，应该能够对以下问题做出回答：

   who——对谁？

   what——实现什么变化（知识、信念、行为、发病率等）？

when——在多长时间内实现这种变化？

where——在什么范围内实现这种变化？

how much——变化程度多大？

预期最终结果是属于总目标的内容，不属于具体目标。

☆12.（　　）是贯穿于干预的始终，其目的是通过评价监测干预活动的进展情况和效果，进行信息反馈，以及时调整计划，达到预期目标。

A. 实施项目

B. 项目评价

C. 制定经费预算

D. 制定营养干预策略

E. 制定项目目标

【解析】营养干预的评价是社区营养干预的重要组成部分，贯穿于干预的始终，其目的是通过评价监测干预活动的进展情况和效果，进行信息反馈，以及时调整计划，达到预期目标。

13. 属于中远期效果评价的常用指标组是（　　）。

A. 死亡率、信念持有率、行为改变率

B. 行为改变率、患病率、得分率

C. 发病率、患病率、死亡率

D. 健康知识知晓率、信念持有率、行为改变率

E. 健康知识知晓率、发病率、患病率

【解析】中远期效果评价，评价干预活动对目标对象健康状况和生活质量的改变，常用指标有生理生化指标、影像学检查、功能性测试指标等，对于群体干预还可采用发病率、患病率、死亡率等。

14. 健康教育计划的过程评价应着重关注（　　）。

A. 导致目标人群健康状况乃至生活质量的变化

B. 生活方式管理、行为干预的效果

C. 目标人群健康相关行为及其影响因素的变化

D. 是否按计划执行以及执行质量

E. 目标人群的参与情况

【解析】过程评价是针对干预计划执行情况开展的评价，目的是评估干预活动是否按计划执行以及执行质量。可以用活动完成率、计划执行率等指标进行评价。

15. 为预防孕妇贫血，营养指导员小春干预2年后，天文街道孕妇怀孕期间每天食用100 g红肉的比例从30%提高到60%，这一目标属于（　　）。

A. 总目标　　B. 技能目标

C. 知识目标　　D. 行为目标

E. 信念目标

【解析】每天食用100 g红肉是一种行为，所以是行为目标。

16. 下列属于饮食行为干预的近期效果评价指标的是（　　）。

A. 病死率　　B. 知识知晓率

C. 发病率　　D. 患病率

E. 生存率

【解析】近期效果评价，评估干预活动对目标对象健康相关行为及其影响因素的改变，常用指标有健康知识知晓率、信念持有率、行为改变率等。

17. 营养教育的近期效果评价是指（　　）。

A. 生活质量的变化

B. 健康行为发生的变化

C. 知识、态度、信息、服务的变化

D. 危险因素的变化

E. 营养健康状况的变化

【解析】同第16题。

18. 营养教育的实施中，评估干预效果**不包**

括（　　）。

A. 近期评价效果　B. 远期评价效果
C. 过程评价　D. 干预前评价
E. 中期评价效果

【解析】评估干预效果包括过程评价、近期效果评价、中期效果评价和远期效果评价。

19. 营养教育的远期效果是指（　　）。

A. 目标人群比接受营养教育前注重体育锻炼
B. 知识、态度、信息、服务的变化
C. 营养健康状况和生活质量的变化
D. 行为和相关危险因素的变化
E. 目标人群根据食品营养来选择食物

【解析】远期效果评价是评价干预活动对目标对象健康状况和生活质量的改变，常用指标有生理生化指标、影像学检查、功能性测试指标等，对于群体干预还可采用发病率、患病率、死亡率等。

20. 影响生活质量变化的指标**不包括**（　　）。

A. 行为改变率　B. 劳动生产力
C. 智力　D. 寿命
E. 精神面貌

【解析】影响生活质量变化的指标是远期效果评价，行为改变率是属于近期效果评价。

21. 在评价肥胖人群的饮食行为干预效果时，健康饮食习惯的形成率属于（　　）。

A. 干预前评价　B. 过程评价
C. 近期效果评价　D. 中期效果评价
E. 远期效果评价

【解析】近期效果评价，评估干预活动对目标对象健康相关行为及其影响因素的改变，常用指标有健康知识知晓率、信念持有率、行为改变率等。

(二) 参考答案

1. A　2. B　3. C　4. E　5. A　6. E
7. D　8. A　9. E　10. C　11. B　12. B
13. C　14. D　15. D　16. B　17. C　18. D
19. C　20. A　21. C

第十章　营养健康教育材料制作、使用与讲解

平面传播材料的种类、设计制作、使用及讲解

（一）单选题（每题的备选项中，只有一个选项最符合题意。）

1. 平面传播资料**不包括**（　　）。

A. DVD　　B. 海报

C. 折页　　D. 传单

E. 小册子

【解析】健康教育平面传播材料又称印刷材料，指用纸质媒介作为健康知识传播载体的一类传播材料。常见的形式有海报、折页和小册子等。DVD 属于音像传播材料。

☆2. 营养教育资料的选择，最关键的是（　　）。

A. 已对教育对象有较清楚的了解

B. 费用便宜

C. 宣传资料的目的性要明确

D. 明确教育目标和教育对象

E. 要方便交流

【解析】在调查研究的基础上，要明确教育目标和了解教育对象，以便选择有针对性的教育材料。

3. 对于海报的描述，**不正确**的是（　　）。

A. 有强烈的视觉效果

B. 文字、构图具有较强吸引力

C. 字数少、字号大

D. 距离海报 4 m 处能看清标题

E. 开展咨询、义诊、举行健康知识讲座时集中发放

【解析】海报的特点是有强烈的视觉效果，文字、构图具有较强吸引力，画面留白占整张海报的 1/3~1/2，信息简单明确，字数少、字号大，多张贴在公共场所。对于正常视力者，距离海报 4 m 处能看清标题，2 m 处能看清正文内容。行人路过时，通过扫视，就能获得传播信息。海报配合小册子使用，传播效果更佳。

4. 由文字或少量插图组成，设计简单、制作快捷，适用于发生突发公共卫生事件时大批量发放的平面传播材料是（　　）。

A. 小册子　　B. 相关的报纸专刊

C. 传单　　D. 折页

E. 海报

【解析】传单 / 单页的优点是设计简单、制作快捷、成本低廉，缺点是不易保存，吸引力差。最适用于时间紧、任务急、大批量发放时使用，如发生突发公共卫生事件时。在日常工作中，可放在门诊或候诊大厅供辖区居民或就诊者取用，也可在开展义诊、举行大型健康知识讲座时集中发放。

5. 对于折页特点的描述正确的是（　　）。

A. 单页且正反面都印有营养健康宣传内容，信息简单明了，便于携带和保存

B. 通过色彩、构图、文字和空白搭配，具有强烈的视觉效果

C. 信息量大、内容系统完整，图文并茂，页数在 8~48 页之间

D. 单页，由文字或文字加少量插图组成，信息呈现单一，吸引力较差

E. 设计简单，制作快捷，成本较单页低廉，但不易于保存

【解析】折页一般是指正反面都印有健康

教育知识的单页，通常为彩色印刷。折页的特点是设计精美、图文并茂，有较强的吸引力；内容板块清晰，信息简单明了；便于携带和保存；设计要求、制作成本显著高于单页。

6. 以下对受众的阅读能力要求最高的传播材料是（ ）。

A. 小册子　B. 传单

C. 折页　D. 招贴画

E. 横幅

【解析】小册子信息量大、内容系统性强，适合有一定知识水平和理解能力的人阅读。

7. 以下信息量最大的传播材料是（ ）。

A. 小册子　B. 折页

C. 横幅　D. 传单

E. 招贴画

【解析】同第 6 题。

☆8. 制作健康传播材料的第一步是（ ）。

A. 分析需求和确定信息

B. 形成初稿

C. 传播材料预试验

D. 材料的生产发放与使用

E. 制订计划

【解析】在制作传播材料之前，首先需要以查阅文献、受众调查等方法对目标人群所处的外部环境有关政策、组织机构能力、媒介资源、文化背景、生活习俗、宗教信念和健康需求等进行调查分析，为初步确定符合目标人群需求的健康传播材料提供依据，从而保证传播材料的针对性和可行性。

9. 传播材料的内容要求**不包括**（ ）。

A. 适宜目标人群的社会文化

B. 一次传播更多信息

C. 有明确的行为建议

D. 插图具有关联性和自明性

E. 严禁宣传歧视

【解析】传播材料的内容要求：信息不宜过多，信息要简单明确，有明确的行为建议，插图具有关联性和自明性，严禁宣传歧视，适宜目标人群的社会文化。

10. 传播材料每个板块传播的核心信息以（ ）条为宜。

A. 10　B. 1~3

C. 3~5　D. 5~7

E. 7~9

【解析】研究表明：记忆力一般的人，一次可以清晰记忆 3~5 条独立信息，3 条为佳；记忆力较强的人，一次可以清晰记忆 7 条独立信息。因此，每个板块传播的核心信息以 3~5 条为宜。

11. 有关传播材料的设计要求说法**不正确**的是（ ）。

A. 插图必须与内容密切相关且具有自明性；插图不能影响文字阅读

B. 围绕居民的营养与健康需求、《中国居民膳食指南（2022）》、健康中国行动之合理膳食行动等来选择主题

C. 信息数量一般不超过 5 条，3 条为宜

D. 提供健康知识的宣传，不用提出行为建议

E. 语言要通俗易懂，表达准确、规范，避免口语化

【解析】健康教育材料只有健康知识的宣传是不够的，要有明确的行为建议，且行为建议要具体可行。既要告诉辖区居民“为什么要做”，还要告诉辖区居民“应该怎样做”。在传播材料中，技能指导和行为建议非常重要。没有技能指导或行为建议的传播材料是不合格的健康教育材料。

12.《国民营养计划（2017—2030 年）》中，推进全民健康生活方式行动，广泛开展以“三减三健”为重点的专项行动，其

中提到的“三减”是指（　　）。

A. 减主食、减盐、减重

B. 减盐、减油、减糖

C. 减脂、减盐、减糖

D. 减主食、减加工、减能量

E. 减碳水、减脂肪、减体重

【解析】“三减三健”指减盐、减油、减糖、健康口腔、健康体重、健康骨骼。

13. 有关传播材料的特点，描述**不正确**的是（　　）。

A. 小册子图文并茂、可读性强、便于携带，有较强的保存价值

B. 海报信息简单，信息量最少

C. 折页信息简单明了，但较为系统、全面，信息量较大

D. 小册子信息量大、内容系统完整

E. 折页字数少、字号大，多张贴在公共场所

【解析】海报应张贴或悬挂在光线明亮的地方，方便引起人们的注意和观看兴趣。

14. 有关传播材料的使用，描述**不正确**的是（　　）。

A.《纠正儿童偏食》适用于学龄前后的儿童自行阅读

B. 海报可以作为一种群体传播的材料，用于针对某类特定人群的现场讲解

C. 折页和小册子可以在组织活动、开展义诊、举行健康知识讲座时集中发放

D.《孕期营养保健知识读本》适用于已怀孕或准备怀孕的妇女家庭

E.《高血压患者该如何吃》适用于高血压人群

【解析】不同健康主题的折页和小册子，适用于不同的人群，如《孕期营养保健知识读本》适用于已怀孕或准备怀孕的妇女家庭，《高血压患者该如何吃》适用于高血压人群，《纠正儿童偏食》适用于学龄前后的儿童家长等。折页内容少，传达的信息相对简单集中，并配有图片，适合文化水平不高的人阅读；小册子信息量大、内容系统性强，适合有一定知识水平和理解能力的人阅读。

☆15. 在健康教育自我导向学习的类型中学习方法效果最好的是（　　）。

A. 集体式学习　　B. 同伴教育

C. 个人式学习　　D. 独立式学习

E. 小团体式学习

【解析】同伴教育就是以同伴关系为基础开展的信息交流和分享。同伴是指年龄相近性别相同，或具有相同背景、共同经验、相似生活状况，或由于某种原因使其有共同语言的人，也可以是具有同样生理、行为特征的人（如孕妇、吸烟者、吸毒者、某种疾病的患者），因此同伴教育的学习方法效果最好。

16. “高盐食物”就是指每 100 g 食物中含盐量超过（　　）g 或含钠量超过 0.6 g。

A. 3　　B. 1

C. 1.5　　D. 2

E. 2.5

【解析】根据食物中含盐量的不同，把食物分为高盐食物、中盐食物和低盐食物三大类。所谓高盐食物就是指每 100 g 食物中含盐量超过 1.5 g 或含钠量超过 0.6 g；低盐食物就是指每 100 g 食物中含盐量低于 0.3 g 或含钠量低于 0.1 g；介于两者之间的就是中盐食物。

17. 常见的高盐食品**不包括**（　　）。

A. 黄桃罐头　　B. 咸蛋

C. 薯片　　D. 饼干

E. 火腿肠

【解析】常见的高盐食物：酱油、咸菜、面包、饼干、火腿肠、豆腐干等。黄桃罐头是含糖较高。

（二）参考答案

1. A　2. D　3. E　4. C　5. A　6. A
7. A　8. A　9. B　10. C　11. D　12. B
13. E　14. A　15. B　16. C　17. A

第十一章　营养健康教育活动策划与实施

小组讨论、营养咨询、健康知识讨论等

（一）单选题（每题的备选项中，只有一个选项最符合题意。）

1. 营养指导员小春邀请天文街道社区 6~10 名孕妇一起讨论如何预防孕期贫血属于（　　）。

A. 新媒体应用　　B. 营养咨询

C. 营养健康讲座　　D. 小组讨论

E. 技能示范

【解析】小组讨论是指根据工作需要，选择 6~10 名符合特定条件的目标人群组成一个小组，在主持人的引导下，对有关的话题进行深入讨论的一种定性研究方法。在小组讨论中，小组成员之间可以相互提问、探讨、交流，有利于激发小组成员的参与意识和学习兴趣，趣味性强，记忆深刻，学习效果好。近年来，小组讨论在营养教育、慢性病防治、传染病防治、妇幼卫生等诸多领域广泛应用。

2. 组织小组讨论适宜的人数和时间是（　　）。

A. 15~20 名符合特定条件的目标人群，2 个小时

B. 6~10 名符合特定条件的目标人群，1 个小时左右

C. 15~20 名符合特定条件的目标人群，1 个小时左右

D. 3~5 名符合特定条件的目标人群，1 个小时左右

E. 6~10 名符合特定条件的目标人群，2 个小时

【解析】小组讨论是指根据工作需要，选择 6~10 名符合特定条件的目标人群组成一个小组，在主持人的引导下，对有关的话题进行深入讨论的一种定性研究方法。讨论时间控制在 1 小时左右为宜。

3. 小组讨论的前期准备工作**不包括**（　　）。

A. 确定讨论主题和核心信息

B. 确定参加小组讨论的人员

C. 确定小组讨论的地点和时间

D. 总结讨论的问题

E. 提前准备传播材料等

【解析】小组讨论前期准备工作：①确定讨论主题和核心信息。②根据确定的健康主题和内容，确定参加小组讨论的人员。③拟定讨论提纲。④确定小组讨论的地点和时间。⑤提前准备好所需工具。

4. 小组讨论的座位排列为（　　）。

A. O 形或 U 形

B. O 形或一字形

C. 一字形或 L 形

D. U 形或一字形

E. U 形或 L 字形

【解析】小组讨论场所要安静，相对封闭，不受外界因素干扰，应选择使参加讨论的人感到方便的地方；座位排列应为圆圈形（O 形）或马蹄形（U 形），大家要相互看得见。讨论时间尽量安排在所有参加讨论的人都认为比较合适的时间。

5. 小组讨论的步骤，正确的是（　　）。

A. 深入讨论→开场白→初步讨论→结束语

B. 开场白→深入讨论→初步讨论→结束语

C. 初步讨论→开场白→深入讨论→结束语
D. 开场白→初步讨论→深入讨论→结束语
E. 初步讨论→深入讨论→开场白→结束语

【解析】小组讨论包括如下步骤：开场白→初步讨论→深入讨论→结束语。

6. 小组讨论的核心部分是（　　）。
A. 茶歇　　B. 开场白
C. 初步讨论　　D. 深入讨论
E. 结束语

【解析】深入讨论是小组讨论的核心部分。

7. 小组讨论时小组成员进行自我介绍的环节是（　　）。
A. 茶歇　　B. 开场白
C. 初步讨论　　D. 深入讨论
E. 结束语

【解析】初步讨论也叫热身讨论。通过主持人询问小组成员一般性不敏感问题，如进行自我介绍、简单介绍生活情况、家庭及子女情况等，自然地进入主题。如果所要讨论的问题比较敏感，可以设计一个小游戏，对小组成员进行脱敏。

8. 小组讨论时，强调本次讨论应掌握的核心信息、关键技能，应在（　　）步骤进行。
A. 深入讨论　　B. 结束语
C. 开场白　　D. 初步讨论
E. 讨论休息的间歇

【解析】讨论结束时，主持人对讨论的问题做简要的总结，特别强调本次讨论的核心信息、关键技能，并对讨论中的一些错误认识和做法进行纠正。最后对大家的参与表示感谢，如果准备了小纪念品也可以发放小纪念品。讨论时间控制在 1 小时左右为宜。

9. 小组讨论时间控制在（　　）左右为宜。
A. 2 小时　　B. 10 分钟
C. 20 分钟　　D. 30 分钟
E. 1 小时

【解析】小组讨论的讨论时间控制在 1 小时左右为宜。

10. **不属于**营养咨询内容的是（　　）。
A. 开具营养处方
B. 营养缺乏病的监测
C. 询问饮食营养状况
D. 营养评价
E. 饮食营养计划

【解析】营养咨询活动是指针对目标人群主要营养健康问题和健康教育需求，结合各种健康主题宣传日，面向目标人群开展的以义诊、咨询等为主要内容的一种健康教育活动形式。营养咨询有面对面咨询和电话、网络咨询等形式，营养指导员可以根据需要选用。

11. 面对面营养咨询的形式**不包括**（　　）。
A. 门诊咨询　　B. 网络咨询
C. 个别咨询　　D. 街头咨询
E. 集体咨询

【解析】面对面咨询包括个别咨询、集体咨询、门诊咨询、街头咨询等。

12. 面对面咨询，应注意多提（　　）的问题，尽可能让咨询者说出其全部想法或者其所面临的健康问题。
A. 重要性　　B. 封闭性
C. 开放性　　D. 诱导性
E. 敏感性

【解析】面对面咨询时，自然提出问题，应注意多提开放性的问题，尽可能让咨询者说出其全部想法或者其所面临的健康问题。

13. 面对面咨询的技巧**不正确**的是（　　）。
A. 对于自己不会回答的问题，不要勉强给予答复，应建议咨询者到专业机构及时咨询

B. 营养指导员自身要加强学习，掌握必要的健康知识，增强咨询的科学性、准确性

C. 尽量采用开放式和探索式提问，交谈过程中做适当停顿，给对方以提问和思考的机会

D. 交谈过程中使用告诫性语言提醒客户

E. 用竖起拇指等来表示支持、鼓励

【解析】交谈过程中使用建议性语言，而不是命令或者告诫性语言，提供的信息应尽量做到清楚、具体而又审慎。把握谈话分寸，避免把话说得太绝对。

14. 电话咨询技巧**不正确**的是（　　）。

A. 对咨询者的讲话要适时地做出恰当的反应，确认对方要表达的内容

B. 语言通俗、态度友好

C. 学会倾诉并适时反馈

D. 待对方确定并挂断电话后，再挂电话

E. 做好记录

【解析】电话咨询时，要学会倾听并适时反馈。收集信息时要倾听对方诉说，多使用鼓励性的语言，不要轻易打断对方的讲话，必要时可以适当引导，对咨询者的讲话要适时地做出恰当的反应，确认对方要表达的内容。

15. 网络咨询技巧**不正确**的是（　　）。

A. 将常见咨询问题及答案汇集成“问答集锦”

B. 在线咨询解答的语言应该简洁、明晰、准确

C. 尽量采用规范的语言和适当的语体

D. 对于不会回答的问题，营养指导员不要勉强给予答复，应建议咨询者到专业机构及时咨询

E. 在网络咨询时给予的答复尽量肯定，减少客户等待时间

【解析】受自身认知水平的影响，营养指导员在网络信息的提供过程中可能会有偏差，因此在网络咨询时给予的答复不能太绝对和肯定，应尽量想到可能发生的情况。

16. **不属于**营养咨询的基本原则的是（　　）。

A. 平等性原则　　B. 友好性原则

C. 针对性原则　　D. 保密性原则

E. 依从性原则

【解析】营养咨询要取得良好的效果，需要遵循以下 4 条基本原则：友好性原则、针对性原则、保密性原则、平等性原则。

17. 授课老师借助教学用具，运用教学的方式向辖区居民传播健康知识和技能的一种健康教育活动形式是（　　）。

A. 看图讨论　　B. 面对面咨询

C. 网络咨询　　D. 健康知识讲座

E. 小组活动

【解析】健康知识讲座是指授课老师借助教学用具，运用教学的方式向辖区居民传播健康知识和技能的一种健康教育活动形式。健康知识讲座简便、成本低，是比较有效且受欢迎的健康教育方法之一。

18. 举办讲座时的技巧**不正确**的是（　　）。

A. 尽可能使用直观的教具，如照片、图片或挂图

B. 注意讲课的条理性，突出重点和难点

C. 尽可能用专业术语显示权威性

D. 尽可能采取参与式方法，安排提问和互动环节，充分调动听众的积极性

E. 针对普通居民的健康知识讲座，1 小时左右为宜

【解析】讲座的技巧：①讲座前做简单的测试，或者用“快速反应法”，了解培训对象对要讲述问题的知晓程度和关注度，引出讲授的主题，使讲座更具有针对性。②注意讲课的条理性，突出重点和难点。③授课老师应声音洪亮、口齿清楚、语言精练生动。

④灵活运用参与式方法。⑤掌握时间节奏，准时开始，按时结束，合理分配各部分所需时间。⑥合理运用教学辅助设备。

19. 教育方法中需要采用实物或模型，进行实际操作演示的是（　　）。
A. 展示与演练　　B. 模拟培训
C. 演示与示范　　D. 讲课
E. 同伴教育

【解析】演示与示范指教育者结合教育内容，采用实物或模型，进行实际操作演示，使教育对象学习掌握规范的操作步骤的教育方法。

20. 酱油中的盐含量大约是 15%，30 天内共用完 350 mL 酱油，计算经酱油摄入的含盐量平均每天为（　　）。
A. 5 g　　B. 1.75 g
C. 52.5 g　　D. 17.5 g
E. 13.1 g

【解析】350×15%÷30=1.75 g。

21. 对于组织看图讨论活动，描述**不正确**的是（　　）。
A. 每张图片讨论结束后，主持人应及时将图片所体现的知识要点进行总结，以巩固参会者对知识要点的记忆
B. 讨论提纲包括开场词和围绕图片提出的一系列问题，这些问题是根据图片所体现的知识要点提出来的
C. 建议选用稍小的会议室，布置时可以让大家列成一队
D. 开场词主要是向参会人员介绍看图讨论活动的目的、意义和重要性，开场词应通俗易懂、简单明了
E. 当访谈对象发言时，主持人需要用表情或动作表示关注，不能死盯着对方看，也不能埋头做记录

【解析】看图讨论时建议选用稍小的会议室，布置时可以让大家能够围成一圈，拉近主持人和参会人员的距离，有利于面对面地交谈。

22. 新媒体是基于数字化技术和网络技术支撑下发展起来的媒体形态，如（　　）。
A. 电视　　B. 微信群
C. 报刊　　D. 户外媒体
E. 广播

【解析】新媒体是相对于报刊、户外媒体、广播、电视等传统媒体而言的，是基于数字化技术和网络技术支撑下发展起来的媒体形态，包括网络媒体、手机媒体等。

（二）参考答案

1. D　2. B　3. D　4. A　5. D　6. D
7. C　8. B　9. E　10. B　11. B　12. C
13. D　14. C　15. E　16. E　17. D　18. C
19. C　20. B　21. C　22. B

第十二章　食品污染

食品污染的分类和危害

(一) 单选题 (每题的备选项中，只有一个选项最符合题意。)

☆1. 发生食品腐败变质的因素**不包括** (　　)。

A. 温度　　B. 红外线

C. 环境　　D. 食品本身

E. 微生物

【解析】 食品腐败变质的原因包括食品本身的组成和性质、环境因素 (温度、湿度、紫外线和氧)、微生物的作用。

2. 跟食品污染无关的是 (　　)。

A. 贮藏　　B. 生产

C. 运输　　D. 广告

E. 销售

【解析】 防止食品污染，不仅要注意饮食卫生，还要从生产、运输、加工、贮藏、销售、制备等各个环节着手，才能从根本上解决食品污染问题。广告跟食品污染无关。

3. 食品污染按其性质可分为生物性污染、化学性污染及物理性污染 3 类，其中生物性污染**不包括** (　　)。

A. 农药残留　　B. 微生物

C. 寄生虫　　D. 昆虫

E. 细菌

【解析】 食品的生物性污染包括微生物、寄生虫和昆虫的污染。微生物污染主要包括细菌污染、真菌与真菌毒素及病毒等的污染。农药残留属于化学性污染。

☆4. 判断菜市场上的一批新鲜猪肉是否腐败，敏感指标是 (　　)。

A. 菌落总数　　B. 感官指标

C. 总氮　　D. 细菌数量

E. K 值

【解析】 食品的感官鉴定是指通过视觉、嗅觉、触觉、味觉等人的感觉器官对食品的组织状态和外在的卫生质量进行鉴定。食品腐败初期产生腐败臭味，发生颜色的变化 (褪色、变色、着色、失去光泽等)，出现组织变软、变黏等现象，都可以通过感官分辨出来，如通过嗅觉可以判定出食品极轻微的腐败变质。

5. 食品细菌包括致病菌、条件致病菌和非致病菌，绝大多数是 (　　)。

A. 条件致病菌和非致病菌

B. 致病菌

C. 条件致病菌

D. 非致病菌

E. 致病菌和条件致病菌

【解析】 食品细菌包括致病菌、条件致病菌和非致病菌，绝大多数是非致病菌。

6. 引起食品腐败的主要因素是 (　　)。

A. 温度　　B. 水分

C. 微生物　　D. 紫外线

E. 氧

【解析】 微生物因素是影响食品腐败变质最主要的因素，即食品腐败变质主要由微生物的作用而发生。

☆7. 有些脂肪在自然条件下存放时间久了容易酸败，衡量脂肪早期酸败的指标为 (　　)。

A. 产酸　　B. 酸价
C. 皂化价　　D. 过氧化值
E. 碘价

【解析】过氧化值是脂肪酸败最早期的指标，其次是酸价的上升。

8.（　　）污染的食品，可引起急性或慢性食源性疾病。
A. 致病菌和条件致病菌
B. 腐败菌
C. 益生菌
D. 非致病菌
E. 优势菌

【解析】致病菌和条件致病菌污染食品，可引起急性或慢性食源性疾病。

9. 大肠菌群的食品卫生学意义为（　　）。
A. 碳水化合物腐烂程度
B. 食品曾受温血动物粪便污染
C. 预测致病菌污染可能性
D. 预测食品耐保藏性
E. 食品对人体健康的危害程度

【解析】食品中检出大肠菌群，表明食品曾受到人和动物粪便的污染。

10. 大肠菌群可作为（　　）污染食品的指示菌。
A. 真菌　　B. 酵母菌
C. 霉菌　　D. 肠道致病菌
E. 杂菌

【解析】大肠菌群可以作为肠道致病菌污染食品的指标菌。

☆11. 用于检测冷冻食品是否被人粪便污染的是（　　）。
A. 沙门菌　　B. 副溶血性弧菌
C. 变形杆菌　　D. 大肠菌群
E. 肠球菌

【解析】大肠菌群是嗜温菌，5℃以下基本不能生长，所以对低温菌占优势的水产品，特别是冷冻食品未必适用。近年来也有用肠球菌作为粪便污染的指示菌。

12. 菌落总数的食品卫生学意义为（　　）。
A. 碳水化合物腐烂程度
B. 食品曾受温血动物粪便污染
C. 预测致病菌污染可能性
D. 预测食品耐保藏性
E. 食品对人体健康的危害程度

【解析】菌落总数的卫生学意义：首先是作为判定食品被细菌污染程度的标志，可以应用这一方法观察食品中细菌的性质，以及细菌在食品中的繁殖动态，以便对被检样品进行卫生学评价。另外，依据食品中的菌落总数也可对这种食品的质量及其耐保藏性做出预测。

13. 细菌性食物中毒防治措施**不包括**（　　）。
A. 成品与原料分开
B. 生熟用具可以混用
C. 饭前便后要洗手
D. 冷饭冷菜彻底加热
E. 不吃生的

【解析】在食物清洗、切配、储藏的整个过程中，生熟都应分开。处理生食物要用专用器具。家中的菜刀、砧板、容器均应生熟分开，包括洗菜的盆和洗肉的盆也应分开，避免可能出现的交叉污染。

14. 小春去菜市场买鱼，发现鱼鳞脱落，鳃呈褐色，并闻到有恶臭气味，主要原因是微生物分解了（　　）。
A. 矿物质　　B. 碳水化合物
C. 脂肪　　D. 蛋白质
E. 维生素

【解析】不同的细菌污染食品其后果不同。腐败菌污染食品会造成食品腐败变质，并因此失去食用价值。如在细菌作用下，含碳水化合物丰富的食物变馊，含蛋白质丰富的食物腐烂变臭等均为食物腐败变质；致病菌和条件致病菌污染食品，可引起急性或慢性食源性疾病。

☆15. 有“哈喇味”是（ ）特有的气味。
A. 水果腐烂 B. 蛋白质变质
C. 脂肪酸败 D. 碳水化合物变质
E. 蔬菜腐烂

【解析】油脂暴露在空气中时会发生自动氧化，生成初级氧化产物过氧化物，继续分解可产生低级的醛和酮等，使油脂酸臭，变苦，也即俗称的“哈喇味”，这种现象称油脂的“酸败”。

16. 在细菌作用下，食品中的（ ）被分解，引起食品腐烂变臭，导致食品腐败变质。
A. 矿物质 B. 碳水化合物
C. 脂肪 D. 蛋白质
E. 维生素 E

【解析】同第 14 题。

17. 黄曲霉毒素污染最为严重的是（ ）。
A. 调味品 B. 大米和麦子
C. 玉米和花生 D. 动物食品
E. 果蔬类

【解析】黄曲霉毒素的污染比较普遍，主要污染食品为花生、玉米，其次是大米等食品。

18. 黄曲霉毒素毒性属于（ ）。
A. 剧毒 B. 基本无毒
C. 低毒 D. 中等毒性
E. 条件有毒

【解析】国际癌症研究机构将黄曲霉毒素列为Ⅰ类致癌物，可导致人和动物患肝癌。

☆19. 黄曲霉毒素中，毒性最大、致癌性最强的是（ ）。
A. AFM_1 B. AFG_1
C. AFG_2 D. AFB_1
E. AFB_2

【解析】在粮油食品天然污染中以黄曲霉毒素 B_1 最多见，而且其毒性和致癌性也最强。因此，在食品卫生监测中常以黄曲霉毒素 B_1 作为污染指标。

20. 疾病发病率与食品中黄曲霉毒素污染有很大关系的癌症为（ ）。
A. 乳腺癌 B. 肺癌
C. 肝癌 D. 胃癌
E. 肠癌

【解析】真菌毒素中毒性最强的是黄曲霉毒素，食品被黄曲霉毒素污染以后，会引起动物原发性肝癌。

21. 粮食含水量控制在（ ）以下，即可防霉。
A. 6% B. 10%
C. 15% D. 8%
E. 12%

【解析】真菌和真菌毒素污染食品后，影响其生长繁殖及产毒的因素是很多的，与食品关系密切的有水分、温度、湿度、基质、通风等条件。控制粮食含水量在 12% 以下即可防霉。保持粮粒及花生外壳的完整，选择优良的抗霉品种等均是可以减少霉菌和毒素对食品造成危害的有效措施。

22. 残留在动物性食品中，可以干扰人体内源性激素的正常代谢和功能，造成慢性毒性的兽药是（ ）。
A. 驱虫类 B. 雌激素类
C. 抗生素类 D. 磺胺类药
E. 嘧啶类

【解析】盐酸克伦特罗（瘦肉精）毒性较大，过量使用可引起人的心跳加快、心律失常、肌肉震颤、代谢紊乱等。动物性食物中残留的雌激素类兽药可以干扰人体内源性激素的正常代谢和功能，造成慢性毒性。青霉素类等抗菌药物可引起过敏反应，而且抗生素类兽药的过量使用还会导致耐药菌株的产生，破坏肠道菌群的平衡。

23. 妨碍钙在骨质上沉积，同时也妨碍骨胶原正常固化成熟，导致骨质疏松和多发性骨折的重金属是（　　）。

A. 汞　　B. 硝

C. 铬　　D. 镉

E. 铅

【解析】由于镉离子取代了骨骼中的钙离子，还会妨碍钙在骨质上的正常沉积，同时也妨碍骨胶原的正常固化成熟，导致以骨质疏松、多发性骨折为主要症状的慢性中毒。

24. 化学性污染**不包括**（　　）。

A. 放射性核素　　B. 农药和兽药残留

C. 工业“三废”　　D. 滥用食品添加剂

E. 奶粉中加入三聚氰胺

【解析】化学性污染主要包括6类：①农药和兽药残留。②工业废水、废气及废渣排放，造成有毒金属和有机物污染环境，继而转移到食品中，如铅、镉、砷、汞、硝基化合物等有害物质。③食物容器、包装材料、运输工具等接触食品时造成有害物质的溶入。④滥用食品添加剂。⑤食品在运输、储存和加工过程中形成的有害化合物的污染。⑥掺假、造假过程中加入的物质造成的污染，如在奶粉中加入三聚氰胺。放射性核素属于物理性污染。

☆25. 生物富集污染**不包括**（　　）。

A. 六六六　　B. 有机氯

C. 有机砷　　D. 无机汞

E. DDT

【解析】某些理化性质较稳定的农药，如有机氯、有机汞和有机砷制剂等，脂溶性强，与酶和蛋白质有较大的亲和力，不易排出体外，可在食物链中逐级在生物体内浓缩，使残留量增高。

26. 与骨痛病有关的重金属是（　　）。

A. 硒　　B. 铅

C. 镉　　D. 汞

E. 砷

【解析】慢性镉中毒可引起高钙尿，导致体内出现负钙平衡，造成软骨症和骨质疏松，同时，还可导致骨痛病的发生。

27. 食品添加剂**不能**用于（　　）。

A. 防腐、保鲜

B. 改善食品品质

C. 防止食品腐败变质

D. 改善食品感官性状

E. 掩盖食品腐败变质

【解析】合理使用食品添加剂可以改善食品的组织状态、增强食品的色香味和口感，防腐保鲜，延长食品保质期。

28. 国家卫生健康委和市场监管总局于2024年2月8日，发布《食品安全国家标准 食品添加剂使用标准》(GB 2760—2024)，新标准实施时间为（　　）。

A. 2024年2月8日

B. 2024年7月1日

C. 2025年1月1日

D. 2025年2月8日

E. 2025年7月1日

【解析】2025年2月8日实施。

☆29. 误食大量亚硝酸钠可导致（　　）。

A. 黄疸

B. 营养不良

C. 高铁血红蛋白血症

D. 腹泻

E. 白细胞增高

【解析】亚销酸盐能使血液中正常的血红蛋白氧化成高铁血红蛋白而失去携氧能力，引起组织缺氧。

☆30. 新食品原料是指在我国无传统食用习惯的物品，**不包括**（ ）。

A. 新研制的食品原料

B. 动物、植物和微生物

C. 从动物、植物和微生物中分离的成分

D. 食品添加剂新品种

E. 原有结构发生改变的食物成分

【解析】新食品原料是指在我国无传统食用习惯的以下物品：动物、植物和微生物；从动物、植物和微生物中分离的成分；原有结构发生改变的食品成分；其他新研制的食品原料。新食品原料不包括转基因食品、保健食品、食品添加剂新品种，上述物品的管理依照国家有关法律法规执行。新食品原料应当具有食品原料的特性，符合应当有的营养要求，且无毒、无害，对人体健康不造成任何急性、亚急性、慢性，或者其他潜在性危害。

☆31. 亚硝酸钠属于（ ）。

A. 乳化剂

B. 抗氧化剂

C. 抑菌及发色剂

D. 营养强化剂

E. 增味剂

【解析】腌制剂通常为食盐。肉制品的腌制剂除食盐外，还经常用到糖、硝酸钠、亚硝酸钠及磷酸盐、维生素 C 或异抗坏血酸盐等，用来改善肉类的色泽、持水性、风味等。其中硝酸盐、亚硝酸盐除了可改善色泽及风味，还具有抑制微生物尤其是肉毒杆菌的作用。

☆32. 制作香肠时，常在加入亚硝酸盐的同时加入维生素 C，维生素 C 是作为（ ）。

A. 营养强化剂

B. 增加香味

C. 防止蛋白质腐败

D. 保持水分

E. 阻断亚硝胺合成

【解析】维生素 C 具有阻断 N-亚硝基化合物合成的作用，使亚硝酸盐被还原生成氧化氮（NO），使硝酸根离子浓度降低，阻断胺的亚硝化作用。

33. 有毒重金属污染是（ ）。

A. 硒、铅、汞、砷

B. 镉、铅、汞、砷

C. 镉、铅、汞、氟

D. 镉、铅、磷、砷

E. 镉、铜、汞、砷

【解析】有毒重金属是指较低剂量摄入即可对人体产生危害的金属。从食品卫生污染方面来看主要是指汞、镉、铅和类金属砷等，人和动物体通过食物吸收和富集重金属，严重时可出现中毒症状。我国《食品安全国家标准 食品中污染物限量》（GB 2762—2022）规定了食品中铅、镉、汞、砷的限量指标。

34. 主要损害造血系统、神经系统和肾脏的重金属是（ ）。

A. 铅　　B. 汞

C. 镉　　D. 砷

E. 硒

【解析】铅主要损害造血系统、神经系统和肾脏。砷可引起多器官病变。

☆35. 传统的皮蛋制作过程容易造成重金属污染，此重金属为（ ）。

A. 铅　　B. 汞

C. 镉　　D. 砷

E. 硒

【解析】传统皮蛋是以鸭蛋为原料，用生石灰、黄丹粉、烧碱、茶叶末、草木灰和食盐等“和稀泥”包裹加工而成，黄丹粉里含有氧化铅，从而导致了传统皮蛋制作过程中出现铅超标的现象。

36. 2008年很多食用三鹿集团生产的奶粉的婴儿被发现患有肾结石，随后在其奶粉中发现添加的化工原料是（　　）。

A. 吡啶　　B. 三聚氰胺

C. 甲醇　　D. 甲醛

E. 乙酸

【解析】掺假、造假过程中加入的物质，如在奶粉中加入三聚氰胺。

37. 变质蔬菜中含有亚硝酸盐，其对人体的慢性危害是（　　）。

A. 引起神经麻痹

B. 对胃肠道黏膜的刺激

C. 有致癌危险性

D. 引起溶血

E. 减轻体重

【解析】叶菜类蔬菜中含有较多的硝酸盐和少量的亚硝酸盐。硝酸盐可转化为亚硝酸盐。亚硝酸盐能使血液中正常的血红蛋白氧化成高铁血红蛋白而失去携氧能力，引起组织缺氧。亚硝酸盐还能在体内转化为致癌物N-亚硝基化合物。

38. 冰岛居民习惯以熏羊肉作为主食，当地的胃癌发病率一直居高不下。1950年以后，由于减少自制熏制食品的食用，胃癌发病率呈下降趋势，这可能是与熏羊肉受到了（　　）污染有关。

A. 亚硝酸盐　　B. B(a)P

C. 食品防腐剂　　D. 二甲基亚硝胺

E. 黄曲霉毒素

【解析】熏烤食品时所使用的熏烟中含有多环芳烃［包括苯并(α)芘］。

39. 亚硝基类化合物污染最严重的食品是（　　）。

A. 蔬菜、水果　　B. 奶类

C. 酒类　　D. 粮谷类食品

E. 腌制肉制品

【解析】烟熏、油炸、焙烤、腌制等贮藏及加工技术在改善食品的外观和质地、增加风味、延长保存期、钝化有毒物质（如酶抑制剂、红细胞凝集素）、提高食品的可利用度等方面发挥了很大作用。但同时也产生了一些有毒有害物质，如N-亚硝基化合物、多环芳烃和杂环胺等，经过这些物质处理的食品存在着严重的安全性问题，对人体健康有很大的危害。

（二）参考答案

1. B　2. D　3. A　4. B　5. D　6. C
7. D　8. A　9. B　10. D　11. E　12. D
13. B　14. D　15. C　16. D　17. C　18. A
19. D　20. C　21. E　22. B　23. D　24. A
25. D　26. C　27. E　28. D　29. C　30. D
31. C　32. E　33. B　34. A　35. A　36. B
37. C　38. B　39. E

第十三章　食源性疾病

食源性疾病的概念、流行现状和致病因素

（一）单选题（每题的备选项中，只有一个选项最符合题意。）

1. 化学性致病因子**不包括**（　　）。
   A. 食物生产加工过程中产生的有毒化学物
   B. 非法添加剂
   C. 有毒有害的化学物
   D. 农兽药残留
   E. 放射性物质

【解析】化学性致病因子主要包括农兽药残留，不符合要求的食品生产工具、容器和包装材料及非法添加剂，有毒有害化学物及食物生产加工过程中产生的有毒化学物。放射性物质属于物理性致病因子。

☆2. 食物中毒发病的共同特点**不包括**（　　）。
   A. 潜伏期短，来势急剧
   B. 发病与食物摄入有关
   C. 中毒患者一般具有相似的临床表现
   D. 发病呈暴发性
   E. 病人之间互相传染

【解析】食物中毒发生的原因各不相同，但发病具有下述共同特点：①发病呈暴发性，潜伏期短，来势急剧。②中毒患者一般具有相似的临床表现，常常出现恶心、呕吐、腹痛、腹泻等消化道症状。③发病与食物有关。④食物中毒患者对健康人不具传染性。

☆3. 食物中毒的特点**不包括**（　　）。
   A. 食物中毒病人对健康人不具传染性
   B. 都有发热症状
   C. 暴发性
   D. 临床症状相似
   E. 与食物有关

【解析】同第 2 题。

4. 食物中毒是指（　　）。
   A. 食用了过冷的食物引起的腹泻
   B. 食用了含有化学有毒物质的食物
   C. 食用了含有寄生虫卵的食物
   D. 酗酒引起的呕吐
   E. 长期少量多次摄入有毒物质引起的肿瘤

【解析】食物中毒指摄入了含有生物性、化学性有毒有害物质的食品或把有毒有害物质当作食品摄入后所出现的非传染性急性或亚急性疾病。按照食物中毒的定义，因暴饮暴食而引起的急性胃肠炎、食源性肠道传染病（如伤寒）、寄生虫病（如旋毛虫、囊虫病）和因一次大量或长期少量多次摄入某些有毒、有害物质而引起的以慢性毒害为主要特征（如致癌、致畸、致突变）的疾病则不属于食物中毒的范畴。

5. 食源性疾病中最为常见的为（　　）。
   A. 食物过敏
   B. 食物中毒
   C. 食源性肠道传染病
   D. 食源性寄生虫病
   E. 人畜共患传染病

【解析】食源性疾病中以食物中毒最为常见。

6. 食源性疾病具有的特征**不包括**（　　）。
   A. 暴发流行过程中，食物起了携带和传播病原物质的媒介作用

B. 食物中毒是食源性疾病中最为常见的疾病
C. 暴发流行过程中，食物本身导致疾病的发生
D. 病原物质是食物中所含有的各种致病因子
E. 可以引起急性中毒或急性感染

【解析】食源性疾病有3个基本要素：①食物是传播疾病的媒介；②引起食源性疾病的病原物是食物中的致病因子；③临床特征为急性中毒性或感染性表现。

7. 细菌性食物中毒**不包括**（　　）。
A. 肉毒菌中毒
B. 毒蕈中毒
C. 变形杆菌食物中毒
D. 葡萄菌球中毒
E. 沙门菌中毒

【解析】食物中毒分为5类：①细菌性食物中毒；②真菌性食物中毒；③动物性食物中毒；④植物性食物中毒；⑤化学性食物中毒。毒蕈中毒属于植物性食物中毒。

8. 下列属于食物中毒的是（　　）。
A. 急性酒精中毒
B. 痢疾
C. 消化不良
D. 长期摄入低剂量化学物质引起的中毒
E. 有毒蜂蜜中毒

【解析】按照食物中毒的定义，因暴饮暴食而引起的急性胃肠炎、食源性肠道传染病（如伤寒）、寄生虫病（如旋毛虫、囊虫病）和因一次大量或长期少量多次摄入某些有毒、有害物质而引起的以慢性毒害为主要特征（如致癌、致畸、致突变）的疾病则不属于食物中毒的范畴。有毒蜂蜜中毒属于有毒动植物中毒，中毒成分为生物碱。

9. 当前，我国引起细菌性食物中毒的首位食品是（　　）。
A. 蔬菜水果类　　B. 豆类及其制品
C. 肉类及其制品　　D. 蛋类及其制品
E. 奶类及其制品

【解析】细菌性食物中毒全年皆可发生，但在夏秋季节发生较多，引起细菌性食物中毒的食物主要为动物性食品。

10. 化学性食物中毒的特点是（　　）。
A. 潜伏期相对较长，有一定的季节性
B. 潜伏期短，无季节性
C. 发病预后不好
D. 发病后立即死亡
E. 发病常有传染性

【解析】细菌性食物中毒高发季节一般为每年二三季度。化学性食物中毒全年均可发生。

11. 食源性疾病的共同特征是（　　）。
A. 具有致癌性　　B. 具有传染性
C. 发病率高　　D. 致死率高
E. 通过进食行为发病

【解析】食源性疾病有一个共同的特征，就是通过进食行为而发病。

12. 我国最为常见的食物中毒是（　　）。
A. 有毒动物中毒
B. 化学性食物中毒
C. 细菌性食物中毒
D. 真菌性食物中毒
E. 有毒植物中毒

【解析】细菌性食物中毒是最常见的一类食物中毒。由活菌引起的食物中毒称感染型，由菌体产生的毒素引起的食物中毒称毒素型。有的食物中毒既有感染型，又有毒素型。

13. 我国食源性疾病发病事件数和死亡人数最多的是（　　）。
A. 毒蕈（蘑菇）　　B. 四季豆

C. 亚硝酸盐　　D. 河豚
E. 黄曲霉毒素

【解析】食源性疾病暴发的主要致病因素中，微生物因素导致的事件数和发病人数均最多，主要包括沙门氏菌、副溶血性弧菌、金黄色葡萄球菌及其毒素、致泻大肠埃希菌和蜡样芽孢杆菌等。毒蕈（蘑菇）导致的事件数和死亡人数最多。有毒动植物及其毒素中菜豆引起的中毒事件最多。化学性因素中亚硝酸盐引起的中毒事件最多。

14. 我国细菌性食物中毒居首位的是（　　）。
A. 克罗诺杆菌　　B. 沙门氏菌
C. 副溶血性弧菌　　D. 葡萄球菌
E. 李斯特菌

【解析】沙门氏菌食物中毒的发病率较高，占总食物中毒的 40%~60%。

☆15. 某市技工学校发生一起食物中毒事件，经查明，这是一起食用凉拌皮蛋而导致的细菌性食物中毒，中毒学生经医院及时救治，治疗痊愈，无死亡，导致食物中毒的原因最有可能是（　　）。
A. 副溶血性弧菌　B. 肉毒梭菌
C. 李斯特菌　　D. 沙门氏菌
E. 克罗诺杆菌

【解析】家禽、家畜、肉类食品和蛋类等是沙门菌病的主要传播媒介。副溶血性弧菌主要存在于近岸海水、海底沉积物和鱼、贝类等海产品中，因此副溶血性弧菌感染主要由食用海产品引起；大肠埃希菌主要存在于人和动物的肠道内，属于肠道的正常菌群，通常不致病，但也有部分大肠埃希菌有致病性，其食物来源与沙门菌类似；单增李斯特菌本身即可致病，同时可分泌一种毒素——李斯特菌溶血素，被污染的食品主要有肉制品和速冻米面制品；金黄色葡萄球菌也是引起食源性疾病的常见菌种，广泛存在于自然界中，对热具有较强的抵抗力，目前食品中的来源主要为生牛乳和速冻食品。克罗诺杆菌原称为阪崎肠杆菌，生活于人和动物肠道内，为兼性厌氧革兰氏阴性杆菌，隶属于肠杆菌科。婴幼儿是克罗诺杆菌感染的高危人群。该致病菌致病剂量较低，克罗诺杆菌在婴幼儿奶粉、肉类、水、蔬菜等多种食品中被检测到，其中奶粉是该菌的主要感染渠道。

16. 某学校食堂供餐，菜品有西红柿炒鸡蛋、肉炒扁豆、蚝油生菜、卤鸡腿，主食有米饭、馒头，饮品有牛奶、水。餐后 1.5 小时左右，学生出现恶心、呕吐、腹泻等，少数伴有头晕、头痛、出冷汗、全身无力等症状，导致食物中毒的原因可能是（　　）。
A. 腐败的肉　　B. 亚硝酸盐
C. 未熟的米饭　　D. 过期的牛奶
E. 未炒熟的扁豆

【解析】有毒动植物及其毒素中，菜豆引起的中毒事件最多。生的四季豆中含皂苷和血细胞凝集素，对人体消化道具有强烈刺激性，并对红细胞有溶解或凝集作用。如果烹调时加热不彻底，其中的毒素未被破坏，食用后就会引起中毒。

☆17. 我国肉毒梭菌食物中毒最常见的食品是（　　）。
A. 肉制品　　B. 海鱼
C. 自制发酵食品　D. 腌制品
E. 蘑菇

【解析】我国肉毒梭菌毒素食物中毒 90% 以上发生在新疆地区，中毒食品主要为家庭自制的发酵豆、谷类制品（面酱、臭豆腐），其次为肉类和罐头食品。

18. “肠原性青紫症”发生于（　　）。
A. 鲜黄花菜中毒　　B. 含氰苷植物中毒
C. 毒蕈中毒　　D. 有机磷中毒
E. 亚硝酸盐食物中毒

【解析】亚硝酸盐中毒会出现皮肤青紫，

故又称为"肠原青紫症"。

19. 20世纪50年代中期，日本熊本县水俣湾被石油化工厂废水污染，并通过水—鱼—人食物链在人体内蓄积，引起大量居民出现以感觉障碍、共济运动失调、视野缩小、听力障碍、语言障碍、眼球运动异常为主要症状和体征的疾病，该病是（　　）。
A. 铬中毒　B. 汞中毒
C. 镉中毒　D. 铅中毒
E. 砷中毒

【解析】食品中的金属汞几乎不被吸收，无机汞吸收率亦很低，而有机汞的消化道吸收率很高。汞进入大脑后导致脑和神经系统损伤。甲基汞还具有致畸作用和胚胎毒性。20世纪50年代日本发生的典型公害病——水俣病，就是食用被污染的鱼类而引起的甲基汞中毒事件。

20. 20世纪50年代中期到70年代初期，在日本富山县神通川下游地区，因某锌冶炼厂排出废水，使水及水稻受到污染，造成居民中出现以骨骼系统病理改变为主的一系列疾病，该病是（　　）。
A. 大骨关节病　B. 水俣病
C. 痛痛病　D. 地方性甲状腺肿
E. 克山病

【解析】镉主要损害肾脏、骨骼和消化系统，也具有一定的致畸、致癌和致突变作用。日本镉大米污染引起的"痛痛病"就是慢性镉中毒事件。

21. 蛋类未彻底加热易感染（　　）。
A. 肉毒杆菌　B. 沙门氏菌
C. 变形杆菌　D. 副溶血性弧菌
E. 葡萄球菌

【解析】沙门菌污染来源主要为动物性食品，特别是畜肉类及其制品，其次为禽类、蛋类、乳类及其制品，而较少由植物性食品引起。畜肉类及其制品中沙门菌主要来源于家畜和家禽的生前感染及宰后污染；此外烹饪后的熟制品可再次受到带菌的容器、烹饪工具或食品从业人员带菌者污染。

22. 动植物中毒**不包括**（　　）。
A. 四季豆中毒
B. 河豚鱼中毒
C. 鱼类引起组胺中毒
D. 毒蘑菇中毒
E. 砷化物中毒

【解析】砷化物中毒属于化学性因素。

23. 动植物中毒**不包括**（　　）。
A. 发芽马铃薯中毒　B. 霉变甘蔗中毒
C. 鲜黄花菜中毒　D. 木薯中毒
E. 有毒蜂蜜中毒

【解析】霉变甘蔗中毒属于真菌毒素食物中毒。

☆24. 发芽马铃薯引起中毒的成分是（　　）。
A. 秋水仙碱　B. 组胺
C. 龙葵素　D. 皂苷
E. 棉酚

【解析】马铃薯中含有一种毒性成分——龙葵素，可引起溶血，并对运动中枢及呼吸中枢有麻痹作用。成熟的马铃薯含龙葵素很少，未成熟或发芽的马铃薯中这种毒素含量则明显增多，大量食用未成熟或发芽马铃薯可引起急性中毒。

☆25. 河豚毒素含量最高的部位是（　　）。
A. 肾脏　B. 卵巢
C. 眼睛　D. 肌肉
E. 血液

【解析】河豚毒素是一种非蛋白质神经毒素，毒素集中于卵巢、肝脏、肾脏、血液、眼睛、鱼鳃及皮肤中，其中以卵巢中毒素含量最高。

26. 化学性食物中毒包括（　　）。
    A. 四季豆中毒
    B. 有机磷农药中毒
    C. 副溶血弧菌食物中毒
    D. 肉毒梭菌素食物中毒
    E. 含氰苷类植物中毒

【解析】引起人类食源性疾病的化学性因素主要包括污染食品的金属、非金属、有机及无机化合物，如汞、镉、铅、砷、有机磷农药、亚硝酸盐、各种鼠药等。四季豆和含氰苷类植物中毒属于有毒植物中毒，副溶血弧菌食物中毒和肉毒梭菌素食物中毒属于细菌性食物中毒。

27. 苦杏仁中含有的有毒成分为（　　）。
    A. 植物血凝素　　B. 苯酚
    C. 氰苷　　D. 龙葵素
    E. 类秋水仙碱

【解析】有毒植物及其毒素：毒蕈（蘑菇）、苦杏仁及木薯中含有的氰苷类，粗制棉籽油中所含的棉酚；其他植物（如菜豆）中的皂苷、食物贮藏时产生的毒性物质。

28. 工人在某工地食堂用餐后，口唇、指甲和皮肤出现紫绀，并伴有精神萎靡、头晕、头痛、乏力、心跳加速，有的伴有恶心、呕吐、腹胀、呼吸困难，是（　　）。
    A. 土豆发芽中毒　　B. 亚硝酸盐中毒
    C. 四季豆中毒　　D. 沙门菌中毒
    E. 河豚鱼中毒

【解析】亚硝酸盐为强氧化剂，可使血红蛋白氧化成高铁血红蛋白而失去输送氧的功能，导致组织缺氧。其潜伏期为十几分钟到3小时：轻者可仅有头晕、头痛、恶心、呕吐等症状；较重者口唇、指甲、全身皮肤微青紫；重者结膜、面部及全身皮肤紫绀，心率快，嗜睡或烦躁不安；严重者昏迷、惊厥、大小便失禁，可因呼吸困难死亡。

29. 某小学因食用小摊点出售的凉拌海带、凉拌腐竹后，发生多名小学生群体性食物中毒事件，具体表现为剧烈腹痛，多为腹泻水样、血样或黏液便，伴高热，可能属于（　　）。
    A. 动物性食物中毒
    B. 化学性食物中毒
    C. 植物性食物中毒
    D. 细菌性食物中毒
    E. 真菌性食物中毒

【解析】细菌及其毒素是食源性疾病中最重要的病原物。凉拌海带、凉拌腐竹因凉拌，加热时间不够，不能杀死细菌，易造成细菌性食物中毒。

30. 属于食物中毒的是（　　）。
    A. 消化不良
    B. 食用河豚中毒
    C. 药物产生的不良反应
    D. 缺碘引起的甲状腺肿
    E. 蜜蜂蜇伤

【解析】食用河豚中毒属于有毒动物及其毒素中毒。

31. 预防四季豆中毒的措施是（　　）。
    A. 加碱
    B. 去皮
    C. 充分加热至熟透
    D. 加醋
    E. 爆炒

【解析】避免四季豆中毒的方法非常简单，只要在烹调时把全部四季豆充分加热、彻底炒熟，使其外观失去原有的生绿色，就可以破坏其中含有的皂苷和血细胞凝集素。

32. 具有嗜盐性的细菌是（　　）。
    A. 肉毒杆菌　　B. 沙门氏菌

C. 变形杆菌　　D. 副溶血性弧菌
E. 葡萄球菌

【解析】副溶血弧菌是一种嗜盐性细菌，存在于近岸海水、海底沉积物，以及鱼、贝类等海产品中。

33. 鲜黄花菜中毒的有毒成分是（　　）。
A. 植物血凝素　　B. 龙葵素
C. 秋水仙碱　　D. 皂苷
E. 黄曲霉素

【解析】鲜黄花菜中含有秋水仙碱，经肠道吸收后可在体内转变成有毒的二秋水仙碱，引起食物中毒。秋水仙碱可溶解于水，因而通过焯水、泡煮等过程可减少其含量，降低对人体的毒性。所以，食用鲜黄花菜应用水浸泡或用开水浸烫后弃水炒煮食用。

☆34. 细菌毒素中属于神经毒素的是（　　）。
A. 埃希氏大肠杆菌产生的耐热毒素
B. 肉毒杆菌毒素
C. 副溶血型弧菌产生的溶血素
D. 沙门氏菌产生的肉毒素
E. 金黄色葡萄球菌产生的肠毒素

【解析】肉毒杆菌中毒主要表现为运动神经麻痹症状，如头晕、无力、视物模糊、眼睑下垂、复视、咀嚼无力、走路不稳、张口困难、伸舌困难、咽喉阻塞感、饮食发呛、吞咽困难、呼吸困难、头颈无力、垂头等。

35. 引起副溶血性弧菌中毒的食物是（　　）。
A. 蔬菜　　B. 海鱼
C. 鸡蛋　　D. 自制发酵豆制品
E. 生牛奶

【解析】副溶血性弧菌主要存在于近岸海水、海底沉积物和鱼、贝类等海产品中，因此副溶血性弧菌感染主要由食用海产品引起。

36. 引起沙门氏菌食物中毒的最常见食物是（　　）。
A. 水果　　B. 家畜、家禽
C. 霉变的食物　　D. 腌菜
E. 蔬菜

【解析】沙门氏菌中毒食品以动物性食品为多见。主要是肉类，如病死牲畜肉、冷荤、熟肉等，也可由鱼、禽、奶、蛋类食品引起。

37. 王某因大量食用有毒的蘑菇出现剧烈呕吐、腹泻、发热等全身症状，属于（　　）。
A. 化学性食物中毒
B. 真菌及其毒素食物中毒
C. 动物性食物中毒
D. 有毒植物中毒
E. 细菌性食物中毒

【解析】有毒植物及其毒素中毒包括：毒蕈（蘑菇）、苦杏仁及木薯中含有的氰苷类、粗制棉籽油中所含的棉酚；其他植物（如菜豆）中的皂苷、食物贮藏时产生的毒性物质。

38. 不会引起食物中毒的是（　　）。
A. 大豆磷脂　　B. 植物血凝素
C. 龙葵素　　D. 秋水仙碱
E. 3-硝基丙酸

【解析】大豆磷脂是大豆中的有益成分，不会引起食物中毒。

（二）参考答案

1. E　2. E　3. B　4. B　5. B　6. C
7. B　8. E　9. C　10. B　11. E　12. C
13. A　14. B　15. D　16. E　17. C　18. E
19. B　20. C　21. B　22. E　23. B　24. C
25. B　26. B　27. C　28. B　29. D　30. B
31. C　32. D　33. C　34. B　35. B　36. B
37. D　38. A

第十四章 各类食品主要的食品安全问题及其卫生管理

谷豆、蔬菜水果、畜禽肉、水产、乳等

(一) 单选题（每题的备选项中，只有一个选项最符合题意。）

☆1. 当仓库温度在 18~21℃时，相对湿度在（　　）以上时，适合虫卵孵化及寄生虫繁殖。

A. 75%　　B. 35%

C. 45%　　D. 55%

E. 65%

【解析】当仓库温度在 18~21℃，相对湿度在65%以上时，适于虫卵孵化及害虫繁殖；当仓库温度在 10℃以下时，害虫活动减少。

2. 粮谷的安全水分为（　　）。

A. 18%~20%　　B. 10%~12%

C. 12%~14%　　D. 10%~13%

E. 15%~18%

【解析】控制谷类、豆类中的水分含量，预防粮豆发热霉变。粮谷的安全水分为 12%~14%，豆类为 10%~13%。

3. 豆类的安全水分为（　　）。

A. 23%~27%　　B. 15%~20%

C. 12%~14%　　D. 10%~13%

E. 17%~22%

【解析】同第 2 题。

4. 粮豆类食品的主要卫生问题**不包括**（　　）。

A. 仓储害虫

B. 病毒污染

C. 有毒有害物质的污染

D. 真菌和真菌毒素污染

E. 农药残留

【解析】谷类、豆类的主要食品安全问题：①真菌和真菌毒素的污染。②有毒有害物质的污染。③农药残留。防治病虫害和除草时施用的农药残留。④仓储害虫。可导致谷类、豆类发生变质，降低或失去其食用价值。⑤其他污染。包括无机夹杂物（泥土、砂石等）和有毒种子。

5. 一般保存蔬菜、水果的适宜温度为（　　）。

A. 5~8℃　　B. 1~5℃

C. −1℃　　D. 4℃

E. −18℃

【解析】一般保存蔬菜、水果的适宜温度为 1~5℃。

☆6. 施用钼肥可以降低（　　）。

A. 硝酸盐化合物

B. 有机磷类农药

C. 二噁英类化合物

D. 杂环胺化合物

E. 多环芳烃化合物

【解析】施用钼肥可以使粮食增产，且使硝酸盐含量下降。

7. 蔬菜应现烧现吃，放置过久会使（　　）。

A. 黏度增加　　B. 蛋白质分解

C. 酸度增加　　D. 亚硝酸盐增加

E. 水分增加

【解析】亚硝酸盐多存在于腌制的咸菜、肉类、不洁井水和变质腐败蔬菜等。部分新鲜蔬菜如小白菜、青菜、韭菜、菠菜、甜菜、小萝卜叶等也含有较多的亚硝酸盐和硝酸

盐。还有人们食用的灰菜、野荠菜等野生植物，都含有较多的硝酸盐和亚硝酸盐类物质。特别是腐烂的菜叶、煮熟的剩菜或新腌泡的蔬菜及咸菜，在腌后一周左右亚硝酸盐含量最高。

8. 容易受寄生虫卵污染的是（　　）。
A. 鱼类　　B. 谷类
C. 豆类　　D. 蔬菜
E. 肉类

【解析】如果蔬菜栽培时主要使用粪便作为肥料，则肠道致病菌和寄生虫污染可能会相当严重。

9. 肉及肉制品发生腐败变质的主要原因是（　　）。
A. 寄生虫病　　B. 微生物污染
C. 农药残留　　D. 使用亚硝酸盐
E. 加工方法不当

【解析】健康牲畜在屠宰、加工运输、销售等环节中可能会被微生物污染；病畜宰前就有细菌侵入，并蔓延至全身各组织；牲畜因疲劳过度，宰杀后肉的后熟力不强、产酸少，难以抑制细菌的生长繁殖，导致肉的腐败变质。

☆10.（　　）℃是食品冷藏的最佳温度，大多数细菌不能在此温度繁殖和生长。
A. −18　　B. 0~10
C. 0~8　　D. 2~8
E. 0~4

【解析】低温可降低微生物的繁殖速度和化学反应速度。食品冷藏方法可分为冷却和冷冻两类。冷却是指使食品温度适当降低（一般降至 0~4℃）的保藏方法（即普通冰箱的冷藏室），而冷冻则是指在 0℃以下使食品冻结的保藏方法（即普通冰箱的冷冻室）。

☆11. 畜肉最适宜食用的阶段是（　　）。
A. 后熟和自溶　　B. 僵直
C. 后熟　　D. 自溶
E. 僵直和后熟

【解析】牲畜屠宰时肉呈中性或弱碱性（pH 为 7.0~7.4），宰后畜肉从新鲜到腐败变质要经僵直、后熟、自溶和腐败四个过程。僵直阶段的肉有不愉快气味，肉汤浑浊，食用时味道较差。此时的肉品一般不宜直接用作烹饪原料。僵直后，肉内糖原继续分解为乳酸，使 pH 进一步下降，肌肉结缔组织变软并具有一定的弹性，此时肉松软多汁、滋味鲜美，表面因蛋白凝固形成一层干膜，可以阻止微生物侵入，这一过程称为后熟。自溶阶段的肉开始变质，影响肉的质量，当变质程度不严重时，这种肉必须经高温处理后才可食用。腐败阶段的肉可导致人体中毒。

☆12. **不属于**肉类腐败变质过程的是（　　）。
A. 僵直　　B. 后熟
C. 自溶　　D. 腐败
E. 凝固

【解析】同第 11 题。

☆13. 下列关于家庭贮存食物安全指导**不正确**的是（　　）。
A. 食品加热至 60℃以上即属于热处理
B. 食品冷藏应注意“急冻缓化”
C. 盐腌保藏食品使用的食盐浓度应达到 10% 以上
D. 吃剩的食品一定要冷藏，因冷藏能完全阻止食品的腐败变质
E. 酸渍是指用醋酸或食醋浸泡食品，使醋酸浓度应达到 1.7% 以上

【解析】注意各类食品都有适当的保藏期，冷藏只能延缓而不能完全阻止食品的腐败变质，各类食品在不同温度下的保藏期有很大差异。

☆14. 低温保藏食品的原理主要是低温可以（　　）。

A. 防止氧气
B. 抑制食品中微生物生长繁殖
C. 杀灭食品中大部分细菌
D. 降低食品中水分含量
E. 破坏食品中的酶

【解析】冷藏抑制食品中微生物生长繁殖，延缓食品的腐败变质，但不能完全阻止食品的腐败变质。

15. 容易出现多环芳烃污染的肉制品是（　　）。
A. 卤肉　B. 腌肉
C. 熏肉　D. 酱肉
E. 咸肉

【解析】肉类烹调加工必须充分加热，在加工各环节上防止污染，烹调时防止交叉污染。在制作烤肉、熏肉、烟熏香肠及腊肠时，应注意降低多环芳烃的污染，加工腌肉和香肠时也必须严格限制硝酸盐或亚硝酸盐的使用量。

☆16. 采用K值来评价食品早期腐败变质时，若鱼体绝对新鲜，则K值可能等于（　　）。
A. 40%　B. 19%
C. 23%　D. 25%
E. 31%

【解析】K值≤20%则鱼体绝对新鲜，若K值>40%则表明鱼体开始腐败。

☆17. 挥发性盐基总氮用于鉴定（　　）。
A. 水果的腐败　B. 脂肪酸败
C. 蛋白质腐败　D. 碳水化合物酸败
E. 蔬菜的腐败

【解析】挥发性盐基总氮在我国食品安全标准中该指标现已被列入鱼、肉类蛋白质腐败鉴定的化学指标，也适用于鉴定大豆制品的腐败变质。

☆18. 鲜乳的特点（　　）。
A. 呈弱酸性
B. 呈均匀的流体，无沉淀、凝块和机械杂质
C. 白色中稍带青色
D. 乳中固有的香味稍弱
E. 有微酸味

【解析】新鲜乳为乳白色或微黄色，呈均匀的流体，无沉淀、凝块和机械杂质，无黏稠和浓厚现象，具有特有的乳香味，无异味。不新鲜乳为浅粉红色或显著的黄绿色，或是色泽灰暗，呈稠而不匀的溶液状，有乳凝结成的致密凝块或絮状物，有明显的异味。若常温保存的液态奶出现胀包现象，会存在变质风险，建议放弃食用。

☆19. “贴壳蛋”的主要原因是细菌造成（　　）。
A. 气室变小
B. 蛋黄系带松弛和断裂
C. 蛋黄分解和散开
D. 蛋清和蛋黄分开
E. 蛋壳受到破坏

【解析】贴壳蛋：蛋白系带分解引起蛋黄移位，形成“贴壳蛋”；散黄蛋：蛋黄膜被分解，蛋黄散开，形成“散黄蛋”；浑汤蛋：微生物继续繁殖，导致蛋黄、蛋清混为一体，形成“浑汤蛋”；臭蛋：蛋白质进一步被微生物分解形成硫化氢、胺类、粪臭素、吲哚等腐败物质后，散发出恶臭，形成“臭蛋”。“臭蛋”中有许多对人体有害的物质，食用后会引起中毒，危害人体健康。

☆20. 鲜蛋的特点是（　　）。
A. 蛋壳上有黑点
B. 蛋壳有裂纹
C. 蛋壳发暗
D. 蛋壳上有一层白霜，色泽鲜明
E. 蛋壳表面的粉霜脱落，色泽油亮

【解析】鲜蛋的蛋壳坚固、完整、清洁、

常有一层粉状物，手摸发涩，手感沉，灯光透视可见蛋呈微红色。不新鲜蛋的蛋壳呈灰乌色或有斑点、有裂纹，手感轻飘，灯光透视时不透光或有灰褐色阴影。打开常见黏壳或者散黄。

☆21. 霉菌是经过（　　）进入鸡蛋内，污染鸡蛋的。

A. 加工过程　　B. 水分

C. 裂纹或气孔　　D. 加热过程

E. 饲养过程

【解析】“坏”蛋的产生，是由于蛋壳上有许多类似人皮肤上汗毛孔一样的小孔，而蛋壳表面常带有细菌、霉菌等微生物。当外界环境温度剧变，蛋壳上有水凝结或有机械损伤后，这些微生物就通过壳上的小孔进入蛋内。在微生物和蛋中酶的作用下，蛋白质被分解。

☆22. 乳品中常见的细菌菌属是（　　）。

A. 乳杆菌属

B. 假单胞菌属

C. 微球菌属和葡萄球菌属

D. 芽孢杆菌属和梭状芽孢杆菌属

E. 肠杆菌属

【解析】《食品安全国家标准 食品微生物学检验乳酸菌检验》（GB 4789.35—2023）中规定了含乳酸菌食品中乳酸菌的检验方法，适用于含活性乳酸菌的食品中乳酸菌的检验。这里的乳酸菌是指一类可发酵糖主要产生大量乳酸的细菌的通称，主要为乳杆菌属、双歧杆菌属和嗜热链球菌。

23. 食品冷冻的温度最为适用的是（　　）。

A. 0℃　　B. −1℃

C. −5℃　　D. −12℃

E. −18℃

【解析】食品冷冻常用的贮藏温度为−23~−12℃，而以−18℃最为适用。

☆24. 我国水产品的寄生虫主要是（　　）。

A. 肾吸虫和肺吸虫

B. 囊虫和旋毛虫

C. 肝吸虫和肺吸虫

D. 肝吸虫和旋毛虫

E. 肺吸虫和囊虫

【解析】食用被寄生虫感染的水产品可引起寄生虫病。在我国主要有华支睾吸虫（肝吸虫）及卫氏并殖吸虫（肺吸虫）两种。

☆25. 鲜鱼的特点是（　　）。

A. 鱼鳞脱落　　B. 眼球饱满突出

C. 鳃色暗灰红　　D. 黏液多而不透明

E. 肌肉松散

【解析】鲜鱼的体表有光泽，鳞片完整、不易脱落，眼球饱满突出，角膜透明清亮，鳃丝清晰呈鲜红色，黏液透明，肌肉坚实有弹性，手指按压后凹陷立即消失，腹部正常，肛孔白色、凹陷。不新鲜的鱼体表颜色变黄或变红，眼球平坦或稍陷，角膜浑浊，鳃丝黏连，肌肉松弛、弹性差，腹部膨胀，肛孔稍突出，有异臭气味。

☆26. 盐腌时，食盐浓度达到（　　）可以杀灭微生物。

A. 10%~15%　　B. 超过 20%

C. 15%~20%　　D. 不超过 5%

E. 8%~10%

【解析】食盐浓度为 8%~10% 时，可抑制大部分微生物的繁殖，但杀灭微生物需要食盐的浓度达到 15%~20%。

（二）参考答案

1. E　2. C　3. D　4. B　5. B　6. A
7. D　8. D　9. B　10. E　11. C　12. E
13. D　14. B　15. C　16. B　17. C　18. B
19. B　20. D　21. C　22. A　23. E　24. C
25. B　26. C

第十五章　公共卫生导论

公共卫生基本概念、健康概念及其影响因素

（一）单选题（每题的备选项中，只有一个选项最符合题意。）

☆1. 基本医疗卫生服务包括（　　）。

A. 基本公共卫生服务和基本医疗服务
B. 职业健康保护和妇幼健康服务体系
C. 基本公共卫生服务和职业健康保护
D. 基本医疗服务和妇幼健康服务体系
E. 基本公共卫生服务和孕产期保健服务

【解析】根据《中华人民共和国基本医疗卫生与健康促进法》，基本医疗卫生服务包括基本公共卫生服务和基本医疗服务，基本公共卫生服务由国家免费提供。基本医疗服务主要由政府举办的医疗卫生机构提供，鼓励社会力量举办的医疗卫生机构提供基本医疗服务。

2. 公共卫生的主要职能范畴**不包括**（　　）。

A. 专注于治疗一个个单独患者的疾病
B. 预防和控制疾病与伤残
C. 改善与健康相关的自然和社会环境
D. 提供基本医疗卫生服务
E. 保障和促进公众健康

【解析】公共卫生的职能范畴：预防和控制疾病与伤残，改善与公众健康相关的自然环境和社会环境，提供预防保健与必要的医疗服务，培养公众健康素养。公共卫生的四项基本职能都是紧紧围绕着“保障和促进公众健康”这个公共卫生的根本宗旨逐步展开的，相辅相成，缺一不可。专注于治疗一个个单独患者的疾病是临床医学的职能范畴。

3. 公共卫生职能中的提供常规预防保健服务**不包括**（　　）。

A. 计划免疫　　B. 环境卫生
C. 生殖健康　　D. 食盐加碘
E. 人类免疫缺陷病毒（HIV）感染者实施“四免一关怀”政策

【解析】常规预防保健提供的服务：覆盖所有公众，如开展传染病防治、计划免疫、食品安全、营养卫生、环境卫生、少儿卫生、职业卫生、生殖健康、食盐加碘等。

4. 公共卫生的根本宗旨是（　　）。

A. 预防和控制疾病与伤残
B. 改善与健康相关的自然和社会环境
C. 提供预防保健与必要的医疗服务
D. 保障和促进公众健康
E. 培养公众健康素养

【解析】公共卫生宗旨是保障和促进公众健康。

5. WHO 健康的标准**不包括**（　　）。

A. 头发有光泽、无头屑
B. 精力充沛，能从容不迫地应付日常生活和工作
C. 熬夜后精力充沛
D. 应变能力强，能适应各种环境的各种变化
E. 对一般感冒和传染病有一定的抵抗力

【解析】WHO 健康的标准包括：①精力充沛，能从容不迫地应付日常生活和工作。②处事乐观，态度积极，乐于承担任务而不挑剔。③善于休息，睡眠良好。④应变能力强，能适应各种环境的各种变化。⑤对一般感冒和传染病有一定的抵抗力。⑥体重适当，身材匀称，头、

臂、臀比例协调。⑦眼睛明亮，反应敏捷，眼睑不发炎。⑧牙齿清洁、无缺损、无疼痛，牙龈颜色正常、无出血。⑨头发有光泽、无头屑。⑩肌肉、皮肤富有弹性，走路轻松。

6. **不属于**心理健康标准的是（　　）。

A. 心理特点符合年龄 B. 行为协调

C. 情绪愉快　　D. 智力正常

E. 毅力超强

【解析】“心理上的完好”是指心理上处于平衡的状态，个体自我控制能力良好，能够正确对待外界影响。

7. 关于健康的说法正确的是（　　）。

A. 健康是多维的

B. 健康指的是没有疾病

C. 健康指的是心理健康

D. 健康指的是躯体健康

E. 健康与疾病是间歇性的过程

【解析】世界卫生组织（WHO）于 1989 年提出了健康概念：“健康乃是一种在身体上、精神上和社会上的完好状态，以及良好的适应力，而不仅仅是没有疾病和衰弱的状态。”

8. 行为影响因素按来源分**不包括**（　　）。

A. 社会环境因素　B. 生理因素

C. 生物因素　　D. 强化因素

E. 心理因素

【解析】影响健康的主要因素，大体包括四大类，即行为生活方式因素、环境因素、生物学因素和卫生服务体系因素。

☆9. 健康生活方式中，健康四大基石**不包括**（　　）。

A. 心理平衡　　B. 合理膳食

C. 适量运动　　D. 戒烟限酒

E. 规律睡眠

【解析】1992 年，世界卫生组织在著名的《维多利亚宣言》中首次提出健康四大基石概念，即合理膳食、适量运动、戒烟限酒、心理平衡。

10. 人的健康**不包括**（　　）。

A. 道德健康　　B. 生理健康

C. 功能健康　　D. 心理健康

E. 社会适应良好

【解析】同第 7 题。

11. 世界卫生组织健康标准的内容**不包括**（　　）。

A. 对一般感冒和传染病有一定的抵抗力

B. 精力充沛，应变能力强，能从容不迫地应对日常生活工作和适应变化

C. 处事乐观，态度积极，乐于承担任务而不挑剔

D. 睡眠不佳，熬夜高效工作

E. 体重适当，身材匀称，头、臂、臀比例协调

【解析】同第 5 题。

12. 常见的不良行为生活方式**不包括**（　　）。

A. 网络成瘾　　B. 吸烟

C. 合理膳食　　D. 缺乏身体活动

E. 药物滥用

【解析】常见的不良行为生活方式有吸烟、不合理膳食、缺乏身体活动、酗酒、药物滥用、网络成瘾等。

13. 促进健康行为**不包括**（　　）。

A. 定期体检　　B. 免疫接种

C. 充足睡眠　　D. 科学运动

E. 高盐饮食

【解析】食盐是食物烹饪或加工食品的主要调味品。我国居民的饮食习惯中食盐摄入量过高，而过多的盐摄入与高血压、胃癌和脑卒中有关，因此要降低食盐摄入量，培养清淡口味，逐渐做到量化用盐用油，推荐每天食盐摄入量不超过 5 g。

14. 过量饮酒可增加风险，**不包括**（　　）。
A. 肺癌　　B. 肝损伤
C. 直肠癌　　D. 乳腺癌
E. 胎儿酒精综合征

【解析】饮酒的不节制是心脏病、肝硬化、恶性肿瘤等慢性病发生的原因之一，并且呈现出发病率和死亡率日益增加的趋势。过量饮酒可增加肝损伤、直肠癌、乳腺癌、心血管疾病及胎儿酒精综合征等风险。吸烟是肺癌的主要危险因素。

15. 引起肺癌的主要危险因素是（　　）。
A. 熬夜　　B. 肥胖
C. 饮酒　　D. 红肉
E. 吸烟

【解析】吸烟是肺癌的主要危险因素，WHO 报告，“65 岁以下的男性中 90% 肺癌是由吸烟引起的”。戒烟能降低患口腔、喉、食道、膀胱等部位癌症的风险。吸烟是慢阻肺的主要危险因素。

16. 病原微生物不仅是传染病的主要致病因素，也与部分慢性非传染性疾病的发生有关，下列描述**不正确**的是（　　）。
A. 幽门螺杆菌与胃癌
B. 血吸虫与肝癌
C. EB 病毒与淋巴瘤
D. 乙肝病毒与肝癌
E. HPV 与宫颈癌

【解析】病原微生物不仅是传染病的主要致病因素，也与部分慢性非传染性疾病的发生有关，如血吸虫与膀胱癌、EB 病毒与淋巴瘤、乙肝病毒与肝癌、HPV 与宫颈癌、幽门螺杆菌与胃癌等。

17. **不属于**自然环境因素的是（　　）。
A. 地理因素　　B. 阳光
C. 空气　　D. 水
E. 民族

【解析】自然环境包括阳光、空气、水、土壤、气候、地理因素等，是人类赖以生存的物质基础。社会环境包括政治制度、经济条件、法律、文化、教育、人口、民族、职业、风俗习惯、社会发展等因素。

18. 成人每晚睡眠一般时长（　　）。
A. 10~12 小时　　B. 4~5 小时
C. 5~6 小时　　D. 7~8 小时
E. 9~10 小时

【解析】人通常需要的睡眠时间随年龄不同而有差异，新生儿平均每天需要 18~20 小时的睡眠时间，一岁以后的儿童需睡眠 9~14 小时，青壮年每天睡眠 8 小时左右，老年人夜间睡眠时间减少，而白天短时性的间断睡眠增加。个体的睡眠需求差异很大。

19. 卫生服务是指卫生机构和卫生专业人员运用卫生资源和各种手段，有计划、有目的地向个人、群体和社会提供必要服务的活动过程，是防治疾病、维护和促进健康的重要保障，卫生服务**不包括**（　　）。
A. 专注于治疗一个个单独患者的疾病
B. 健康教育
C. 预防接种
D. 妇幼保健
E. 定期体检

【解析】卫生服务是指卫生机构和卫生专业人员运用卫生资源和各种手段，有计划、有目的地向个人、群体和社会提供必要服务的活动过程，是防治疾病、维护和促进健康的重要保障。其内容主要包括对人群进行健康教育、开展预防接种、妇幼保健、定期体检、向公众提供基本的治疗药物等措施。

（二）参考答案

1. A　2. A　3. E　4. D　5. C　6. E
7. A　8. D　9. E　10. C　11. D　12. C
13. E　14. A　15. E　16. B　17. E　18. D
19. A

第十六章　流 行 病 学

流行病学基本概念、方法、常用指标

(一) 单选题 (每题的备选项中，只有一个选项最符合题意。)

☆1. 疾病地区分布特征**不包括**(　　)。

A. 城乡分布

B. 民族和种族的分布

C. 地方性疾病

D. 国家间和国家内的分布

E. 自然疫源性

【解析】研究疾病的地区分布时：一方面可根据行政区域划分，如在国际上可按国家和洲划分，在一个国家内可按省、市、县、街道等划分，在医院内可按内系外系、科室等划分；另一方面可根据自然环境划分，如地形地貌、气候气象、地势海拔、媒介昆虫、染疫动物等方面。

自然疫源性指某些疾病的病原体不依靠人而以自然界的野生动物为宿主延续其种属，并在一定条件下可传染给人，这种情况称为自然疫源性，这类人畜共患的疾病称为自然疫源性疾病，如鼠疫、钩端螺旋体病、森林脑炎、流行性出血热等，这类疾病流行的地区称为自然疫源地。

民族和种族的分布属于人群分布。

☆2. 发生原因不明的疾病暴发或者流行时，从流行病学的角度，工作的重点是(　　)。

A. 调查疾病分布特点、判断传播途径和原因

B. 首先隔离患者，防止继续传播

C. 寻找各个病例间的关联，以推测病因

D. 分析不同治疗方法的效果，探索疾病原因

E. 调查了解临床表现，使用多种手段诊断

【解析】卫生部关于印发《群体性不明原因疾病应急处置方案（试行）》的通知：对群体性不明原因疾病事件的现场处置，应坚持调查和控制并举的原则。在事件的不同阶段，根据事件的变化调整调查和控制的侧重点。若流行病学病因（主要指传染源或污染来源、传播途径或暴露方式、易感人群或高危人群）不明，应以调查为重点，尽快查清事件的原因。对有些群体性不明原因疾病，特别是新发传染病暴发时，很难在短时间内查明病原的，应尽快查明传播途径及主要危险因素（流行病学病因），立即采取针对性的控制措施，以控制疫情蔓延。

3. 关于流行病学定义，下列说法正确的是(　　)。

A. 从疾病水平认识疾病

B. 从分子水平认识疾病

C. 从细胞水平认识疾病

D. 从个体水平认识疾病

E. 从群体水平认识疾病

【解析】流行病学研究人群中的疾病现象与健康状态，也就是说，是把人群作为研究对象，从人群的角度对各种疾病和健康的分布情况进行描述，将分布作为研究一切问题的起始点，而不仅是从个人角度考虑患病与治疗问题，更不是考虑它们如何反映在个别的器官和分子水平上。

4. 流行病学任务的三个阶段是(　　)。

A. 描述分布、提出假设、验证假设
B. 揭示现象、找出原因、提供措施
C. 整理资料、分析资料、得出结论
D. 观察性研究、实验性研究、理论性研究
E. 发现患者、确诊患者、治疗患者

【解析】流行病学的任务大体上可以分为三个阶段，第一阶段的任务是“揭示现象”，即揭示流行（主要是传染病）或分布（其他疾病、伤害与健康）的现象。第二阶段为“找出原因、影响或决定因素”，即从分析现象入手找出流行与分布的规律、原因或影响因素。第三阶段为“提供措施”，即合理利用前两阶段的结果，找出预防或干预的策略与措施。

5. 流行病学研究方法的核心特征为（ ）。
A. 群体的特征
B. 对比的特征
C. 概率论和数理统计学的特征
D. 社会心理的特征
E. 预防为主的特征

【解析】在流行病学的研究中，自始至终贯穿着对比的思想。对比是流行病学研究方法的核心。只有通过对比调查、对比分析，才能从中发现疾病、伤害及健康发生的原因或线索。

6. 疾病的“三间”分布是指（ ）。
A. 年龄、性别、季节分布
B. 年龄、季节、职业分布
C. 年龄、季节、地区分布
D. 地区、季节、职业分布
E. 时间、地区、人群分布

【解析】“三间”分布，是指时间分布、地区分布、人群分布。

7. 调查某地 65 岁以上老年人白内障的患病率，适合选择的研究为（ ）。
A. 现况调查 B. 病例对照研究
C. 队列研究 D. 实验流行病学
E. 理论流行病学

【解析】现况调查是流行病学中一种基础性研究方法，主要调查和研究在特定时间、特定地区、特定人群的营养、健康、疾病及相关因素等情况的数据，从而描述和分析该疾病或健康状况的分布及其与相关因素的关系。

8. 病例对照研究属于（ ）。
A. 类实验研究 B. 观察性研究
C. 实验性研究 D. 社区实验
E. 理论性研究

【解析】病例对照研究是将患有某一类疾病的病患组与未患该类疾病的对照组以前的膳食营养相关数据进行比较，分析两组人群过去暴露于某种或某些可疑膳食营养危险因素的比例或水平，通过比较两组之间暴露比例或水平的差异，判断作为暴露因素的膳食营养状况是否与研究的目标疾病之间有关联及其关联程度大小的一种分析性研究方法。

9. 从“因”到“果”的研究是（ ）。
A. 现况调查 B. 生态学研究
C. 病例对照研究 D. 队列研究
E. 社区实验

【解析】队列研究论证因果关系的能力更强。

10. 队列研究与病例对照研究相同的是（ ）。
A. 均属于分析性流行病学方法，常用于检验病因假设
B. 研究对象按发病是否分为病例组与对照组
C. 在时序上是由前向后的，在疾病发生前开始进行属于前瞻性研究
D. 经两组暴露率与暴露水平的比较，分析暴露与疾病的联系

E. 被研究因素的暴露状况是通过回顾获得的

【解析】队列研究与病例对照研究相同的是均属于分析性流行病学方法，常用于检验病因假设。

☆11. 对于病因不明的疾病，描述性研究的主要任务是（　　）。

A. 确定病因　B. 寻找病因线索
C. 早期发现患者　D. 因果推断
E. 验证病因

【解析】现况调查又称横断面研究，是流行病学中一种基础性研究方法，主要调查和研究在特定时间、特定地区、特定人群的营养、健康、疾病及相关因素等情况的数据，从而描述和分析该疾病或健康状况的分布及其与相关因素的关系。

12. 分析两组人群过去暴露于某种或某些可疑膳食营养危险因素的比例或水平，通过比较两组之间暴露比例或水平的差异，判断作为暴露因素的膳食营养状况是否与研究的目标疾病之间有关联及其关联程度大小的一种分析性研究方法是（　　）。

A. 队列研究　B. 生态学研究
C. 实验性研究　D. 理论性研究
E. 病例对照研究

【解析】病例对照研究是将患有某一类疾病的病患组与未患该类疾病的对照组以前的膳食营养相关数据进行比较，分析两组人群过去暴露于某种或某些可疑膳食营养危险因素的比例或水平，通过比较两组之间暴露比例或水平的差异，判断作为暴露因素的膳食营养状况是否与研究的目标疾病之间有关联及其关联程度大小的一种分析性研究方法。

13. 关于现况调查方法描述正确的是（　　）。

A. 主要采用普查和抽样调查
B. 主要采用非随机抽样如偶遇抽样进行调查
C. 对人群进行干预，观察干预效果
D. 比较发病和未发病人群，追溯其暴露情况
E. 追踪两组处于不同暴露水平的人，观察其发病情况

【解析】有关营养流行病学的描述研究包括营养状况的现况调查，调查营养相关疾病的分布，寻找营养相关疾病的危险因素或保护因素，建立正常生理状况下相关营养素的参考值，评价疾病防治措施的效果等。依据调查的目的和所具备的条件选用普查还是抽样调查，同时确定样本量大小和膳食暴露的测定方法。

14. 证据等级最高的是（　　）。

A. 系统综述（或 Meta 分析）
B. 随机对照试验（RCT）研究
C. 队列研究
D. 横断面研究
E. 专家意见

【解析】研究（试验）设计水平分值由高到低评价标准依次为：系统综述（或 Meta 分析）—随机对照试验（RCT）研究—队列研究—有对照横断面研究—无对照横断面研究—个人经验（或专家意见、个例报告等）。

15. 流行病学的任务**不包括**（　　）。

A. 健康危险因素干预
B. 健康指导
C. 健康治疗
D. 健康信息收集
E. 健康风险评估

【解析】流行病学是研究人群中疾病与健康状况的分布及其影响因素，并研究预防控制疾病及促进健康的策略和措施的科学。流行病学的定义可诠释为：①从人群的角度研究疾病和健康状况，研究内容不限于传染病，

而是全面的疾病和健康状态，包括疾病、伤害和健康三个方面。②从描述分布现象出发，进而分析原因，最终找出预防控制疾病、促进人群健康的策略与措施。③主要采用观察法、实验法和数理法，其中尤以观察法最为重要。④原理、方法和应用是流行病学科的三大要素，流行病学主要是一门应用科学。

16. 流行病学的研究对象是（　　）。
A. 人群
B. 植物
C. 重点为亚临床病人
D. 只是癌症患者
E. 动物

【解析】流行病学是研究人群中疾病与健康状况的分布及其影响因素，并研究预防控制疾病及促进健康的策略和措施的科学。

17. 体现了流行病学“预防为主的特征”的是（　　）。
A. 用绝对数评估人群的患病情况
B. 器官和分子水平上进行研究
C. 一级预防
D. 应用对比分析发现疾病的原因
E. 从个人角度考虑患病与治疗问题

【解析】作为公共卫生和预防医学的一门基础学科，流行病学坚持预防为主的方针，并以此作为这门学科的主要研究内容之一。与临床医学显著不同的是，它面向的是整个人群，着眼于疾病的预防，特别是一级预防，致力于保护和促进人群健康。

18. 流行病学任务的第一阶段是（　　）。
A. 确定研究的具体步骤
B. 找出合理的研究人群和研究方法
C. 提供行之有效的预防和干预策略和措施
D. 揭示疾病的流行或者分布的现象
E. 找出疾病的病因和影响因素

【解析】流行病学的任务大体上可以分为三个阶段，第一阶段的任务是“揭示现象”，即揭示流行（主要是传染病）或分布（其他疾病、伤害与健康）的现象。第二阶段为“找出原因、影响或决定因素”，即从分析现象入手找出流行与分布的规律、原因或影响因素。第三阶段为“提供措施”，即合理利用前两阶段的结果，找出预防或干预的策略与措施。

19. 流行病学研究的落脚点为疾病的（　　）。
A. 护理　　B. 康复
C. 预防和控制　　D. 治疗
E. 诊断

【解析】流行病学从描述分布现象出发，进而分析原因，最终找出预防控制疾病、促进人群健康的策略与措施。

20. 流行病学研究方法中的横断面研究属于（　　）。
A. 观察性研究　　B. 生态学研究
C. 实验性研究　　D. 理论性研究
E. 队列研究

【解析】营养流行病学的研究方法可分为3类：描述性研究、分析性研究和实验性研究。描述性研究和分析性研究也称观察性研究，阐述人群营养以及营养与健康、疾病的关系，主要包括横断面调查、生态学研究、病例对照研究和队列研究；实验性研究则是通过人体试验验证特定的假设，以确定影响健康或对某种疾病发生有影响的膳食因素。

21. 流行病学研究中所指的群体是（　　）。
A. 只限于一个家庭
B. 只限于全人类
C. 一定范围内的人群
D. 只限于非病人
E. 只限于病人

【解析】流行病学的研究对象是人群，是

研究所关注的具有某种特征的人群。

22. 下列关于流行病学的描述，**不正确**的是（　　）。

A. 流行病学的研究对象是人群

B. 流行病学可阐明流行规律

C. 流行病学主要的研究方法是调查研究

D. 流行病学的研究内容是群体事件

E. 流行病学与传染病学相同

【解析】流行病学研究内容不限于传染病，而是全面的疾病和健康状态，包括疾病、伤害和健康 3 个方面。

23. 病例对照研究的研究对象分为（　　）。

A. 病例组与对照组

B. 试验组与非试验组

C. 干预组与对照组

D. 暴露组与非暴露组

E. A 组与 B 组

【解析】病例对照研究是将患有某一类疾病的病患组与未患该类疾病的对照组进行比较。

☆24. （　　）指按随机分配的原则将研究对象分为实验组与对照组，将某种干预措施给予实验组，对照组常给予安慰剂，然后随访观察，并比较两组的结果，以判断干预措施的效果。

A. 队列研究　　B. 生态学研究

C. 实验性研究　　D. 理论性研究

E. 病例对照研究

【解析】流行病学实验研究是指按随机分配的原则将研究对象分为实验组与对照组，将某种干预措施给予实验组，对照组常给予安慰剂，然后随访观察，并比较两组的结果，以判断干预措施的效果，也称干预实验。设计严格的干预实验，也称作随机对照试验。

25. 病死率可用于（　　）。

A. 衡量疾病对人生命威胁的程度

B. 慢性病

C. 某一年龄以前死于癌症的累计概率大小

D. 衡量人群死亡危险性大小

E. 反映暴露与疾病的关联程度

【解析】病死率表示一定时间内（通常为 1 年），患某病的人群中因该病而死亡的比例，说明疾病的严重性，也可以反映医疗诊治水平。

26. 以人年为单位计算的率为（　　）。

A. 治愈率　　B. 患病率

C. 发病密度　　D. 累积发病率

E. 病死率

【解析】发病密度＝某人群在观察期间某病新发病例数 / 同期观察的暴露人口的人年数×K。

27. 对急性重型肝炎抢救效果进行评价时，合适的指标为（　　）。

A. 死亡率　　B. 病死率

C. 罹患率　　D. 累积发病率

E. 生存率

【解析】病死率表示一定时间内（通常为 1 年），患某病的人群中因该病而死亡的比例，说明疾病的严重性，也可以反映医疗诊治水平。

28. 对某城市进行糖尿病为期 1 年的调查，其间新发生病例统计的流行病学指标是（　　）。

A. 治愈率　　B. 患病率

C. 发病密度　　D. 累积发病率

E. 病死率

【解析】累积发病率也称为发病比例。指观察人口比较稳定时，整个观察期内新发患者例数除以开始观察时的暴露人口数，表示无病的人群经过一定时间暴露于某种因素后发病的平均概率。

29. 发病率是指（　　）。

A. 甲指标 / 乙指标

B.（一定时期某人群中某病新病例数 / 同期暴露人口数）×K

C. 一定时期某人群中某病新病例数 / 同期暴露人口数

D.（特定时期某人群中某病新旧病例数 / 同期观察人口数）×K

E. 特定时期某人群中某病新旧病例数 / 同期观察人口数

【解析】发病率=（一定时期某人群中某病新病例数 / 同期暴露人口数）×K。

30. 关于患病率的描述**不正确**的是（　　）。

A. 可反映某地区人群对某疾病的疾病负担程度

B. 能为一些慢性病的流行状况提供有价值的信息

C. 可用来合理计划卫生设施

D. 对于病程短的疾病价值较大

E. 用来监测慢性病的控制效果

【解析】患病率对于病程短的疾病价值不大，而对于病程长的一些慢性病的流行状况能提供有价值的信息，可反映某地区人群疾病的分布以及某疾病的负担程度。可依据患病率来合理地计划卫生设施、人力、物力及卫生资源的需要，研究疾病流行因素，监测慢性病的控制效果。

31. 患病率的计算方法是（　　）

A.（特定时间点某人群中某病的旧病例数 / 同期观察人口）×K

B.（特定时间点某人群中某病的新旧病例数 / 观察人口）×K

C. 特定时间点某人群中某病的新旧病例数 / 同期观察人口

D.（特定时间点某人群中某病的新旧病例数 / 同期观察人口）×K

E. 特定时间点某人群中某病的新旧病例数 / 观察人口

【解析】患病率=（特定时间点某人群中某病新旧病例数 / 同期观察人口数）×K。

32. 患病率的特点，**不正确**的是（　　）。

A. 亦称现患率

B. 由横断面调查获得的疾病频率

C. 亦称流行率

D. 分子为特定时期的新旧病例数

E. 分子为一段时期的新发病例数

【解析】患病率的分子为特定时间点所调查人群中某病新旧病例数，而不管这些病例的发病时间。

33. 患病率的用途**不包括**（　　）。

A. 监测慢性病的控制效果

B. 合理规划卫生设施

C. 研究疾病流行因素

D. 描述疾病的分布和探讨病因

E. 合理安排人力物力及卫生资源

【解析】同第 30 题。

34. 患病率和发病率的区别说法**不正确**的（　　）。

A. 患病率是由队列研究获得

B. 患病率是一个静态指标

C. 发病率是一个动态指标

D. 患病率是新旧病例

E. 发病率是新病例

【解析】患病率与发病率的区别：①患病率的分子为特定时间点所调查人群中某病新旧病例数，而不管这些病例的发病时间；发病率的分子为一定时期暴露人群中新发生的病例数。②患病率是横断面调查获得的疾病频率，衡量疾病的存在或流行情况，是一种静态指标，其本质上是一种比例，不是一种真正的率。而发病率是由发病报告或队列研究获得的单位时间内的疾病频率和强度，为动态指标，是一种真正的率。

☆35. 罹患率计算公式为（　　）。

A.（观察期内的新旧病例数 / 同期暴露人口数）×K

B.（观察期内的病例数 / 同期平均人口数）×K

C.（观察期内的新病例数 / 同期暴露人口数）×K

D.（一年内的新病例数 / 同年暴露人口数）×K

E.（观察期内的新病例数 / 同期平均人口数）×K

【解析】罹患率表示某人群某病新病例发生频率，通常多指在某一局限范围，短时间内的发病频率。计算方法=（观察期内某人群中某病新发病例数 / 同期暴露人口数）×K。

36. 一定时期内某特定人群中某种疾病新病例出现的频率，指的是（　　）。

A. 生存率　　B. 患病率

C. 罹患率　　D. 发病率

E. 病死率

【解析】发病率是指一定时期内特定人群中某病新病例出现的频率。

37. 关于生存率的描述，**不正确**的是（　　）。

A. 生存率=发病率－死亡率

B. 又称存活率

C. 比例基数常为 100%

D. 应确定随访的截止日期

E. 应确定随访的开始日期

【解析】生存率是指接受某种治疗的患者或某病患者，经若干年随访（通常为 1 年、3 年、5 年）后，尚存活的患者所占的比例。计算公式：n 年生存率=随访满 n 年尚存活的患者数 / 随访满 n 年的患者数×100%。

38. 死亡率是指（　　）。

A. 一定时间内患病人群中因该病而死亡的比例

B. 在特定时间点一定人群中某病新病例和旧病例的人数所占的比例

C. 一定时期内特定人群中某病新病例出现的频率

D. 死亡人数占人群中人数的比值

E. 某人群在单位时间内死于所有原因的人数在该人群中所占的比例

【解析】死亡率用于衡量某一时期，一个地区人群死亡的危险性，其分子为死亡人数，分母为同期可能发生死亡事件的总人口数（通常为年中人口数），常以年为单位表示。计算公式如下：死亡率=一定时期内某人群因某病总死亡人数 / 同期平均人口数×K。

39. 有研究者对吸烟与心血管疾病的关系做如下研究，吸烟者发生心血管疾病的发病率是 300/10 万人年，不吸烟者的发病率是 100/10 万人年，总人群的心血管发病率是 150/10 万人年，吸烟与疾病的相对危险度是（　　）。

A. 2　　B. 3

C. 6　　D. 0.33

E. 0.67

【解析】危险度比 RR=暴露人群的发病密度 / 非暴露人群的发病密度。300/10 万人年÷100/10 万人年=3。

40. OR<1 时，表示（　　）。

A. 暴露使疾病的危险度减少，暴露因素对疾病有保护作用

B. 暴露与疾病无关联

C. 暴露使疾病的危险度增加

D. 是疾病的危险因素

E. 暴露人群的发病风险大于对照人群

【解析】OR 表示某事物发生的可能性与不发生的可能性的比值。OR 数值范围是从 0 到无限大的正数，不同数值范围表明不同程度的危险性。当 OR=1 时，表示暴露与疾病无关联；当 OR>1 时，说明暴露使疾病的

危险度增加，是疾病的危险因素；当OR<1时，说明暴露使疾病的危险度减少，暴露因素对疾病有保护作用。

(二) 参考答案

1. B 2. A 3. E 4. B 5. B 6. E 7. A 8. B 9. D 10. A 11. B 12. E 13. A 14. A 15. C 16. A 17. C 18. D 19. C 20. A 21. C 22. E 23. A 24. C 25. A 26. C 27. B 28. D 29. B 30. D 31. D 32. E 33. D 34. A 35. C 36. D 37. A 38. E 39. B 40. A

第十七章　卫生统计学

卫生统计学基本概念、计量资料、计数资料

（一）单选题（每题的备选项中，只有一个选项最符合题意。）

1. 在以下关于统计意义描述中，**错误**的是（　　）。

A. 治疗疾病　　B. 收集数据

C. 总结经验　　D. 进行预测

E. 科学决策

【解析】随着人类社会和卫生健康事业的发展，统计学已经越来越成为人们收集数据、总结经验、进行预测和科学决策的必要工具和重要手段。卫生统计学用于医学和卫生学领域，例如居民营养健康状况的调查统计和卫生健康服务的科学决策等方面。治疗疾病是临床医学的范围。

2. **不属于**等级资料的是（　　）。

A. 中专、大专、本科

B. 贫穷、一般、富裕

C. A 血型、B 血型、O 血型、AB 血型

D. 治愈、好转、无效

E. 低血压、正常血压、临界高血压、高血压

【解析】人类的 A、B、O 血型，以人为观察单位，结果分为 A 型、B 型、AB 型与 O 型，表现为互不相容的多个类别，没有层次的差异，不属于等级资料，是计数资料。

3. 常见的计数资料**不包括**（　　）。

A. HIV 感染情况

B. 身高（cm）

C. 某人群的缺铁性贫血的人数

D. 某人群患骨质疏松的人数

E. 某人群患高血压人数

【解析】计数资料是将观察单位按某种属性或类别分组计数，分组汇总各组观察单位数后得到的资料。而身高属于计量资料。

4. 统计资料的类别**不包括**（　　）。

A. 计量资料　　B. 数值变量资料

C. 分类变量资料　　D. 等级资料

E. 等比资料

【解析】统计资料的类别包括：计量资料（又称为定量资料、数值变量资料）；计数资料（又称为定性资料、无序分类变量资料、名义变量资料）；等级资料（又称为半定量资料、有序分类变量资料）。

5. 下列属于等级资料的是（　　）。

A. 身高

B. 性别

C. A 血型、B 血型、O 血型、AB 血型

D. 贫穷、一般、富裕

E. 体重

【解析】等级资料是将观察单位按照某种属性的不同程度分成等级，再按等级类别分组计数后得到的资料。各类之间有程度的差别，给人以“半定量”的概念，亦称半定量资料。贫穷、一般、富裕属于等级资料。

6. 下列为定性资料的是（　　）。

A. 血红蛋白　　B. 身高

C. 体重　　D. 血型

E. 血压

【解析】计数资料又称为定性资料，是将

观察单位按某种属性或类别分组计数，分组汇总各组观察单位数后得到的资料。其观察值是定性的，表现为互不相容的类别或属性。如人类的A、B、O血型，以人为观察单位，结果分为A型、B型、AB型与O型，表现为互不相容的多个类别。

7. 性别、血型等资料属于（　　）。
A. 等级资料　　B. 计数资料
C. 统计资料　　D. 实验资料
E. 计量资料
【解析】同第6题。

8. 统计工作推断的内容是（　　）。
A. 用样本指标估计相应总体指标
B. 描述离散趋势
C. 估计参考值范围
D. 描述集中趋势
E. 参数估计和假设检验
【解析】统计推断是在一定的可信程度或概率的保证下，根据样本信息去推断总体特征。它包括参数估计和假设检验两部分。

9. 5人的血清滴度分别为1∶20、1∶40、1∶80、1∶160、1∶320，描述平均滴度较好的为（　　）。
A. 平均数　　B. 算术均数
C. 几何均数　　D. 中位数极
E. 极差
【解析】几何均数适用于原始资料呈偏态分布，但经过对数变换后呈正态分布或近似正态分布的资料，如血清抗体滴度等。

10. 不属于构成比的是（　　）。
A. 糖尿病患病率11%
B. 男生占总人数60%
C. 女生占总人数80%
D. 男女出生性别比为105∶100
E. 高血压患病率25%
【解析】男女出生性别比是相对比。

11. 比的计算公式是（　　）。
A. 某一组成部分的数值÷同一事物各组成部分的数值总和
B. 某一组成部分的数值÷同一事物各组成部分的数值总和×100%
C. 某现象实际发生的例数÷可能发生该现象的总人数×K（K=100%，1000‰…）
D. 甲指标÷乙指标
E. 特定时期某人群中某病新旧病例数÷同期观察人口数×K（K=100%，1000‰）
【解析】相对比又简称比，是指两个有关指标之比，以说明两指标间的比例关系。相对比＝甲指标/乙指标（×100%）。

12. 在全国人口普查中，若人口性别比为1.052∶1，此指标为（　　）。
A. 人口率　　B. 比率
C. 比例　　D. 相对比
E. 比例数
【解析】同第11题。

（二）参考答案

1. A　2. C　3. B　4. E　5. D　6. D
7. B　8. E　9. C　10. D　11. D　12. D

第二部分

模拟试卷

全面模拟考试真题，题目难度和考点分布均参照实际考试情况设定，旨在帮助考生在临考备战时进行综合性强化巩固。

书中仅提供模拟试卷参考答案，可扫本书封底二维码听取视频讲解。

模拟试卷一

1. 一般要求优质蛋白质应占膳食蛋白质总量的（　　）。

A. 20%~30%　　B. 50%~65%

C. 10%~20%　　D. 50%

E. 30%~50%

2. 构成视觉细胞内感光物质的成分为（　　）。

A. 叶黄素　　B. 维生素 E

C. 维生素 A　　D. 维生素 B_2

E. 维生素 C

3. 在体内经还原后，起着一碳单位传递体作用的为（　　）。

A. 烟酸　　B. 硫胺素

C. 核黄素　　D. 维生素 D

E. 叶酸

4. 《中国居民膳食指南（2022）》中建议辅食从富含铁的泥糊状食物开始，添加辅食时间为（　　）。

A. 生后 6 个月　　B. 生后 12 个月

C. 生后即添加　　D. 生后 2 周

E. 生后 3 个月

5. 下列不属于膳食宝塔第三层的是（　　）。

A. 蛋类　　B. 贝类

C. 畜禽肉　　D. 鱼虾类

E. 奶类

6. 残留在猪肉中，干扰人体内源性激素的正常代谢和功能，造成慢性毒性的兽药是（　　）。

A. 盐酸克伦特罗　　B. 驱虫类

C. 雌激素类　　D. 抗生素类

E. 磺胺类药

7. 最为常见的一类食物中毒是（　　）。

A. 有毒植物中毒　　B. 有毒动物中毒

C. 化学性食物中毒　　D. 细菌性食物中毒

E. 真菌性食物中毒

8. 苦杏仁食物中毒中的有毒物质为（　　）。

A. 类秋水仙碱　　B. 植物血凝素

C. 莨菪碱　　D. 氰苷

E. 龙葵素

9. 营养指导员小春在树人小学调查，如果三餐供能比各占 1/3，早餐、午餐、晚餐分别有 30 名、40 名和 50 名儿童就餐，其总人日数为（　　）。

A. 50 人日　　B. 60 人日

C. 20 人日　　D. 40 人日

E. 30 人日

10. 膳食调查结果显示，小春一天摄入的蛋白质为 60 g，脂肪为 80 g，碳水化合物为 260 g，则一天中蛋白质、脂肪、碳水化合物的供能比为（　　）。

A. 11.0%、37.0%、52.0%

B. 11.0%、35.0%、54.0%

C. 12.0%、36.0%、52.0%

D. 8.0%、11.0%、81.0%

E. 28.0%、17.0%、55.0%

11. 不属于妊娠期营养不良对胎儿健康的不良反应的是（　　）。

A. 低出生体重儿　　B. 早产

C. 生长发育迟缓　　D. 先天性畸形

E. 干眼症

12. 王大爷，72 岁，体检时检查出血脂异常，总胆固醇升高，建议王大爷要减少摄入的食物是（　　）。

A. 鸡蛋　　B. 蔬菜

C. 动物内脏　　D. 牛奶

E. 全谷物

13. 2008 年发生的三鹿奶粉事件，调查结果是其奶粉中被发现添加化工原料（　　）。

A. 乙醇　　B. 吡啶
C. 三聚氰胺　　D. 甲醇
E. 甲醛

14. 称重法的优点说法正确的为（　　）。
A. 适合大规模流行病学调查
B. 可研究既往膳食习惯和某些慢性疾病的关系
C. 能准确称量食物份额的大小，获得可靠的食物摄入量
D. 一般采用 1 周食物称重
E. 干扰被调查对象正常的饮食习惯

15. 不属于高可变性行为特征的是（　　）。
A. 社会不赞成的行为
B. 深植于文化传统或生活方式之中
C. 正处在发展时期或刚刚形成的行为
D. 与文化传统或生活方式关系不大
E. 在其他计划中已有成功改变的实证

16. 新鲜的蔬菜和水果中矿物质含量最多的是（　　）。
A. 抗坏血酸　　B. 锌
C. 钾　　D. 镁
E. 钙

17. 食物的能量系数中，每克脂肪可以释放的能量是（　　）。
A. 7 kcal　　B. 9 kcal
C. 2 kcal　　D. 4 kcal
E. 3 kcal

18. 食品营养标签的目的不包括（　　）。
A. 促进食品贸易规范
B. 保护生产企业知识产权
C. 引导消费者合理选择食品
D. 促进膳食营养平衡
E. 保护消费者知情权

19. 成年人摄入脂肪提供的能量占总能量的比例不宜超过（　　）。
A. 40%　　B. 50%
C. 20%　　D. 30%
E. 35%

20. 与血液凝固有关的矿物质是（　　）。
A. 蛋白质　　B. 镁
C. 钙　　D. 铁
E. 维生素 K

21. 膳食指南中将食物分为五大类，不包括（　　）。
A. 豆类和坚果食物　B. 植物化学物
C. 谷薯类　　D. 蔬菜水果类
E. 动物性食物

22. 大豆制成豆芽后，增加的维生素为（　　）。
A. 钴胺素　　B. 叶酸
C. 维生素 E　　D. 维生素 C
E. 维生素 D

23. 营养教育主要分为（　　）两大类。
A. 人际传播和群体传播
B. 同伴教育和营养行为干预
C. 营养信息传播和营养行为干预
D. 人际传播和大众传播
E. 自我传播和组织传播

24. 健康素养的定义为（　　）。
A. 个人采纳健康行为与生活方式的程度
B. 个人对健康信念持有的态度
C. 个人获取、理解、处理基本健康信息和服务，并利用这些信息和服务，做出有利于提高和维护自身健康决策的能力
D. 个人获取、处理和理解食物和营养的基本信息，并运用这些信息做出正确健康决策的能力
E. 个人对于健康知识达到基本了解的程度

25. 导致我国细菌性食物中毒居首位的为（　　）。
A. 大肠埃希菌　　B. 变形杆菌
C. 沙门氏菌　　D. 副溶血性弧菌
E. 葡萄球菌

26. 在细菌作用下，食品中（　　）被分解，引起食品腐烂变臭。
A. 维生素　　B. 矿物质
C. 碳水化合物　　D. 脂肪

E. 蛋白质

27. 学龄儿童选择的食物应（　　）。

A. 营养素密度低　B. 纯能量

C. 容量大　D. 质地硬

E. 营养素密度高

28. 与肺癌关系最密切的危险因素是（　　）。

A. 吸烟　B. 熬夜

C. 肥胖　D. 饮酒

E. 肥肉

29. 罹患率可以表示为（　　）。

A.（观察期内的新病例数 / 同期平均人口数）×K

B.（观察期内的新旧病例数 / 同期暴露人口数）×K

C.（观察期内的病例数 / 同期平均人口数）×K

D.（观察期内的新病例数 / 同期暴露人口数）×K

E.（一年内的新病例数 / 同年暴露人口数）×K

30. 评价维生素 D 营养状况的最佳指标是（　　）。

A. 骨骼 X 线检查

B. 血清钙磷乘积

C. 血清碱性磷酸酶活性

D. 血清 25-（OH）D_3

E. 血清 1，25-（OH）$_2D_3$

31. 小春，体检甘油三酯为 1.8 mmol/L，根据中国 ASCVD 一级预防人群血脂合适水平和异常分层标准，小春的血脂属于（　　）。

A. 合适水平　B. 理想水平

C. 边缘升高　D. 升高

E. 降低

32. 根据《中国居民膳食指南（2022）》，成年男性如饮酒，一天饮用的酒精量不超过（　　）。

A. 10 g　B. 25 g

C. 15 g　D. 20 g

E. 35 g

33. 属于裂变元素，进入消化道可被全部吸收，并聚集于甲状腺内，其半衰期短，仅 6~8 天。如摄入量过大可能损伤甲状腺组织，并可诱发甲状腺癌的是（　　）。

A. ^{137}Cs　B. ^{90}Sr

C. ^{131}I　D. ^{238}U

E. ^{60}Co

34. 每个人都是自己健康的第一责任人，应该努力保持能量平衡，也就是保持总能量摄入与（　　）平衡。

A. 总脂肪摄入量　B. 总蛋白质摄入量

C. 总膳食摄入量　D. 总能量消耗

E. 总碳水化合物摄入量

35. DRIs 指的是（　　）。

A. 膳食营养素适宜摄入量

B. 膳食营养素推荐摄入量

C. 膳食营养素可耐受最高摄入量

D. 膳食营养素参考摄入量

E. 膳食营养素平均摄入量

36. 营养调查进行随机抽样时应遵循的原则是（　　）。

A. 重要性原则　B. 科学性原则

C. 随机化原则　D. 经济性原则

E. 可行性原则

37. 营养指导员小春给小美设计食谱，小美的 EER 是 1800 kcal/d。如果按蛋白质供能比为 18%，那么设计的食谱中应该提供蛋白质约为（　　）。

A. 324 g　B. 100 g

C. 81 g　D. 36 g

E. 46 g

38. 烟酸缺乏引起的典型皮肤改变是（　　）。

A. 口角炎

B. 脂溢性皮炎

C. 对称性晒斑样损伤

D. 蟾皮症

E. 皮肤干燥

39. 为预防孕妇贫血，营养指导员小春干预 2

年后，天文街道孕妇怀孕期间每天食用 100 g 红肉的比例从 30% 提高到 60%。这一目标属于（　　）。

A. 信念目标　　B. 总目标

C. 技能目标　　D. 知识目标

E. 行为目标

40. 属于大众传播特点的是（　　）。

A. 信息容易失真、走样

B. 传播对象分布分散广泛，传播信息是公开的、公共的

C. 传播覆盖范围较小，传播速度较慢

D. 不需要任何非自然的媒介，简便易行，不受机构、媒介、时空等条件的限制

E. 在同一次的传播活动中，交流的双方可以互为传播者和受传者

41. 营养健康促进的优先工作领域不包括（　　）。

A. 开展社区营养健康促进行动

B. 创造营养健康支持性环境

C. 发放营养健康教育材料

D. 制定促进健康的公共营养政策

E. 调整营养健康服务方向

42. 12 岁以下儿童腰围测量部位是（　　）。

A. 脐下 1 cm　　B. 脐下 2 cm

C. 脐上 1 cm　　D. 脐上 2 cm

E. 双侧腋中线肋弓下缘和髂嵴连线中点位置

43. 不属于描述疾病地区分布特征的是（　　）。

A. 自然疫源性

B. 城乡分布

C. 民族和种族的分布

D. 地形地貌

E. 国家间和国家内的分布

44. 老年人配餐时，关于烹饪方法叙述不正确的是（　　）。

A. 早晚可用腌制咸菜和酱菜

B. 牙齿不好的老年人，蔬菜应切细

C. 多采用清蒸、炖煮的方法

D. 减少油炸、辛辣的食物

E. 烹饪方法应多样化，注意易于消化

45. 成人膳食中脂肪提供的能量占总能量的合适比例是（　　）。

A. 50%~65%　　B. 20%~30%

C. 15%~20%　　D. 5%~10%

E. 10%~15%

46. 功能性铁的主要存在形式不包括（　　）。

A. 细胞色素氧化酶

B. 血红蛋白

C. 过氧化物酶

D. 铁蛋白

E. 肌红蛋白

47. 根据《妊娠期妇女体重增长推荐值标准》（WS/T 801—2022）建议，孕前体重正常者，孕期总增重的正常范围是（　　）。

A. 15~20 kg　　B. 11~16 kg

C. 7~11 kg　　D. 8~14 kg

E. 5~9 kg

48. 我国食品安全法律法规体系中最重要的法律是（　　）。

A.《中华人民共和国食品安全法》

B.《食品安全事故调查处理办法》

C.《学校食堂食品安全管理办法》

D.《食品标识管理办法》

E.《农产品质量安全法》

49. 尿负荷试验判定维生素 C 缺乏时，4 小时尿液中维生素 C 的排出量是（　　）。

A. 5~13 mg　　B. <100 mg

C. <400 μg　　D. <5 mg

E. <100 μg

50. 营养咨询内容不包括（　　）。

A. 饮食营养计划

B. 开具营养处方

C. 营养缺乏病的监测

D. 询问饮食营养状况

E. 营养评价

51. 进行疾病预防、健康管理最经济有效、最具成本效益的首选策略和措施是（　　）。

A. 健康状况调查与监测
B. 运动干预
C. 健康促进
D. 健康教育
E. 食品安全管理

52. 不属于社区居民营养与健康信息收集的方式是（　　）。
A. 体格测量　　B. 调查问卷
C. 临床检测信息　　D. 访谈
E. 看图讨论

53. 《中国居民膳食指南（2022）》中，成年人每天蔬菜的建议摄入量是（　　）。
A. 200~350 g　　B. 150~300 g
C. 300~500 g　　D. 250~400 g
E. 120~200 g

54. 要让孕妇产后采取母乳喂养婴儿的行为，首先需要（　　）。
A. 提高孕妇对母乳喂养好处的认识
B. 告知如何进行母乳喂养
C. 讲解母乳喂养的注意事项
D. 示范母乳喂养的姿势
E. 告知母乳喂养到什么时候

55. 豆腐干的蛋白质含量按 16.2 g/100 g 计算，大豆的蛋白质含量按 35 g/100 g 计算，小春今天吃了 200 g 豆腐干，那么以蛋白质摄入量计算，相当于吃大豆（　　）。
A. 32.4 g　　B. 92.6 g
C. 65 g　　D. 185 g
E. 70 g

56. 《国民营养计划（2017—2030 年）》是（　　）颁布的。
A. 中国疾病预防控制中心
B. 中国营养学会
C. 教育部
D. 国务院办公厅
E. 国家卫生健康委员会

57. 某老人，女，60 岁，总感觉眼睛发干发涩，晚上从屋内到屋外需要很长时间才能看清，不能出门。据了解，该老人平时以米、面为主食，很少吃菜、肉，并且膳食中油脂较少。最可能的诊断是（　　）。
A. 烟酸缺乏　　B. 维生素 B_1 缺乏
C. 维生素 A 过量　　D. 维生素 A 缺乏
E. 维生素 B_2 缺乏

58. 《营养与健康学校建设指南》对食品安全的规定不包括（　　）。
A. 学校食堂无须设置专用的备餐间或操作区
B. 学校食堂要实施分餐制度
C. 学校食堂要建立食品安全追溯体系
D. 学校食堂要实施“明厨亮灶”
E. 建立学校相关负责人陪餐制度和家长陪餐制度

59. 不属于人体必需氨基酸的是（　　）。
A. 苏氨酸　　B. 色氨酸
C. 亮氨酸　　D. 赖氨酸
E. 甘氨酸

60. 王大爷，65 岁。近期因“三多一少”等症状就诊。查体：空腹血糖 9.3 mmol/L，餐后 2 小时正常。营养指导员小春给他的膳食指导说法错误的是（　　）。
A. 控制总能量摄入
B. 适量摄入优质蛋白质
C. 减少芹菜、菠菜等蔬菜的摄入
D. 三餐及加餐定时定量
E. 减少高脂、高胆固醇食物的摄入

61. “韦尼克脑病”患者缺乏的维生素是（　　）。
A. 维生素 B_{12}　　B. 维生素 B_2
C. 维生素 B_1　　D. 尼克酸
E. 叶酸

62. 不属于健康教育小册子优点的是（　　）。
A. 信息量大　　B. 可读性强
C. 图文并茂　　D. 便于携带
E. 无保存价值

63. 营养指导员小春对高血压患者进行膳食指导，以下建议正确的是（　　）。
A. 少吃蔬菜水果　　B. 多吃酱油

C. 多吃加工食品　D. 少吃腌制食品

E. 多吃味精

64. 营养指导员小春对痛风患者进行膳食指导，以下建议不正确的是（　　）。

A. 指导进食低嘌呤食物

B. 保持心情愉悦，避免情绪紧张

C. 每天饮水 2000~3000 mL

D. 可正常饮酒

E. 定期复查血尿酸

65. 某男士，49 岁。有高血压家族史，目前血压 124/86 mmHg。为将血压维持在合理范围内，其日常饮食中应注意限制的矿物质（　　）。

A. 镁　B. 硫

C. 钠　D. 钾

E. 钙

66. 2 岁以上人群测量体重的要点，下列说法不正确的是（　　）。

A. 使用前以 1 kg 标准砝码为参考校准体重秤

B. 记录体重时应精确到小数点后一位

C. 测量前需确保体重秤放置平稳

D. 读数时应确保视线与体重秤刻度线平行

E. 测量时应穿着日常衣物，避免厚重外套

67. 膳食中缺乏（　　）会使同型半胱氨酸向胱氨酸转化受阻，从而使血中半胱氨酸水平升高，形成高同型半胱氨酸血症。

A. 抗坏血酸　B. 核黄素

C. 硫胺素　D. 烟酸

E. 叶酸

68. 下列食用油中，富含高饱和脂肪酸的是（　　）。

A. 亚麻籽油　B. 椰子油

C. 鱼油　D. 花生油

E. 橄榄油

69. 下列不属于拉斯韦尔传播模式的要素是（　　）。

A. 传播效果　B. 传播者

C. 传播信息　D. 传播反馈

E. 受传者

70. 小赵，男，35 岁，体质指数为 27.3 kg/m^2。小赵属于（　　）。

A. 超重　B. 体重正常

C. 体重过低　D. 营养不足

E. 肥胖

71. 某女孩，1 岁半，注意力不集中、爱激动、易烦躁、食欲差、腹泻、脸色和眼结膜苍白，易患感冒等疾病。采指尖血测定血红蛋白为 100 g/L。该女孩可能缺乏（　　）。

A. 维生素 D　B. 铁

C. 蛋白质　D. 维生素 E

E. 钙

72. 营养指导员在开展网络咨询中使用“问答集锦”，下列描述不正确的是（　　）。

A. “问答集锦”可以大大节省时间

B. 根据咨询对象状况及问题做适当调整，保证针对性

C. 避免重复性工作

D. 遇到相同问题时，可根据需要稍作修改后回答

E. “问答集锦”主要针对不会回答的疑难问题设置

73. 计算餐饮食品中的能量时，需依据营养素的能量转换系数。下列说法正确的是（　　）。

A. 脂肪的能量转换系数为 4 kcal/g

B. 脂肪的能量转换系数为 9 kcal/g

C. 碳水化合物的能量转换系数为 2 kcal/g

D. 蛋白质的能量转换系数为 7 kcal/g

E. 碳水化合物的能量转换系数为 7 kcal/g

74. 根据《成人高脂血症食养指南（2023 版）》，下列关于血脂异常患者的食养原则和建议，叙述不正确的是（　　）。

A. 每日烹调油不超过 25 g

B. 选用部分食药物质调节血脂水平

C. 脂肪摄入量占总能量 25%~30% 为宜

D. 少用油炸、油煎等多油烹饪方法
E. 动物蛋白摄入多选用鱼类、瘦肉

75. 工厂在加工腌肉和香肠时，应尽量降低（　　）污染。
A. 苯甲酸　　B. 杂环胺类
C. 氯丙醇　　D. 多环芳烃
E. 亚硝酸盐

76. 树人幼儿园小朋友，4 岁半。因“三多一少”症状 1 个月就诊。OGTT 实验 2 小时血糖值为 12.8 mmol/L，尿糖阳性、尿酮阴性。首先考虑诊断为（　　）。
A. 甲状腺功能减退
B. 糖耐量异常
C. 空腹血糖过低
D. 2 型糖尿病
E. 1 型糖尿病

77. 小明，6 岁，现出现喜食泥土、纸张等异物，食欲不振、食量降低、消化能力减弱等症状，主要是因为缺乏（　　）。
A. 碘　　B. 锌
C. 钴　　D. 硒
E. 铁

78. 关于食物营养价值评价指标，下列说法正确的是（　　）。
A. 营养素的种类和营养素的含量越接近人体需要，表示该食物的营养价值越高
B. 没有一种食物能够提供人体所需要的全部营养素
C. 营养素消化吸收率和利用率越高，其营养价值越低
D. 血糖生成指数高的食物营养价值高
E. 食物中所含营养素的质比量更为重要

79. 营养指导员在给老年人配餐时，关于烹饪方法叙述错误的是（　　）。
A. 烹饪方法应多样化，注意易于消化
B. 建议以畜肉为首选肉类，鱼虾、禽肉次之
C. 减少油炸食物
D. 牙齿不好的老年人，蔬菜应切细
E. 选择质地细软，营养素密度高的食物

80. 营养指导员小春对小美采用膳食史法进行膳食调查时，误差来源不包括（　　）。
A. 改变真实膳食
B. 估计食物消费频率
C. 食物成分表
D. 估计食物量
E. 遗漏食物

模拟试卷二

1. 与血液凝固相关的是（　　）。
   A. 维生素 E　　B. 维生素 K
   C. 维生素 A　　D. 维生素 C
   E. 维生素 D
2. 关于 INQ，下列说法错误的是（　　）。
   A. INQ>1 的食物会发生该营养素不足或能量过剩
   B. INQ=1 表示某食物提供营养素的能力和提供能量能力相当
   C. 是某营养素密度与能量密度的比值
   D. 是常用的评价食物营养价值的指标，在营养素密度的基础上提出
   E. INQ<1 的食物，提供营养素的能力小于提供能量的能力
3. 大米蛋白质中的第一限制氨基酸是（　　）。
   A. 色氨酸　　B. 亮氨酸
   C. 赖氨酸　　D. 谷氨酸
   E. 苯丙氨酸
4. 维生素 A 会在体内储存，过量摄入会出现（　　）。
   A. 头痛、呕吐、嗜睡、过度兴奋
   B. 生长发育迟缓
   C. 干眼病
   D. 蟾皮症
   E. 血红蛋白合成障碍
5. 评价生长发育期儿童钙水平的常用指标是（　　）。
   A. 血清总钙浓度
   B. 血清碱性磷酸酶活性
   C. 骨矿物质含量
   D. 骨矿物质密度
   E. 血清离子钙浓度
6. 不属于营养教育内容的是（　　）。
   A. 居民膳食宝塔　　B. 心理评估
   C. 营养基础知识　　D. 健康生活方式
   E. 营养相关法律法规
7. 营养咨询要取得良好的效果，需要遵循的基本原则是（　　）。
   A. 友好性原则，经济性原则，保密性原则，平等性原则
   B. 友好性原则，针对性原则，保密性原则，平等性原则
   C. 可行性原则，针对性原则，保密性原则，平等性原则
   D. 友好性原则，科学性原则，保密性原则，平等性原则
   E. 友好性原则，针对性原则，保密性原则，可行性原则
8. 饮食行为干预基本原则不包括（　　）。
   A. 循序渐进原则　　B. 保密性原则
   C. 科学性原则　　D. 重要性原则
   E. 可行性原则
9. 在评价糖尿病患者的饮食行为干预效果时，健康饮食习惯的形成率用于（　　）。
   A. 远期效果评价　　B. 结局评价
   C. 过程评价　　D. 近期效果评价
   E. 总体评价
10. 王大爷，患糖尿病 5 年，目前血糖控制不佳，营养指导员小春对王大爷制定营养食谱，不正确的是（　　）。
    A. 考虑到当地的饮食状况和患者的经济负担能力，因地制宜，充分利用当地的食物
    B. 食养有道，合理选择应用食药物质
    C. 注意主食与副食、杂粮与精粮、荤与素的平衡搭配
    D. 三大产能营养素之间的比例为蛋白质

占20%~30%，脂肪占10%~15%，碳水化合物占55%~65%

E. 饱和脂肪酸：单不饱和脂肪酸：多不饱和脂肪酸为1∶1∶1

11. 营养指导员小春邀请天文街道社区6~10名高血压患者一起讨论如何减盐属于（　　）。

A. 技能示范　　B. 看图讨论
C. 营养咨询　　D. 营养健康讲座
E. 小组讨论

12. 推动政府制定辖区生命早期1000天营养健康行动发展规划，属于（　　）。

A. 健康促进　　B. 跨部门合作
C. 健康教育　　D. 健康传播
E. 社会动员

13. 下列食物中最易引起沙门氏菌感染的是（　　）。

A. 蔬菜　　B. 水果
C. 家畜、家禽　　D. 霉变的食物
E. 海鱼

14. 妊娠期间，母体在消化系统发生的变化延长了食物在肠道停留的时间，对营养素的吸收有所增加，但不包括（　　）。

A. 钠　　B. 维生素 B_{12}
C. 钙　　D. 铁
E. 叶酸

15. 不属于预包装食品营养标签的强制标示内容的是（　　）。

A. 使用氢化油脂时，不用标示出反式脂肪酸的含量
B. 能量、核心营养素占营养素参考值的百分比
C. 能量、核心营养素的含量值
D. 营养声称的其他营养成分含量
E. 营养强化后食品中该营养成分的含量值

16. 小春全天共摄入蛋白质65 g，脂肪50 g，碳水化合物260 g，请计算下小春全天总能量摄入量为（　　）。

A. 1900 kcal　　B. 2000 kcal
C. 1600 kcal　　D. 1750 kcal
E. 1850 kcal

17. 下列有关常见传播媒介的特点描述中，错误的是（　　）。

A. 视频材料直观形象生动，对受众文化程度要求较低
B. 新媒体信息易于被多次、多级再传播，可以在短时间内迅速扩散，影响力大
C. 电视的优点是传播速度快，覆盖面广，信息量大，易于普及
D. 报纸制作成本高，但不受时空条件的限制
E. 画片、画册、折页的缺点是受版面限制，信息量较少

18. 《中国居民膳食指南（2022）》中，建议成年人乳制品的摄入量不少于（　　）。

A. 150 g/d　　B. 350 g/d
C. 200 g/d　　D. 280 g/d
E. 300 g/d

19. 强化食品的目的不包括（　　）。

A. 适应不同生理及职业人群的需要
B. 延长食品的保存时间，防止食物腐败变质
C. 弥补食物在加工、储存时造成的营养素损失
D. 改善一定地域范围内人群的营养素摄入水平
E. 弥补天然食品营养缺陷

20. 王大妈，60岁，患糖尿病2年，建议王大妈每天食用蔬菜不少于（　　）。

A. 400 g　　B. 500 g
C. 200 g　　D. 250 g
E. 300 g

21. 能量的RNI等于人群能量的（　　）。

A. 平均需要量+标准差
B. 平均需要量+2个标准差
C. 平均需要量
D. 平均需要量+10%

E. 平均需要量+20%

22. 下列指标中，诊断隐性缺铁性贫血最好、最可靠的是（　　）。

A. 血红蛋白

B. 铁储量

C. 血清铁蛋白

D. 血清运铁蛋白受体

E. 红细胞游离原卟啉

23. 属于强化因素的是（　　）。

A. 完成行为改变后所得到的奖励

B. 掌握促使行为改变的技能

C. 为行为改变提供理由

D. 产生行为改变的动机

E. 促成行为动机或愿望得以实现的条件

24. 某市第三中学健康中学生，全天能量推荐摄入量为2500 kcal,按照合理营养要求，晚餐应该摄取的能量为（　　）。

A. 750 kcal　　B. 1200 kcal

C. 1000 kcal　　D. 830 kcal

E. 630 kcal

25. “1 个人日”为一个人一日（　　）。

A. 加餐　　B. 三餐

C. 早餐　　D. 中餐

E. 晚餐

26. 某公司食堂，午餐菜品有西红柿炒鸡蛋、肉炒扁豆、蚝油生菜、卤鸡腿，主食是米饭，饮品有牛奶、水。餐后 1.5 小时左右，员工出现恶心、呕吐、腹泻等，少数伴有头晕、头痛、出冷汗、全身无力等症状。导致食物中毒的原因可能是（　　）。

A. 未炒熟的扁豆　　B. 腐败的肉

C. 亚硝酸盐　　D. 未熟的米饭

E. 过期的牛奶

27. 电话膳食调查法进行膳食调查的优点不包括（　　）。

A. 灵活便捷　　B. 用时短

C. 费用低　　D. 效率高

E. 可靠性高

28. 按照《营养健康食堂建设指南》要求，建设营养健康食堂，应满足一系列要求，但不包括（　　）。

A. 室内全面禁烟，设置禁止吸烟标识

B. 设立“营养健康角”

C. 连续 2 年未发生食品安全事故，连续 3 年未受过食品安全相关行政处罚

D. 按照国家有关规定，实施垃圾分类

E. 配备有资质的专（兼）职营养指导人员

29. 下列食物中蛋白质营养价值最优的是（　　）。

A. 鱼肉　　B. 牛肉

C. 大豆　　D. 鸡蛋

E. 猪肉

30. 有早孕反应的孕妇，需要注意（　　）。

A. 适量碳水化合物摄入

B. 增加油脂摄入

C. 增加蛋白质摄入量

D. 增加总膳食摄入量

E. 减少碳水化合物摄入量

31. 整粒大豆蛋白质的消化率只有 60%，加工成豆腐后可提高至 90% 以上，其原因主要是加工过程降低了大豆中的（　　）。

A. 低聚糖　　B. 皂苷

C. 大豆磷脂　　D. 胰蛋白酶抑制剂

E. 寡糖

32. （　　）污染的食品，可引起急性或慢性食源性疾病。

A. 优势菌

B. 致病菌和条件致病菌

C. 腐败菌

D. 益生菌

E. 非致病菌

33. 亚硝基类化合物污染最严重的食品是（　　）。

A. 腌制肉制品　　B. 蔬菜

C. 奶类　　D. 酒类

E. 粮谷类食品

34.《中国居民膳食指南（2022）》建议控制添加糖的摄入量，每天不超过 50 g，最

好控制在（　　）以下。

A. 25 g　　B. 30 g
C. 20 g　　D. 10 g
E. 15 g

35. 食物多样化建议平均每天不重复的食物种类至少达到（　　）。

A. 8 种以上　　B. 25 种以上
C. 12 种以上　　D. 15 种以上
E. 10 种以上

36. EPA、DHA 的最好食物来源是（　　）。

A. 橄榄油　　B. 紫苏油
C. 深海鱼油　　D. 麦胚油
E. 菜籽油

37. 在温和气候条件下，轻身体活动水平成年男性、女性每天喝水分别为（　　）。

A. 1500 mL，1200 mL
B. 1700 mL，1500 mL
C. 1700 mL，1200 mL
D. 2000 mL，1500 mL
E. 2000 mL，1700 mL

38. 学龄儿童的营养指导不正确的是（　　）。

A. 重视户外活动，接触阳光
B. 膳食的多样化合理平衡，并保证足够的能量
C. 培养良好的饮食习惯
D. 安排好一日三餐
E. 低蛋白质饮食

39. 对某城市进行冠心病为期一年的调查，其间新发生病例统计的流行病学指标是（　　）。

A. 病死率　　B. 治愈率
C. 患病率　　D. 发病密度
E. 累积发病率

40. 高尿酸血症的诊断标准是正常膳食状态下，非同日两次空腹血尿酸水平超过（　　）。

A. 480 μmol/L　　B. 360 μmol/L
C. 420 μmol/L　　D. 540 μmol/L
E. 260 μmol/L

41. 妨碍钙在骨质上沉积，同时也妨碍骨胶原正常固化成熟，导致骨质疏松和多发性骨折的重金属是（　　）。

A. 铅　　B. 汞
C. 砷　　D. 铬
E. 镉

42. 基本医疗卫生服务包据（　　）。

A. 基本公共卫生服务和孕产期保健服务
B. 基本公共卫生服务和基本医疗服务
C. 职业健康保护和妇幼健康服务体系
D. 基本公共卫生服务和职业健康保护
E. 基本医疗服务和妇幼健康服务体系

43. 学校营养配餐要保证营养平衡，不包括（　　）。

A. 主食粗细搭配
B. 数量充足
C. 食物搭配合理
D. 每餐食物应包括四大类食物
E. 营养素间平衡

44. 体现了流行病学“预防为主的特征”的是（　　）。

A. 从个人角度考虑患病与治疗问题
B. 用绝对数评估人群的患病情况
C. 器官和分子水平上进行研究
D. 一级预防
E. 应用对比分析发现疾病的原因

45. 曾大爷，66 岁，身体健康，希望在饮食上进一步合理化，给予膳食指导的内容不包括（　　）。

A. 饮食清淡　　B. 少盐多糖
C. 每天饮用牛奶　　D. 饮食多样性
E. 少食多餐

46. 成人膳食中碳水化合物提供的能量占总能量的合理比例是（　　）。

A. 15%~20%　　B. 50%~65%
C. 10%~15%　　D. 20%~30%
E. 45%~60%

47. 小春体检时，血清钾测定值为 2.8 mmol/L，由此可判断小春体钾水平为（　　）。

A. 轻度缺钾　　B. 中度缺钾

C. 正常　　D. 重度缺钾
E. 无法判断

48. 对素食人群推荐大豆及其制品，并推荐选用发酵豆制品，是因为可以补充（　　）。
A. 维生素 C　　B. B 族维生素
C. 钙　　D. 益生菌
E. 维生素 E

49. 关于维生素 A 的生理功能描述不正确的是（　　）。
A. 参与细胞 RNA、DNA 的合成
B. 缺乏可导致精子数量减少、活力下降
C. 维持上皮细胞的形态完整
D. 预防动脉粥样硬化
E. 促进细胞凋亡

50. 膳食调查常用方法不包括（　　）。
A. 化学分析法　　B. 称重法
C. 食物交换份法　　D. 记账法
E. 询问法

51. 小春，身高 171 cm，体重 78 kg，根据小春的 BMI 判断小春属于（　　）。
A. 无法判断　　B. 体重正常
C. 消瘦　　D. 肥胖
E. 超重

52.《中国食物与营养发展纲要（2014—2020 年）》中指出居民营养不足与过剩并存，营养与健康知识缺乏，必须引起高度重视，不属于其重点关注人群的是（　　）。
A. 儿童青少年　　B. 青壮年
C. 老年人　　D. 婴幼儿
E. 孕产妇

53. 下列蔬菜中，维生素 C 含量最高的是（　　）。
A. 红辣椒　　B. 芥蓝
C. 西兰花　　D. 豌豆苗
E. 蒜苗

54. 可以促进膳食铁元素吸收的是（　　）。
A. 维生素 B_1　　B. 植酸
C. 维生素 D　　D. 维生素 C
E. 维生素 A

55. 不属于促进健康行为的是（　　）。
A. 酗酒　　B. 定期体检
C. 免疫接种　　D. 充足睡眠
E. 科学运动

56.《成人肥胖食养指南（2024 年版）》中，建议合理的减重速度为（　　）。
A. 每天减 1 kg
B. 每季度减 1 kg
C. 每月减 0.5~1.0 kg
D. 每周减 3 kg
E. 每周减 0.5~1.0 kg

57. 生活在高碘水地区的居民，长期高碘摄入不会导致（　　）。
A. 呆小症
B. 甲状腺功能减退
C. 高碘性甲状腺肿
D. 碘性甲状腺功能亢进
E. 桥本甲状腺炎

58. 木薯中含有的有毒成分是（　　）。
A. 类秋水仙碱　　B. 植物血凝素
C. 黄曲霉毒素　　D. 氰苷
E. 龙葵素

59. 营养指导员小春对血脂异常患者进行营养配餐，以下建议错误的是（　　）。
A. 增加富含可溶性膳食纤维的食物摄入
B. 鼓励多食用富含不饱和脂肪酸的食物
C. 限制总能量摄入，控制体重在合理范围
D. 控制饱和脂肪和反式脂肪的摄入，少吃红肉和动物内脏
E. 减少大豆油、花生油等植物油的摄入，增加动物油摄入

60. 健康信念模式中，感知疾病的威胁是（　　）。
A. 诱发健康行为发生的因素
B. 社会人口学因素
C. 促使人们产生行为动机的直接原因
D. 采纳健康行为的障碍
E. 感知采取行为的益处与障碍

61. 小组讨论的核心步骤是（　　）。

A. 初步讨论　　B. 深入讨论

C. 热身讨论　　D. 开场白

E. 结束语

62. 营养调查时，不同的生物样品有专门的运输与保存条件，（　　）需要常温避光运输和保存。

A. 粪便

B. 指甲

C. 口腔黏膜脱落细胞

D. 血液

E. 尿液

63. 某远洋考察船上，船员长期食用罐头食品，部分船员出现下肢皮下出血、瘀斑，牙龈肿胀出血,最可能缺乏的维生素是（　　）。

A. 叶酸　　B. 硫胺素

C. 核黄素　　D. 尼克酸

E. 维生素 C

64. 低可变性行为特征是（　　）。

A. 社会不赞成的行为

B. 刚刚形成的行为

C. 正处在发展时期

D. 在其他计划中已有成功改变的实证

E. 有身体上或心理上依赖

65. 关于主副食品的营养成分及注意事项，说法错误的是（　　）。

A. 煮米粥和发酵面食可以加碱，以增加维生素的含量

B. 大米不应长时间浸泡在水中，洗米的次数不应太多

C. 蔬菜要先洗后切，急火快炒

D. 考虑食物的可及性和季节性

E. 动物内脏中，肝脏是维生素 A 含量最多的食物

66. 化学分析法的主要目的是（　　）。

A. 记录烹调方式

B. 收集食物消费量

C. 对食物进行称重和估计

D. 记录食物名称

E. 了解膳食习惯和某些慢性疾病的关系

67. 营养教育的核心目标是（　　）。

A. 治疗营养缺乏病

B. 培养健康行为和生活方式

C. 提升营养与健康技能

D. 普及营养与健康知识

E. 预防营养相关疾病

68. 在测量臀围时，以下操作正确的是（　　）。

A. 被测者取坐位

B. 双足分开与肩同宽，均匀负重

C. 两次测量差值不超过 1 mm

D. 以毫米为单位记录数据

E. 被测者腹部放松，自然均匀呼吸

69. 临近退休男老师，长期缺乏运动且喜好食用油炸食品，体检显示肝脏有中度脂肪浸润，肝脏实质回声增强，肝内管道结构显示不清。为了改善病情，应当遵循的饮食建议是（　　）。

A. 多饮用高糖饮料，以补充身体所需的矿物质

B. 控制膳食总能量，减少饱和脂肪和反式脂肪的摄入

C. 增加碳水化合物的摄入，以提供足够的能量

D. 减少蛋白质的摄入，以减轻肝脏负担

E. 减少鱼类等多不饱和脂肪酸摄入

70.《中国居民膳食指南（2022）》推荐成年人身体活动量，说法不正确的是（　　）。

A. 各年龄段人群应每天坚持日常身体活动

B. 每天主动进行身体活动 6000 步

C. 每周至少进行 5 天中等强度的身体活动，累计 300 分钟以上

D. 减少久坐时间，每小时起来动一动

E. 适当进行高强度有氧运动和阻抗运动

71. 小春一天摄入奶粉 60 g（蛋白质含量为 20%）、鲜奶 200 g，小春一天共摄入（　　）。

A. 600 g 鲜奶　　B. 400 g 鲜奶

C. 260 g 鲜奶　　D. 500 g 鲜奶

E. 800 g 鲜奶

72. 下列关于婴幼儿辅食添加的描述，不正确的是（　　）。

A. 建议从 3 月龄开始添加

B. 建议从富含铁的泥糊状食物开始添加

C. 每次添加一种新食物

D. 添加量由少到多，由稀到稠

E. 由液体、半固体食物逐渐过渡到固体食物

73. 小赵，男，27 岁。身高 165 cm，体重 90 kg，经常熬夜打游戏，喜食辛辣厚味食物。体检血压 168/92 mmHg。对小赵的指导建议不包括（　　）。

A. 减少使用电脑时间，多参加户外活动

B. 谷类为主，适当吃些粗粮

C. 多吃蛋奶、鱼虾、腌肉等食物

D. 多吃蔬菜、水果、豆制品

E. 多做家务

74. 营养指导员小春对小美进行膳食调查，结果显示小美一天钙的摄入量为 650 mg，已知钙的 EAR 为 650 mg，RNI 为 800 mg，UL 为 2000 mg。小美缺乏钙的概率为（　　）。

A. 100%　　B. 3%

C. 50%　　D. 75%

E. 97%

75. 小高，男，28 岁，身高 175 cm，体重 95 kg。平时喜饮酒，约 3 次 / 周。最近出现关节红肿、疼痛，活动受限。血尿数值为 480 μmol/L。小高可以选择的食物是（　　）。

A. 浓肉汤　　B. 沙丁鱼

C. 鸡蛋　　D. 动物内脏

E. 鹅肉

76. 哺乳期叶酸缺乏时，会造成乳母或婴儿患（　　）。

A. 缺铁性贫血　　B. 婴儿神经管畸形

C. 婴儿脚气病　　D. 巨幼红细胞贫血

E. 克汀病

77. 2 岁以上人群测量体重的要点，下列说法不正确的是（　　）。

A. 测量时间：入睡前、空腹、排泄完毕的状态下

B. 设备摆放：测试时，体重秤放置平稳

C. 读数要求：读数以千克为单位，精确到 0.1

D. 设备校正：使用前体重秤以 20 kg 标准砝码为参考物校准体重秤，误差不得超过 ±0.1 kg

E. 被测人员的要求：受试者身着短裤短袖衫，站立秤台中央

78. 下列关于哺乳期妇女膳食指导正确的是（　　）。

A. 不可食用豆制品

B. 孩子满月后，即可恢复一般饮食

C. 少量饮酒，不会影响乳汁分泌

D. 多喝汤和水

E. 不吃或少吃蔬菜

79. 富含钾的食物对降压有一定的益处，高血压患者推荐食用的食物是（　　）。

A. 蟹黄　　B. 棕榈油

C. 蛋黄　　D. 马铃薯

E. 腊肉

80. 我国先后出台了一系列营养卫生方面的政策、法规，不包括（　　）。

A.《国民营养计划（2017—2030 年）》

B.《营养改善工作管理办法》

C.《农村义务教育学生营养改善计划》

D.《营养法》

E.《学生餐营养指南》

模拟试卷三

1. 大豆抗营养因子不包括（　　）。
   A. 脂氧合酶　　B. 肠胃胀气因子
   C. 蛋白酶抑制剂　　D. 大豆卵磷脂
   E. 植物红细胞凝血素
2. 导致胎儿发生神经管畸形的原因是缺乏（　　）。
   A. 维生素 E　　B. 维生素 A
   C. 维生素 K　　D. 叶酸
   E. 碘
3. 关于营养标签，下列说法不正确的为（　　）。
   A. 包括营养成分表、营养声称和营养成分功能声称
   B. 促进食品贸易规范
   C. 用于指导消费者平衡膳食
   D. 可满足消费者知情权
   E. 预包装食品标签是营养标签的一部分内容
4. 在营养监测的指标中，营养监测相关社会经济指标不包括（　　）。
   A. 婴儿喂养方式　　B. 耐用消费品
   C. Engle 指数　　D. 收入弹性
   E. 人均收入增长率
5. 孕前妇女缺（　　）易导致流产、孕期母体体重增长不足以及新生儿低出生体重。
   A. 硒　　B. 维生素 K
   C. 铁　　D. 钙
   E. 锌
6. 《中国居民膳食指南（2022）》中，一般人群膳食指南核心准则共（　　）。
   A. 七条　　B. 八条
   C. 四条　　D. 五条
   E. 六条
7. 不属于食品营养标签的内容是（　　）。
   A. 营养成分功能声称
   B. 营养类别
   C. 营养成分表
   D. 食用方法
   E. 营养声称
8. 高血压患者不建议吃的是（　　）。
   A. 水产品　　B. 全脂奶油
   C. 大豆制品　　D. 蔬菜类
   E. 水果类
9. 下列属于营养教育的近期效果评价的是（　　）。
   A. 营养健康状况的变化
   B. 生活质量的变化
   C. 健康行为发生的变化
   D. 知识、态度、信息、服务的变化
   E. 危险因素的变化
10. 开展营养健康教育工作的第一步是（　　）。
    A. 评价效果　　B. 改变行为
    C. 制订计划　　D. 实施干预
    E. 需求评估
11. 误食大量亚硝酸钠可能会导致（　　）。
    A. 白细胞增高
    B. 黄疸
    C. 营养不良
    D. 高铁血红蛋白血症
    E. 腹泻
12. 公共卫生主要职能范畴不包括（　　）。
    A. 保障和促进公众健康
    B. 专注于治疗一个个单独患者的疾病
    C. 预防和控制疾病与伤残
    D. 改善与健康相关的自然和社会环境
    E. 提供基本医疗卫生服务
13. 正常成年人建议每天睡眠时间为（　　）。

A. 9~10 小时　　B. 10~12 小时
C. 4~5 小时　　D. 5~6 小时
E. 7~8 小时

14. 有关统计意义的描述中，错误的是（　　）。
A. 科学决策　　B. 治疗疾病
C. 收集数据　　D. 总结经验
E. 进行预测

15. 以下细菌毒素中属于神经毒素的为（　　）。
A. 金黄色葡萄球菌产生的肠毒素
B. 大肠埃希菌产生的耐热毒素
C. 肉毒杆菌毒素
D. 副溶血型弧菌产生的溶血素
E. 沙门氏菌产生的肉毒素

16. 中国成人肥胖的判断标准为（　　）。
A. BMI≥30.0 kg/m^2
B. BMI≥24.0 kg/m^2
C. BMI>28.0 kg/m^2
D. BMI≥28.0 kg/m^2
E. BMI≥29.0 kg/m^2

17. DRIs2023 中建议乳母比一般非孕妇女每日增加蛋白质（　　）。
A. 25 g　　B. 30 g
C. 5 g　　D. 15 g
E. 20 g

18. 曾大爷，患高血压 10 年，为其制订膳食计划，不需要限制摄入量的是（　　）。
A. 钙　　B. 食盐
C. 脂肪　　D. 能量
E. 胆固醇

19. 营养指导员小春采用记账法对某机关员工进行为期一月的膳食调查，计算出平均每人每日的食物消耗量，需要的数据不包括（　　）。
A. 各餐用餐人数
B. 调查结束时剩余食物数量
C. 调查开始时库存食物数量
D. 每日购入的食物数量
E. 烹调前后食物的生、熟重量比及吃剩的食物重量

20. 营养教育的目的是（　　）。
A. 出台营养政策
B. 改善营养状况、预防营养相关疾病
C. 传播营养知识
D. 培训营养技能
E. 开展人群营养管理

21. 下列关于控制成年肥胖者营养防治的说法错误的是（　　）。
A. 6 个月内体重降低 5%~10%
B. 多摄入优质蛋白质
C. 三餐能量供应，午餐 > 早餐 > 晚餐
D. 增加膳食纤维的摄入
E. 以每周减重 2.5 kg 为宜

22. 不属于行为阶段改变理论的是（　　）。
A. 行动阶段　　B. 复发阶段
C. 无转变打算阶段　D. 打算转变阶段
E. 转变准备阶段

23. 测量身长时，卧式测量床适用于（　　）。
A. 18 岁以上的成年人
B. 3~6 岁的儿童
C. 24 月龄以下的婴幼儿
D. 5~6 岁的儿童
E. 10~17 岁的少年

24. 某市八中中学食堂计划为住校学生提供营养餐，并设计了食谱，为确定编制的食谱是否科学合理，需要对食谱进行评价，下列不属于食谱评价内容的是（　　）。
A. 三餐能量摄入分配是否合理
B. 三种产能营养素的供能比例是否适宜
C. 是否做到食物多样化
D. 主食和蔬菜中的蛋白质是否为优质蛋白质
E. 各类食物的量是否充足

25. 谷类中含量较丰富的维生素为（　　）。
A. 维生素 A 和维生素 D
B. 维生素 E 和胡萝卜素
C. 抗坏血酸和烟酸

D. 硫氨素和核黄素

E. 烟酸和胡萝卜素

26. 进行营养咨询的基本原则不包括（　　）。

A. 互利性原则　　B. 平等性原则

C. 友好性原则　　D. 针对性原则

E. 保密性原则

27.《中国居民膳食指南（2022）》中，建议成人坚果的参考摄入量是（　　）。

A. 15 g/d　　B. 25 g/d

C. 3 g/d　　D. 5 g/d

E. 10 g/d

28. 食源性疾病中以（　　）最为常见。

A. 人畜共患传染病

B. 食物过敏

C. 食物中毒

D. 食源性肠道传染病

E. 食源性寄生虫病

29. 下列矿物质中，能够显著影响胃肠道功能的是（　　）。

A. 磷　　B. 氟

C. 钙　　D. 硒

E. 镁

30. 根据食物交换份的互换原则，下列可与苹果交换的为（　　）。

A. 山药　　B. 藕

C. 西瓜　　D. 地瓜

E. 花生

31. 关于强化食品，下列说法不正确的是（　　）。

A. 以食物为基础的营养改善方式

B. 加碘盐、铁酱油均属于强化食品

C. 用于添加营养素的成本较高

D. 健康收益大，回报率高

E. 在食品生产过程中，调整了营养素（多为维生素和矿物质）的食品

32. 小春体检血液生化学指标显示，血清白蛋白为 29 g/L，由此可以判断小春蛋白质营养状况是（　　）。

A. 正常　　B. 重度缺乏

C. 轻度缺乏　　D. 中度缺乏

E. 无法判断

33. 成人钙的 UL 为（　　）。

A. 3000 mg/d　　B. 800 mg/d

C. 1200 mg/d　　D. 1800 mg/d

E. 2000 mg/d

34. 健康教育活动的核心目的是（　　）。

A. 进行卫生宣传

B. 提高卫生保健知识

C. 掌握健康技能

D. 树立科学的健康观念

E. 帮助人们形成有益于健康的行为和生活方式

35. 评价人体蛋白质营养状况的基础是（　　）。

A. 白蛋白

B. 身体测量

C. 膳食蛋白质摄入量

D. 尿羟脯氨酸指数

E. 血清氨基酸比值

36. 小明，珊瑚中学初中生，两年来身高增长迅速，最近出现视物不清且逐渐加重，全身皮肤干燥并脱屑。怀疑小明缺乏（　　）。

A. 维生素 A　　B. 维生素 B_2

C. 维生素 E　　D. 维生素 B_3

E. 钙

37. 我国细菌性食物中毒最常见的病原菌是（　　）。

A. 肉毒梭菌　　B. 志贺菌

C. 沙门氏菌　　D. 副溶血性弧菌

E. 蜡样芽孢杆菌

38. 组织小组讨论适宜的人数和时间是（　　）。

A. 6~10 名符合特定条件的目标人群，2 个小时

B. 15~20 名符合特定条件的目标人群，2 个小时

C. 6~10 名符合特定条件的目标人群，

1 h 左右

D. 15~20 名符合特定条件的目标人群，1 h 左右

E. 3~5 名符合特定条件的目标人群，1 h 左右

39. 计算奶类摄入量时，需要按照（　　）含量进行折算。

A. 矿物质　　B. 蛋白质
C. 碳水化合物　　D. 维生素
E. 脂肪

40. 粗略反映调查对象膳食情况，常用于较大人群的膳食调查方法是（　　）。

A. 化学分析法
B. 记账法
C. 食物频率法
D. 24 小时膳食回顾法
E. 称重法

41. 营养配餐的理论依据不包括（　　）。

A.《中国居民膳食指南》
B.《中国居民膳食营养素参考摄入量》
C. 中国居民平衡膳食宝塔
D. 平均需要量、推荐摄入量、适宜摄入量、可耐受最高摄入量
E. 个人膳食习惯

42. 严格限制脂肪的膳食，要求全天供应的脂肪量应（　　）。

A. <40 g　　B. <30 g
C. <60 g　　D. <50 g
E. <15 g

43. 配餐时最便捷的专业工具是（　　）。

A. 膳食指南　　B. 计算器
C. 膳食计算软件　　D. 食物成分表
E. 算盘

44. 孕早期的膳食要点不包括（　　）。

A. 增加蛋白质和能量的摄入
B. 选择容易消化的食物
C. 选择促进食欲的食物
D. 补充叶酸
E. 少食多餐

45. 引起脚气病的原因是缺乏（　　）。

A. 核黄素　　B. 维生素 D
C. 维生素 E　　D. 硫胺素
E. 抗坏血酸

46. 对 2 岁及以下婴幼儿使用卧式测量床进行身长测量时，测板摆幅应（　　）。

A. ≤5 cm　　B. ≤0.1 cm
C. ≤0.5 cm　　D. ≤2 cm
E. ≤1 cm

47. 孕早期的能量需要量是（　　）。

A. 1700 kcal/d　　B. 1800 kcal/d
C. 1950 kcal/d　　D. 2100 kcal/d
E. 2150 kcal/d

48. 下列营养指导中说法错误的是（　　）。

A. 考虑食物的可及性和季节性
B. 煮米粥和发酵面食不应加碱，以减少维生素的破坏
C. 大米不应长时间浸泡在水中，洗米的次数不应太多
D. 蔬菜要先洗后切，不应长时间浸泡
E. 多吃浅色蔬菜，含更多的维生素

49. 水溶性维生素的共性不包括（　　）。

A. 体内缺乏容易出现相应的症状
B. 易溶于水
C. 在满足机体需要后，多余的由尿排出
D. 营养状况不能用尿负荷试验进行评价
E. 在体内贮存少

50. 下列食物中含二十二碳六烯酸最多的是（　　）。

A. 牛肉　　B. 鱼肉
C. 鸡蛋　　D. 大豆
E. 猪肉

51. 粮食含水量控制在（　　）以下，即可防霉。

A. 12%　　B. 6%
C. 10%　　D. 15%
E. 8%

52. 营养健康促进的三大基本策略是（　　）。

A. 合作、赋权、协调

B. 倡导、教育、协作
C. 倡导、赋权、协调
D. 倡导、保护、合作
E. 指导、赋能、合作

53.《国民营养计划（2017—2030 年）》在吃动平衡行动中提出广泛开展“三减三健”专项行动，不属于“三减三健”内容的是（　　）。

A. 减糖　　B. 减盐
C. 减油　　D. 健康体重
E. 健康视力

54.《营养健康食堂建设指南》规定，应当定期组织食堂负责人、营养指导人员和厨师等进行营养健康知识和防控传染病技能培训。食堂负责人和营养指导人员每年度应当接受不少于（　　）培训。

A. 40 学时　　B. 30 学时
C. 20 学时　　D. 16 学时
E. 50 学时

55. 豆类的安全含水量控制在（　　）可防霉。

A. 2%~6%　　B. 6%~8%
C. 10%~13%　　D. 13%~16%
E. 8%~10%

56. 用 DRIs 评价个体或群体膳食摄入时，以下说法不正确的是（　　）。

A. RNI 是根据某一特定人群中体重正常范围内的个体的需要量设定的
B. RNI 相当于传统使用的 RDA
C. RNI 是作为个体每日摄入该营养素的目标值
D. 高于 RNI 则超过安全摄入范围
E. 如果摄入量经常低于 RNI，可能提示需要进一步用生化试验或临床检查来评价其营养状况

57. 减少食盐摄入量的措施不包括（　　）。

A. 关注隐形盐，少吃高盐食品
B. 用大酱类替代食盐
C. 选用新鲜食材，巧用替代的方法
D. 烹调时使用定量限盐勺
E. 起锅时再放盐

58. 营养指导员小春对糖尿病患者进行营养指导，以下建议错误的是（　　）。

A. 积极运动，改善体质和胰岛素敏感性
B. 清淡饮食，限制饮酒
C. 限制饮水量，减少排尿次数和尿量
D. 食物多样，养成和建立合理膳食习惯
E. 规律进餐，合理加餐，促进餐后血糖稳定

59. 下列不属于血脂测定的项目是（　　）。

A. 低密度脂蛋白胆固醇
B. 总胆固醇
C. 高密度脂蛋白胆固醇
D. 甘油三酯
E. 谷草转氨酶

60.《中国居民膳食指南（2022）》中，建议成年人每人每天全谷物和杂豆摄入应为（　　）。

A. 150~250 g　　B. 120~200 g
C. 25~50 g　　D. 50~150 g
E. 50~100 g

61. 测定身体脂肪含量的“金标准”是（　　）。

A. 水下称重法
B. 生物电阻抗法
C. 双能 X 线吸收法
D. 超声检测法
E. 皮褶厚度法

62. 关于膳食宏量营养素可接受范围，说法错误的是（　　）。

A. 膳食指南中推荐老年人每日摄入 100~150 mL 牛奶
B. 蛋白质的摄入量应根据个体需要而定，但通常不应超过每日总能量摄入的 20%
C. 对于成年人，碳水化合物应占每日总能量摄入的 50%~65%
D. 该范围值有上下限，低于或者高于此

范围会增加慢病发生风险

E. 对于成年人，脂肪摄入应占每日总能量摄入的20%~30%

63. 赵大爷因心肌梗死急诊住院，现病情稳定。赵大爷已5天未大便，除水分外，还应增加的营养成分是（　　）。

A. 碳水化合物　　B. 膳食纤维

C. 蛋白质　　D. 脂肪

E. 矿物质

64. 某公司食堂午餐提供的菜谱中，能预防夜盲症的食谱是（　　）。

A. 鱼香猪肝：猪肝75 g，黑木耳20 g，黄瓜50 g，油盐等作料若干

B. 糖拌西红柿：西红柿200 g，白糖20 g

C. 软炸里脊：猪里脊肉100 g，油盐等作料若干

D. 海带炖豆腐：豆腐150 g，海带100 g，油盐等作料若干

E. 百合芹菜：芹菜100 g，百合30 g，油盐等作料若干

65. 缺乏（　　）会导致经常出现口角炎。

A. 维生素 B_6　　B. 抗坏血酸

C. 核黄素、烟酸　　D. 硫胺素

E. 维生素A

66. 营养指导员小春为了解社区糖尿病流行病学分布情况，应采用的研究方法是（　　）。

A. 流行病学实验研究

B. 病例对照研究

C. 个案调查

D. 队列研究

E. 横断面研究

67. 对于锌的生理功能描述错误的是（　　）。

A. 锌缺乏可导致生长停滞

B. 锌缺乏可导致胸腺激素减少

C. 锌缺乏可导致皮肤粗糙和上皮角化

D. 锌缺乏可导致伤口不易愈合

E. 锌缺乏可导致红细胞携氧能力降低

68. 营养指导员小春在对贫血患者的膳食指导中，建议贫血患者多摄入（　　）。

A. 蛋类　　B. 粮谷类

C. 畜禽肉类　　D. 奶类

E. 水果类

69. 营养面对面咨询的实施步骤不包括（　　）。

A. 预约回访　　B. 内容讲解

C. 真诚问候　　D. 家庭访谈

E. 评价分析

70. 关于学龄儿童营养需求，说法不正确的是（　　）。

A. 此时碘缺乏容易引起克汀病

B. 能量需求大于能量消耗

C. 钙的RNI与成人相等

D. 早餐提供的能量占全天的25%~30%

E. 碳水化合物是更容易利用的能量来源

71. 根据（　　）中各种食物的能量及营养素的含量，结合膳食调查得到的该种食物的摄入量，可以计算由于某种食物摄入提供的能量及营养素的量。

A. 推荐摄入量

B.《中国食物成分表》

C.《中国居民膳食指南》

D.《中国居民膳食营养素参考摄入量》

E. 适宜摄入量

72. 小王，40岁，身高168 cm，体重85 kg。最近体检发现血清总胆固醇7.8 mmol/L，甘油三酯2.5 mmol/L。以下膳食指导不正确的是（　　）。

A. 控制总能量摄入，保持能量平衡

B. 减少饱和脂肪和反式脂肪的摄入

C. 减少食用富含不饱和脂肪酸的植物油

D. 增加富含维生素、矿物质的食物摄入

E. 控制脂肪摄入，食物多样化

73. 营养指导员小春对痛风患者进行膳食指导，应该避免的食物组合是（　　）。

A. 白菜、西红柿、全麦面包

B. 猪肝、海鲜、脑花

C. 红薯、燕麦、小米

D. 粉丝、馒头、苦瓜

E. 鲤鱼、奶酪、牛奶

74. 根据《营养与健康学校建设指南》要求，下列说法正确的是（　　）。

A. 使用电子产品开展教学时长原则上不超过教学总时长的 20%

B. 学生营养餐食物种类每周至少达到 12 种

C. 以班级为单位的健康教育课程每学期至少 10 学时

D. 建立家长陪餐制度

E. 学生营养餐每天公示带量食谱和营养素供给量

75. 下列不属于抗氧化物质的（　　）。

A. 维生素 K　　B. 谷胱甘肽

C. α-生育酚　　D. 维生素 C

E. 类胡萝卜素

76. 关于营养素与能量需要量的评价指标，下列说法正确的是（　　）。

A. 适宜摄入量（AI）的准确性远高于推荐摄入量（RNI）

B. 所有的营养素都能制定出其平均需要量（EAR）

C. 平均需要量（EAR）能够满足 97% 个体需要量的摄入水平

D. 基础需要量又称最低需要量，是某种营养素维持身体正常生理功能的最低量

E. 推荐摄入量（RNI）可以满足 100% 的个体对于营养素的摄入

77. 测量臀围时，以下做法不正确的是（　　）。

A. 使用软尺测量

B. 测量经过臀部最高点，绕身体一周

C. 测量两次，两次测量的差值不超过 2 cm，取两次测量的平均值

D. 测量时应要求被测者穿贴身内衣裤

E. 双足并拢站立，均匀负重

78. 饮食行为干预项目的过程评价是评估（　　）。

A. 干预活动是否按计划执行以及执行质量

B. 行为改变率

C. 健康知识知晓率

D. 信念持有率

E. 健康状况和生活质量的改变

79. 缺乏（　　）可引起坏血病。

A. 维生素 D　　B. 核黄素

C. 维生素 B_1　　D. 叶酸

E. 维生素 C

80. 饮食行为干预的可行性原则，说法正确的是（　　）。

A. 请目标对象参与到计划制订的过程中

B. 营养指导员独立制订干预计划

C. 要求目标对象必须接受

D. 计划目标的设定要一步到位

E. 把对健康危害大的不健康饮食行为作为重点优先干预

模拟试卷四

1. 属于植物蛋白中优质蛋白的是（　　）。
   A. 薯类　　B. 豆类
   C. 蔬菜　　D. 蛋类
   E. 谷类
2. 影响食物营养价值的因素不包括（　　）。
   A. 所含营养素间的相互比例
   B. 消化、吸收和利用率
   C. 加工和烹调方式
   D. 所含营养素的数量
   E. 食物的价格
3. 能反映长期饮食行为，可以作为研究膳食模式与慢性病关系的膳食调查方法是（　　）。
   A. 食物频率法　　B. 化学分析法
   C. 电话调查法　　D. 记账法
   E. 24 小时回顾法
4. 膳食宝塔共分为（　　）。
   A. 七层　　B. 九层
   C. 四层　　D. 五层
   E. 六层
5. 在进行膳食评价时，平衡膳食模式各类食物的参考摄入量的设计依据为（　　）。
   A. 碳水化合物需要量
   B. 维生素需要量
   C. 能量需要量
   D. 蛋白质需要量
   E. 脂肪需要量
6. 《中国居民膳食指南（2022）》中，建议成年人食盐摄入量每天不超过（　　）。
   A. 10 g　　B. 6 g
   C. 4 g　　D. 5 g
   E. 7 g
7. 中国营养学会联合中国疾控中心营养与健康所、农业部食物与营养发展研究所、中国科学院上海生科院营养科学研究所组织发起的全民营养周为每年（　　）。
   A. 6 月第三周　　B. 3 月第三周
   C. 5 月第三周　　D. 5 月第二周
   E. 6 月第一周
8. 有关营养监测的描述，下列说法错误的是（　　）。
   A. 收集与食物生产、消费、分配有关的信息
   B. 长期、动态监测
   C. 居民营养与相关健康状况的监测
   D. 居民食物、能量和营养素摄入情况的监测
   E. 监测的人群越多结果越可靠
9. 糖尿病肾病病人的蛋白质摄入量一般为（　　）。
   A. 1.2 g/d　　B. 1.5 g/d
   C. 0.6 g/d　　D. 0.8 g/d
   E. 1.0 g/d
10. 食物交换份中每一份食品交换份能提供等量的（　　）。
    A. 蛋白质　　B. 降糖效果
    C. 脂肪　　D. 能量
    E. 碳水化合物
11. 《学生餐营养指南》（WS/T 554—2017）中建议按（　　）年龄段制作学生营养餐。
    A. 7　　B. 5
    C. 2　　D. 4
    E. 6
12. 健康教育的核心目的为（　　）。
    A. 养成健康的行为与生活方式
    B. 掌握健康技能
    C. 获取健康知识

D. 树立健康观念

E. 形成健康动机

13. 大众传播的特点是（　　）。

A. 信息容易失真

B. 互为传播者和受传者

C. 反馈及时、交流充分

D. 传播者是专业的传播机构和人员

E. 覆盖范围较小，传播速度较慢

14. WHO提出的健康四大基石不包括（　　）。

A. 规律睡眠　　B. 心理平衡

C. 合理膳食　　D. 适量运动

E. 戒烟限酒

15. 最适合用于戒烟行为指导的理论为（　　）。

A. 保护动机理论　　B. 创新扩散理论

C. 知信行理论　　D. 健康信念模式

E. 行为阶段改变理论

16. 宰后畜肉从新鲜到腐败变质要经过四个阶段，最适宜食用的阶段为（　　）。

A. 僵直和后熟　　B. 后熟和自溶

C. 僵直　　D. 后熟

E. 自溶

17. 对于流行病学的描述，说法正确的是（　　）。

A. 从群体水平认识疾病

B. 从疾病水平认识疾病

C. 从分子水平认识疾病

D. 从细胞水平认识疾病

E. 从个体水平认识疾病

18. 发酵豆制品如腐乳、酱油，经过发酵后，大豆中易引起胀气的成分被分解，此成分是（　　）。

A. 多酚化合物　　B. 大豆卵磷脂

C. 大豆异黄酮　　D. 大豆皂苷

E. 棉子糖和水苏糖

19. 小春牌奶粉每 100 g 的蛋白质含量为 45 g，液体奶的蛋白质含量平均为 3%，则 30 g 小春牌奶粉折合为液体奶为（　　）。

A. 300 g　　B. 450 g

C. 250 g　　D. 100 g

E. 600 g

20. 意大利等地中海膳食结构的食用油主要为（　　）。

A. 椰子油　　B. 橄榄油

C. 菜籽油　　D. 胚芽油

E. 大豆油

21. FAO 与 WHO 于 1992 年 12 月在罗马联合举办了第一届国际营养大会，联合发布了（　　）。

A.《阿拉木图宣言》

B.《渥太华宣言》

C.《世界营养宣言》

D.《营养问题罗马宣言》

E.《全球营养行动计划》

22.（　　）是人体内含量最多的一种必需微量元素。

A. 碘　　B. 钙

C. 铁　　D. 锌

E. 水

23. 不属于新食品原料的是（　　）。

A. 原有结构发生改变的食物成分

B. 新研制的食品原料

C. 动物、植物和微生物

D. 从动物、植物和微生物中分离的成分

E. 食品添加剂新品种

24. 小组讨论的步骤，正确的为（　　）。

A. 初步讨论→深入讨论→开场白→结束语

B. 深入讨论→开场白→初步讨论→结束语

C. 开场白→深入讨论→初步讨论→结束语

D. 初步讨论→开场白→深入讨论→结束语

E. 开场白→初步讨论→深入讨论→结束语

25. 我国对成人低体重的判断标准是（　　）。

A. BMI < 18.5 kg/m^2

B. BMI < 20.0 kg/m^2

C. BMI < 17.0 kg/m^2

D. BMI < 17.5 kg/m^2

E. BMI < 18.0 kg/m^2

26. 膳食碳水化合物供应不足时，脂肪酸不能彻底氧化会产生过多（　　）。

A. 氨基酸　　B. 辅酶

C. 酮体　　D. 草酰乙酸

E. 胆固醇

27. 测量身高时，测量者读数时眼睛应保持在（　　）水平面上。

A. 压板上缘　　B. 压板下缘

C. 被测对象前额　　D. 被测对象双眼

E. 被测对象耳郭

28. 不属于纯能量食物的是（　　）。

A. 味精　　B. 白酒

C. 植物油　　D. 淀粉

E. 蔗糖

29. 克山病可能与缺乏（　　）有关。

A. 铬　　B. 铜

C. 碘　　D. 硒

E. 氟

30. 营养干预中，对干预对象的生活方式评估内容不包括（　　）。

A. 工作压力　　B. 家族史

C. 饮食行为　　D. 身体活动

E. 作息规律

31. 锌缺乏，会出现（　　）。

A. 口角炎　　B. 胃肠道感染

C. 异食癖　　D. 巨幼红细胞贫血

E. 佝偻病

32. 属于饮食行为干预的近期效果评价指标的是（　　）。

A. 死亡率　　B. 病死率

C. 信念持有率　　D. 发病率

E. 患病率

33. 关于营养调查的描述，下列说法正确的是（　　）。

A. 新中国成立以来，我国每 10 年举行一次全国营养调查

B. 营养调查为国家或地区制定营养政策、法规、标准、干预策略及发展规划提供科学依据

C. 纸质问卷收集信息目前仍是营养调查最具效率的调查手段

D. 计算机辅助面访实际在一定程度上增加了后期数据清理时间

E. 在膳食营养调查中，电话调查技术已经完全取代面访调查

34.《中国居民膳食营养素参考摄入量（2023 版）》中不包括（　　）。

A. 适宜摄入量（AI）

B. 可耐受最高摄入量（UL）

C. 平均需要量（EAR）

D. 推荐摄入量（RNI）

E. 基本摄入量（BI）

35. 多参加户外运动，晒晒太阳，有利于体内合成（　　）。

A. 维生素 D　　B. 维生素 E

C. 维生素 A　　D. 维生素 B

E. 维生素 K

36. 专家建议至少在孕前 3 个月开始每日服用（　　）叶酸补充剂，预防胎儿神经管及其他器官畸形的发生。

A. 600 μg　　B. 500 μg

C. 400 μg　　D. 800 μg

E. 300 μg

37. 以焦磷酸硫胺素酶为主要形式储存在体内的维生素是（　　）。

A. 维生素 B_2　　B. 维生素 B_3

C. 维生素 A　　D. 维生素 B_1

E. 维生素 D

38. 关于孕中期的一日膳食推荐量，下列说法错误的是（　　）。

A. 鲜奶每天 300~500 mL

B. 油脂类每天 50 g

C. 肉禽鱼蛋每天 150~200 g

D. 水果每天 200~300 g

E. 谷类每天 200~250 g

39. 营养教育取得成功的基础是（　　）。

A. 根据对营养与健康问题的评估设计营养教育计划

B. 执行营养教育计划

C. 评价营养教育计划
D. 尽可能多地利用传播媒介
E. 广泛收集和利用已有的宣传资料

40. 巨幼红细胞贫血主要是因为缺乏（　　）。
A. 维生素 E　　B. 维生素 K
C. 叶酸　　D. 铁
E. 核黄素

41.《食品营养标签管理规范》强调，食品营养标签的标示应当（　　）。
A. 引导消费者正确选择食物治疗疾病
B. 在每个内包装物上明确表示
C. 针对产品特点灵活选择营养声称的方式和用语
D. 可以不标示
E. 营养成分标示内容以一个“方框表”形式表示

42.《中国居民膳食指南（2022）》中，建议成年人保证每天摄入（　　）新鲜水果，果汁不能代替水果。
A. 300~500 g　　B. 200~300 g
C. 150~200 g　　D. 200~350 g
E. 250~400 g

43. 提升健康素养，首先要求（　　）。
A. 具备健康生活方式与行为
B. 会寻找并甄别疾病相关信息
C. 具备维护和促进健康的基本技能
D. 掌握传染病、慢性病的防治知识与技能
E. 具备基本的健康知识和理念

44. 小春，25 岁，BMI 为 29 kg/m^2，日常膳食应选用（　　）。
A. 生酮膳食
B. 高嘌呤膳食
C. 低蛋白膳食
D. 高蛋白、低脂肪、低碳水化合物膳食
E. 高 GI 膳食

45. 不属于面对面营养咨询的形式是（　　）。
A. 集体咨询　　B. 门诊咨询
C. 网络咨询　　D. 个别咨询
E. 街头咨询

46. 导致我国食源性疾病发病事件数和死亡人数最多的是（　　）。
A. 沙门氏菌　　B. 毒蕈（蘑菇）
C. 四季豆　　D. 亚硝酸盐
E. 发芽土豆

47. 社区营养干预的方法不包括（　　）。
A. 食品强化　　B. 营养知识的宣传
C. 膳食行为的引导　D. 营养教育
E. 营养缺乏症的诊断与治疗

48. 下列水果中维生素 C 含量最高的是（　　）。
A. 猕猴桃　　B. 酸枣
C. 刺梨　　D. 柠檬
E. 沙棘

49. 不属于化学性致病因子的是（　　）。
A. 细菌及其毒素
B. 食物生产加工过程中产生的有毒化学物
C. 非法添加剂
D. 不符合要求的食品生产工具
E. 农兽药残留

50. 对于病因不明的疾病，描述性研究的主要任务是（　　）。
A. 验证病因　　B. 确定病因
C. 寻找病因线索　　D. 早期发现患者
E. 治疗疾病

51. 不利于钙吸收的膳食因素是（　　）。
A. 乳糖　　B. 植酸
C. 维生素 D　　D. 赖氨酸
E. 低磷饮食

52. 某小学因食用小摊点出售的凉拌三丝、凉拌腐竹后，发生多名小学生群体性食物中毒事件，具体表现为剧烈腹痛、多为腹泻水样、血样，伴高热，可能属于（　　）。
A. 真菌性食物中毒
B. 动物性食物中毒
C. 化学性食物中毒
D. 植物性食物中毒

E. 细菌性食物中毒

53. 可以多次、多级再传播，在短时间内迅速扩散，且影响力大的媒介是（　　）。

A. 报刊　　B. 电视

C. 数字杂志　　D. 书籍、小册子

E. 折页、传单

54. 适当应用营养素补充剂，可以弥补老年人膳食结构中的不足，但要注意应对膳食及所用制剂中营养素的总摄入量进行评估，尤其是（　　），避免超过可耐受最高摄入量。

A. 蛋白质　　B. 水溶性维生素

C. 脂溶性维生素　　D. 脂肪

E. 碳水化合物

55. 下列不属于蛋白质主要生理功能的是（　　）。

A. 参与机体免疫调节

B. 构成和修复组织器官

C. 供给必需脂肪酸

D. 供给能量

E. 构成体内生理活性物质

56. "口腔生殖系统综合征"患者缺乏的营养素是（　　）。

A. 维生素 C　　B. 维生素 E

C. 维生素 K　　D. 维生素 B_2

E. 维生素 A

57. 为学龄前儿童设计膳食以一日"三餐两点"制为宜，最主要的原因是（　　）。

A. 活泼好动，容易饥饿

B. 胃容量小

C. 补充更多营养素

D. 肝脏中糖原储备量小

E. 增加胃张力

58. 食谱的评价步骤不包括（　　）。

A. 碳水化合物、脂肪、蛋白质三种营养素提供能量及占总能量的比例

B. 计算出动物性及大豆类食物中蛋白质占总蛋白质的比例

C. 计算各类食物的数量和重量

D. 计算营养素的量，与同年龄、同性别人群的平均需要量进行比较

E. 将食物按照食物类别排序

59. 属于食品营养标签中营养信息的是（　　）。

A. 保健声称

B. 来源声称

C. 疗效声称

D. 营养成分功能声称

E. 卫生声称

60. 小春摄入 10 g 脂肪，可为机体提供的能量约为（　　）。

A. 40 kcal　　B. 90 kcal

C. 70 kcal　　D. 9 kcal

E. 4 kcal

61. 由文字或少量插图组成，设计简单、制作快捷、成本低廉，最适用于时间紧、任务急、大批量发放时使用的平面传播材料是（　　）。

A. 海报　　B. 小册子

C. 张贴画　　D. 传单

E. 折页

62. 谷粒由外向里可分为谷皮、糊粉层、谷胚和胚乳四个部分，含纤维素最多的部分是（　　）。

A. 谷皮　　B. 胚乳

C. 糊粉层　　D. 谷胚

E. 各部分含量都一样

63. 营养指导员小春对骨质疏松患者进行膳食指导，建议骨质疏松患者的日常饮食应注意多摄入（　　）。

A. 谷类　　B. 绿色蔬菜

C. 奶及奶制品　　D. 动物内脏

E. 水果

64. 现场人群调查时，可用（　　）来推算体脂成分。

A. 胸围　　B. 腰围

C. BMI　　D. 皮褶厚度

E. 臀围

65. 后天性夜盲症可以多食用（　　）。
A. 白菜　　B. 胡萝卜
C. 大豆　　D. 海带
E. 萝卜

66. 儿童按年龄别身高低于参考标准身高中位数减两个标准差为（　　）。
A. 中度生长迟缓　　B. 中度低体重
C. 重度消瘦　　D. 重度低体重
E. 重度生长迟缓

67.《营养健康餐厅建设指南》规定，营养指导人员应具备的能力不包括（　　）。
A. 指导采购、配料、加工和营养标示
B. 制定菜单和菜品制作标准
C. 组织餐厅负责人、厨师和服务员的岗位能力自我测评和考核
D. 为不同人群提供营养配餐和管理能力
E. 开展营养健康教育，指导服务员帮助消费者合理选餐

68. 随机抽取样本的目的是（　　）。
A. 研究总体参数和分布特征
B. 研究典型案例
C. 研究指标组成与相互关系
D. 从样本信息推断总体特征
E. 研究样本统计量及分布特征

69. 赵大妈，年龄 60 岁，体重 60 kg。确诊高血压，肾功能正常。建议其每天蛋白质摄入量为（　　）。
A. 48 g　　B. 72 g
C. 60 g　　D. 120 g
E. 30 g

70. 以下食品中，推荐学龄儿童食用的零食是（　　）。
A. 薯片　　B. 辣条
C. 坚果　　D. 爆米花
E. 冰激凌

71. 建议 6 月龄内婴儿纯母乳喂养，促进母乳喂养的措施不包括（　　）。
A. 帮助母亲在分娩后 1 h 内开始母乳喂养
B. 鼓励按时哺乳
C. 不给新生儿母乳外的任何饮料和食品
D. 24 h 母婴同室
E. 不给母乳喂养的孩子使用人工乳头或安慰物

72. 通过食物量推算营养素摄入量，能准确地分析每人每日食物摄入变化状况的个体膳食调查的方法是（　　）。
A. 食物频率法
B. 称重法
C. 24 小时回顾法
D. 电话调查法
E. 记账法

73. 关于血压测量时的读数，以下说法正确的是（　　）。
A. 读数时应以水银柱凸面的顶端为准
B. 读数取奇数值
C. 读数时应以水银柱凹面的低端为准
D. 若读数点位于两刻度之间，应读取下方刻度
E. 读数时应以水银柱凸面的低端为准

74. 退休的王奶奶，希望每天都能吃到美味可口的饭菜，同时又能满足身体的营养需求。营养指导员小春建议王奶奶在膳食设计中应注重（　　）。
A. 保证食物种类、荤素和色彩搭配，适当调味
B. 每日摄入薯类 300 g
C. 尽可能选择高脂肪的动物性食物
D. 多放盐和调味品，提高食物口感
E. 尽量选择价格高的食物

75. 营养指导员小春对血脂异常患者进行膳食指导，建议采用低脂、低胆固醇饮食，最符合的是（　　）。
A. 火腿、汉堡包、奶酪
B. 奶油饼干、巧克力、黄油
C. 炸鸡、奶油蛋糕、鱿鱼
D. 鱼类、蔬菜、全麦面包
E. 脱脂奶、咸鸭蛋、螺蛳粉

76. 在营养配餐的方法中，比较精确的是（　　）。

A. 食物交换份法　B. 能量交换法

C. 营养素计算法　D. 营养素交换法

E. 称重法

77. 高血压患者应减少摄入（　　）。

A. 镁　B. 钙

C. 钠　D. 锌

E. 钾

78. 营养指导员小春对血脂异常患者进行膳食指导，以下建议正确的是（　　）。

A. 减少餐数，每天只进食两餐

B. 应避免所有脂肪的摄入

C. 多吃动物内脏和脑，以补充营养

D. 多摄入高盐、高糖食物，以改善口感

E. 增加膳食纤维的摄入

79. 黄曲霉毒素主要污染的食品是（　　）。

A. 乳类　B. 大豆

C. 蔬菜　D. 海鱼

E. 花生和玉米

80. 食品中存活的细菌只是自然界细菌中的一部分，食品细菌绝大多数是（　　）。

A. 条件致病菌

B. 非致病菌+条件致病菌

C. 非致病菌

D. 致病菌+条件致病菌

E. 致病菌

模拟试卷五

1. 与碘合成相关的激素为（　　）。

A. 甲状腺激素　　B. 肾上腺皮质激素

C. 雌激素　　D. 胸腺激素

E. 神经垂体激素

2. 抗营养因子不包括（　　）。

A. 大豆低聚糖　　B. 蛋白酶抑制剂

C. 植酸　　D. 草酸

E. 植物红细胞凝血素

3. 谷粒中几个部分含有的营养成分不尽相同，其中富含脂肪的是（　　）。

A. 胚芽　　B. 种皮

C. 谷皮　　D. 糊粉层

E. 胚乳

4. 畜肉中铁的主要存在形式是（　　）。

A. 血清铁　　B. 非血红素铁

C. 铁蛋白　　D. 含铁血黄素

E. 血红素铁

5. 营养调查的样本常以（　　）为单位。

A. 企业　　B. 工厂

C. 个人　　D. 家庭

E. 社区

6. 判断超重和肥胖的指标是（　　）。

A. 上臂围　　B. 胸围

C. BMI　　D. 身高

E. 臀围

7. 营养素安全摄入范围是指（　　）。

A. 推荐摄入量与适宜摄入量之间

B. 平均需要量与可耐受最高摄入量之间

C. 平均需要量与适宜摄入量之间

D. 平均需要量与推荐摄入量之间

E. 推荐摄入量与可耐受最高摄入量之间

8. 缺乏维生素 B_1 会导致（　　）。

A. 口角炎　　B. 癞皮病

C. 脚气病　　D. 夜盲症

E. 佝偻病

9. 青春期生长发育从体格第二次突增开始，生长突增开始的年龄、增幅大小及持续时间因性别而异，男孩体格突增开始的年龄比女孩（　　）。

A. 晚 5 年　　B. 一样

C. 早 2 年　　D. 晚 2 年

E. 早 5 年

10. 国内预包装食品营养标签的基本要求不包括（　　）。

A. 以一个“方框表”的形式表示

B. 最小销售单元的包装上应有营养标签

C. 标签的营养信息应真实、客观

D. 食品营养成分含量应以百分比标示

E. 选择适当的营养标签的格式

11. 不属于营养调查内容的是（　　）。

A. 营养缺乏症临床检查

B. 食品供应情况及其影响决定因素

C. 一般情况调查

D. 体格检查

E. 膳食调查

12.《中国居民膳食指南（2022）》中，建议一日三餐的合理餐次比为（　　）。

A. 早餐 25%~30%，午餐 30%~60%，晚餐 40%~40%

B. 早餐 55%~40%，午餐 30%~60%，晚餐 30%~40%

C. 早餐 25%~30%，午餐 30%~40%，晚餐 10%~20%

D. 早餐 55%~40%，午餐 30%~40%，晚餐 30%~40%

E. 早餐 25%~30%，午餐 30%~40%，晚餐 30%~35%

13. 乳母的膳食指南推荐不包括（　　）。

A. 忌烟酒，避免喝浓茶或咖啡
B. 食物多样不过量
C. 保证供给充足的能量
D. 增加鱼、肉、蛋、奶、海产品的摄入
E. 控制水的摄入量

14. 食谱的评价内容不包括（　　）。
A. 食品成本评价
B. 食物种类多样化评价
C. 三大营养素供能比评价
D. 优质蛋白质占总蛋白质的比例评价
E. 三餐能量餐次比评价

15. 下列属于人际传播的是（　　）。
A. 传单　　B. 电视
C. 讲座　　D. 广播
E. 报纸

16. 健康信念模式认为信念是人们采纳健康行为的基础，感知采纳行为难易是指（　　）。
A. 他人效能
B. 社会人口学因素
C. 提示因素
D. 认知疾病的易感性和危险性
E. 感知采纳健康行为的益处和障碍

17. 有关饮食行为干预方法，下列说法错误的是（　　）。
A. 干预效果评估可以采用近期效果评价、中期效果评价、远期效果评价等
B. 对干预计划、干预过程、干预效果需要进行认真分析，总结有效的干预措施和方法
C. 饮食行为干预前需要对营养与健康信息进行分析，明确存在的健康问题及其危险因素
D. 饮食行为干预要明确重要行为与不重要行为，高可变性行为与低可变性行为。优先干预重要行为和低可变行为
E. 干预计划实施中应如实记录各项活动的开展情况

18. 食源性疾病的共同特征为（　　）。
A. 通过进食行为发病
B. 具有致癌性
C. 具有传染性
D. 发病率低
E. 死亡率高

19. 实施健康中国的行动纲领为（　　）。
A. 全民健康生活方式行动
B. 合理膳食行动
C.《中国居民膳食指南》
D.《"健康中国 2030"规划纲要》
E.《国民营养计划（2017—2030 年）》

20.《健康中国行动（2019—2030 年）》提出合理膳食行动，这属于营养健康促进领域的（　　）。
A. 强化营养健康社区行动
B. 发展个人营养健康
C. 营养健康相关政策
D. 营养健康支持性环境
E. 调整营养健康服务方向

21. 放久的鸡蛋有恶臭气味，是因为微生物分解了（　　）。
A. 维生素　　B. 矿物质
C. 碳水化合物　　D. 脂肪
E. 蛋白质

22. 不属于《国民营养计划（2017—2030 年）》中重大行动的是（　　）。
A. 合理膳食行动
B. 临床营养行动
C. 贫困地区营养干预行动
D. 学生营养改善行动
E. 吃动平衡行动

23. 下列有关食谱制定的步骤，正确的是（　　）。
A. 选择食物，评价食谱，确定能量和营养素目标，计算和调整
B. 确定能量和营养素目标，计算和调整，选择食物，评价食谱
C. 评价食谱，确定能量和营养素目标，选择食物，计算和调整

D. 选择食物，确定能量和营养素目标，计算和调整，评价食谱

E. 确定能量和营养素目标，选择食物，计算和调整，评价食谱

24. 碳水化合物的 AMDR 为（　　）。

A. 50%~65%　B. 5%~10%

C. 20%~30%　D. 10%~20%

E. 45%~60%

25. 谷类加工不宜过于精细，过度加工，营养素损失比例最多的是（　　）。

A. B 族维生素　B. 蛋白质

C. 矿物质　D. 脂肪

E. 碳水化合物

26. 下列肉制品中，易出现多环芳烃污染的是（　　）。

A. 咸肉　B. 卤肉

C. 腌肉　D. 熏肉

E. 酱肉

27.《中国居民膳食指南（2022）》中，建议每周不重复的食物种类至少达到（　　）。

A. 20 种以上　B. 25 种以上

C. 10 种以上　D. 12 种以上

E. 15 种以上

28. 维生素 D 在人体血液中的主要存在形式为（　　）。

A. 7-脱氢胆固醇

B. 24，25-$(OH)_2D_3$

C. 1，25-$(OH)_2D_3$

D. 25-$(OH)D_3$

E. 麦角固醇

29. 当发生原因不明的疾病暴发或流行时，从流行病学的角度工作的重点为（　　）。

A. 调查了解临床表现，使用多种手段诊断

B. 调查疾病分布特点、判断传播途径和原因

C. 首先隔离患者，防止继续传播

D. 寻找各个病例间的关联，以推测病因

E. 分析不同治疗方法的效果，探索疾病原因

30. 有关食物交换份法编制食谱的描述，下列说法不正确的是（　　）。

A. 根据血糖调整食物种类和数量

B. 同类食物不同种类间可以直接互换

C. 遵守平衡饮食原则，合理搭配

D. 每餐应包括粮食类、副食类、蔬菜类、烹调油

E. 控制脂肪，忌荤油、肥肉、煎炸、甜食，少盐

31. 中国居民平衡膳食宝塔建议水果的摄入量为（　　）。

A. 200~350 g/d　B. 200~300 g/d

C. 300~500 g/d　D. 120~200 g/d

E. 250~400 g/d

32. 健康教育的对象为（　　）。

A. 慢性病患者　B. 全人群

C. 儿童青少年　D. 孕产妇

E. 老年人

33. 食品添加剂的标准是（　　）。

A. GB 28050　B. GB 7718

C. GB 2760　D. GB 19644

E. GB 2762

34. 食品被黄曲霉毒素污染以后，易引起（　　）。

A. 结肠癌　B. 乳腺癌

C. 肺癌　D. 肝癌

E. 胃癌

35. 食物营养价值的常用评价指标不包括（　　）。

A. 食物的血糖生成指数

B. 食物中的抗营养因子

C. 营养素的种类及含量

D. 营养素质量

E. 泡发率

36. 世界卫生组织健康标准的内容不包括（　　）。

A. 体重适当，身材匀称，头、臂、臀比例协调

B. 对一般感冒和传染病有一定的抵抗力

C. 精力充沛，能从容不迫地应对日常生活工作和适应变化

D. 头发有光泽、无头屑

E. 睡眠不佳，熬夜高效工作

37. 依据格林模式，影响行为的因素可分为（　　）。

A. 环境因素、促成因素和强化因素

B. 倾向因素、促成因素和强化因素

C. 倾向因素、支持因素和强化因素

D. 支持因素、促成因素和强化因素

E. 支持因素、倾向因素和促成因素

38. 下列属于人体条件必需氨基酸的是（　　）。

A. 苯丙氨酸　　B. 蛋氨酸

C. 苏氨酸　　D. 谷氨酸

E. 半胱氨酸

39. 对群体进行行为干预后需评估干预效果，其中属于远期效果评价的常用指标组是（　　）。

A. 健康知识知晓率、发病率、患病率

B. 死亡率、信念持有率、行为改变率

C. 行为改变率、患病率、得分率

D. 发病率、患病率、死亡率

E. 健康知识知晓率、信念持有率、行为改变率

40. 关于营养健康传播资料中的折页，对其特点的描述正确的是（　　）。

A. 设计简单，制作快捷，成本较单页低廉，但不易于保存

B. 单页且正反面都印有营养健康宣传内容，信息简单明了，便于携带和保存

C. 通过色彩、构图、文字和空白搭配，具有强烈的视觉效果

D. 信息量大、内容系统完整，图文并茂，页数 8~48 页

E. 单页，由文字或文字加少量插图组成，信息呈现单一，吸引力较差

41. 绝经后女性最容易出现的营养问题是（　　）。

A. 维生素 B_1 缺乏

B. 钙缺乏导致的骨质疏松

C. 维生素 E 缺乏

D. 铁缺乏导致的贫血

E. 叶酸缺乏

42. 不属于脂溶性维生素的是（　　）。

A. 维生素 E　　B. 维生素 A

C. 维生素 C　　D. 维生素 K

E. 维生素 D

43.《中国居民膳食营养素参考摄入量（2023 版）》中，建议 65 岁及以上老年人膳食中蛋白质提供的能量占总能量的合适比例是（　　）。

A. 15%~20%　　B. 20%~30%

C. 8%~20%　　D. 50%~65%

E. 10%~20%

44. 关于拉斯韦尔传播模式的过程阶段，说法正确的是（　　）。

A. 传播者→信息→受传者→媒介→反馈

B. 传播者→信息→受传者→媒介→效果

C. 受传者→信息→媒介→传播者→效果

D. 传播者→信息→媒介→受传者→效果

E. 传播者→媒介→信息→受传者→效果

45. 小春因食用凉拌皮蛋而导致细菌性食物中毒，导致小春食物中毒的原因最有可能是（　　）。

A. 葡萄球菌　　B. 副溶血性弧菌

C. 肉毒梭菌　　D. 李斯特菌

E. 沙门氏菌

46. 人体维持细胞外液渗透压的主要阳离子是（　　）。

A. 钙离子　　B. 铁离子

C. 镁离子　　D. 钠离子

E. 钾离子

47. 小组讨论时，强调本次讨论应掌握的核心信息、关键技能，应在（　　）步骤进行。

A. 热身讨论　　B. 深入讨论

C. 结束语　　D. 开场白

E. 初步讨论

48. 下列食物中 GI 最低的是（　　）。

A. 大豆　　B. 西瓜

C. 土豆　　D. 山药

E. 南瓜

49. 提倡老年人应多吃鱼类，主要是因为（　　）。

A. 不饱和脂肪酸较多

B. 胆固醇含量低

C. 热量较低

D. 蛋白质含量高

E. 口感好，易消化

50. 一般成年人每日维生素 C 的 RNI 是（　　）。

A. 120 mg　　B. 80 mg

C. 150 mg　　D. 100 mg

E. 200 mg

51. 关于儿童超重肥胖的合理膳食，说法错误的是（　　）。

A. 少喝或不喝含糖饮料

B. 尽量少吃高能量食品，适量吃瘦肉、鱼虾、蛋、奶

C. 食物多样，谷类为主，适当吃些粗粮

D. 多吃蔬菜、水果

E. 少吃或不吃豆腐

52. 计算能量和营养素摄入量的主要依据是（　　）。

A. 膳食指南　　B. DRIs

C. 平衡膳食模式　　D. 膳食宝塔

E.《中国食物成分表》

53. 在研究膳食模式与高血压的关系进行膳食调查时，最适合使用的膳食调查方法是（　　）。

A. 称重法　　B. 膳食史法

C. 食物频率法　　D. 记账法

E. 24 小时回顾法

54. 不属于社区营养改善措施的是（　　）。

A. 营养教育和咨询服务

B. 推行食品强化

C. 普及营养知识

D. 调整膳食结构，预防慢性病

E. 监测营养状况指标

55. 关于水肿型儿童蛋白质－能量缺乏症的临床表现不包括（　　）。

A. 表情痛苦、食欲差

B. 皮肤易感染、破溃及皮疹

C. 血清蛋白不下降或略有下降

D. 面部丰满，称“满月脸”

E. 头发颜色改变、易脱落

56. 属于食物中毒的是（　　）。

A. 蜜蜂蜇伤

B. 消化不良

C. 发芽土豆中毒

D. 药物产生的不良反应

E. 缺维生素 B_1 引起的脚气病

57. 配餐时可以采用高蛋白质膳食的病患是（　　）。

A. 尿毒症　　B. 肝性脑病

C. 肾衰竭　　D. 严重骨折

E. 急性肾炎

58. 评价食物蛋白质营养价值时，作为参考蛋白的是（　　）。

A. 大米蛋白质　　B. 牛乳蛋白质

C. 大豆蛋白质　　D. 肉类蛋白质

E. 鸡蛋蛋白质

59.《中国居民膳食指南（2022）》建议吃鱼、禽、蛋和瘦肉要适量，建议少吃的肉类不包括（　　）。

A. 肥肉　　B. 水产品

C. 腊肉　　D. 熏肉

E. 腌肉

60. 与孕前比较，孕中期每日膳食蛋白质的推荐摄入量增加（　　）。

A. 30 g　　B. 20 g

C. 15 g　　D. 10 g

E. 25 g

61. 下列油脂中饱和脂肪酸含量最高的是（　　）。

A. 橄榄油　　B. 牛油
C. 葵花籽油　　D. 鱼油
E. 猪油

62. 营养指导员在进行电话营养咨询时，以下做法正确的是（　　）。
A. 为节约时间，语速要尽可能快
B. 可以随时打断谈话，及时给予咨询者建议
C. 讲完自己想说的内容，即可结束电话咨询
D. 学会倾听并适时反馈
E. 无须记录任何信息

63. 孕期叶酸的 RNI 为（　　）。
A. 400 μg/d　　B. 500 μg/d
C. 600 μg/d　　D. 1000 μg/d
E. 800 μg/d

64. 对于老年人来说，下列可预防高同型半胱氨酸血症的营养素是（　　）。
A. 叶酸　　B. 维生素 D
C. 维生素 C　　D. 维生素 B_1
E. 维生素 E

65. 小明，小学生。身高和体重均较其他男童低，头发干黄。食欲较差，偏食，常吞食碎皮纸屑，容易发生口腔溃疡，成绩较差。其最可能缺乏的是（　　）。
A. 锌　　B. 铜
C. 铬　　D. 碘
E. 硒

66. 营养指导员小春对高血压患者进行膳食指导，建议减少食用（　　）。
A. 牛奶、大豆制品　B. 海带、茶叶
C. 银耳、木耳　　D. 挂面、方便面
E. 水产品

67. 营养指导员小春对血脂异常患者进行膳食指导，不建议采用的食用油是（　　）。
A. 亚麻籽油　　B. 葵花籽油
C. 鱼油　　D. 橄榄油
E. 黄油

68. 成年人若出现皮肤黏膜苍白、易疲劳、头晕、气短，指甲脆薄、反甲、怕冷、寒战等。严重者工作和劳动能力下降，抗病能力下降。主要是因为缺乏（　　）。
A. 铁　　B. 钙
C. 锌　　D. 硒
E. 碘

69. 某男士，48 岁。体检时发现空腹血糖 5.2 mmol/L，口服葡萄糖耐量实验 OGTT，2 小时血糖值为 9.8 mmol/L，可诊断为（　　）。
A. 糖尿病　　B. 高血压
C. 痛风　　D. 糖耐量减低
E. 空腹血糖受损

70. 想要了解某城市居民的食盐摄入量与高血压患病率之间的关系，应该采取的研究类型是（　　）。
A. 生态学研究　　B. 队列研究
C. 现况调查　　D. 病例对照研究
E. 流行病学实验研究

71. 关于《餐饮食品营养标识指南》的叙述错误的是（　　）。
A. 餐饮食品营养标识应当真实、客观、清晰、醒目
B. 网络交易餐饮食品可在餐盒等容器上标识营养信息
C.《餐饮食品营养标识指南》是强制执行性文件
D. 基本标示内容包括能量、脂肪和钠
E. 可自愿标示能量、脂肪、钠（食盐）以外的其他营养素

72. 测量血压时，测量方式正确的是（　　）。
A. 袖带松紧以能放入两指尖为宜
B. 连续多次测量血压，应至少等待 5 min 再进行下一次测量
C. 充气至桡动脉搏动消失后再升高 10 mmHg
D. 被测者站立测量
E. 第四阶段柯氏音为收缩压

73. 营养指导员小春对痛风患者进行膳食指

导，以下建议正确的是（　　）。

A. 每天全谷物食物不低于主食量的 40%

B. 减少豆腐、豆干等豆类加工制品

C. 避免鸡蛋、牛奶等高蛋白食物

D. 选择高血糖生成指数的碳水化合物类食物

E. 膳食纤维摄入量达到 25~30 g

74. 描述正态分布或近似正态分布计量资料集中位置的指标是（　　）。

A. 中位数　　B. 极差

C. 算术均数　　D. 标准差

E. 四分位数间距

75.《营养健康餐厅建设指南》中推荐的烹饪方法是（　　）。

A. 烤　　B. 煮

C. 熏　　D. 炸

E. 煎

76. 营养指导员小春到树人幼儿园食堂进行较长时期的膳食调查，应选择的膳食调查方法是（　　）。

A. 食物频率法　　B. 记账法

C. 膳食回顾法　　D. 化学分析法

E. 称重法

77. 给成年人进行身高测量时，以下操作错误的是（　　）。

A. 测量者眼睛与滑测板底面保持同一水平面进行读数

B. 被测量者站在踏板上，脚跟靠拢，脚尖分开约 30°

C. 被测量者脚跟、臀部和双肩胛角间三个点同时接触立柱

D. 被测量者需脱帽、赤足

E. 测量时，被测量者应立正姿势，保持收腹，两臂自然下垂

78.（　　）参与维生素 B_6 和烟酸代谢。

A. 维生素 C　　B. 叶酸

C. 维生素 B_{12}　　D. 维生素 B_2

E. 维生素 B_1

79.《中国居民膳食指南（2022）》中提出东方健康膳食模式，以下描述中最符合的是（　　）。

A. 饮食口味清淡，每天摄入多种食物，多吃新鲜蔬果，同时每天摄入适量的奶类和鱼虾水产

B. 偏爱高糖饮料和零食，主食以精细加工的米面为主，很少吃粗粮

C. 每天摄入大量高盐腌制食品，多吃油炸食物，蔬果摄入不足

D. 饮食单一，主要依赖肉类和面食，很少摄入蔬果

E. 经常外出就餐，喜欢吃快餐和方便食品，很少在家自己做饭

80. 上臂围可反映机体营养状况，且与体重密切相关。在进行上臂紧张围测量时，被测者上臂斜平举的角度是（　　）。

A. 90°　　B. 45°

C. 30°　　D. 60°

E. 120°

模拟试卷六（多选题）

1. 关于营养素与能量需要量的评价指标，下列说法错误的包括（　　）。
   A. 适宜摄入量的准确性远高于推荐摄入量
   B. 所有的营养素都能制定出其平均需要量
   C. 平均需要量能够满足97%~98%个体需要量的摄入水平
   D. 基础需要量又称最低需要量，是某种营养素维持身体正常生理功能的最低量
   E. 处于平均需要量和最高限量之间的区域是一个“安全摄入范围”
2. 《中国居民膳食营养素参考摄入量》(DRIs)是每日平均膳食营养素摄入量的一组参考值，包括（　　）。
   A. 平均需要量（EAR）
   B. 推荐摄入量（RNI）
   C. 特定建议值（SPL）
   D. 适宜摄入量（AI）
   E. 可耐受最高摄入量（UL）
3. 人体所需要的能量主要来源于食物中的（　　）。
   A. 蛋白质　　B. 脂肪
   C. 维生素　　D. 矿物质
   E. 碳水化合物
4. 成年人的能量消耗包括（　　）。
   A. 基础代谢　　B. 身体活动
   C. 食物热效应　　D. 生长发育
   E. 体脂储备
5. 蛋白质的主要生理功能包括（　　）。
   A. 抗生酮
   B. 供给能量
   C. 提供必需脂肪酸
   D. 参与机体免疫调节
   E. 构成和修复组织器官
6. 必需氨基酸包括（　　）。
   A. 酪氨酸　　B. 蛋氨酸
   C. 亮氨酸　　D. 赖氨酸
   E. 丝氨酸
7. 必需脂肪酸包括（　　）。
   A. EPA　　B. DHA
   C. 亚油酸　　D. 花生四烯酸
   E. α-亚麻酸
8. 常量元素包括（　　）。
   A. 钙　　B. 铁
   C. 碘　　D. 镁
   E. 钠
9. 与血液凝固有关的营养素包括（　　）。
   A. 钙　　B. 铁
   C. 维生素K　　D. 硒
   E. 维生素C
10. 利于钙吸收的膳食因素包括（　　）。
    A. 维生素D　　B. 赖氨酸
    C. 低磷饮食　　D. 乳糖
    E. 草酸
11. 维持神经肌肉的应激性和正常功能的营养素包括（　　）。
    A. 钠　　B. 钾
    C. 钙　　D. 铁
    E. 镁
12. 功能性铁的主要存在形式包括（　　）。
    A. 细胞色素　　B. 铁蛋白
    C. 肌红蛋白　　D. 细胞色素氧化酶
    E. 血红蛋白
13. 促进铁吸收的因素包括（　　）。
    A. 维生素C　　B. 柠檬酸
    C. 钙　　D. 植酸
    E. 维生素B_2

14. 对于锌的生理功能叙述，正确的包括（　　）。
   A. 锌缺乏可导致生长停滞
   B. 锌缺乏可导致味觉障碍
   C. 锌缺乏可造成细胞膜功能受损
   D. 锌缺乏可导致学习记忆功能降低
   E. 锌缺乏可导致伤口不易愈合
15. 脂溶性维生素包括（　　）。
   A. 维生素 C　　B. 维生素 K
   C. 维生素 D　　D. 维生素 E
   E. 叶酸
16. 下列维生素名称对应，正确的包括（　　）。
   A. 维生素 A——视黄醇
   B. 维生素 E——生育酚
   C. 维生素 B_1——硫胺素
   D. 烟酸——维生素 B_5
   E. 维生素 C——抗坏血酸
17. 下列关于维生素 A 的生理功能，叙述正确的包括（　　）。
   A. 维持上皮细胞的形态完整
   B. 预防动脉粥样硬化
   C. 对组织恶变过程中的细胞发挥抗肿瘤作用
   D. 参与细胞 RNA、DNA 的合成
   E. 缺乏可导致精子数量减少、活力下降
18. 抗氧化物质包括（　　）。
   A. 维生素 K　　B. 谷胱甘肽
   C. α-生育酚　　D. 维生素 C
   E. 类胡萝卜素
19. 叶酸缺乏会导致（　　）。
   A. 胎儿神经管畸形
   B. 脚气病
   C. 巨幼红细胞贫血
   D. 高同型半胱氨酸血症
   E. 新生儿出血症
20. 下列营养素营养状况评价指标，正确的包括（　　）。
   A. 钙：BMC、BMD
   B. 铁：血红蛋白
   C. 维生素 D：1，25-$(OH)_2D_3$
   D. 维生素 B_1：红细胞转酮醇酶活性系数
   E. 维生素 B_2：红细胞谷胱甘肽还原酶活性系数
21. 影响食物营养价值的因素包括（　　）。
   A. 所含营养素的种类
   B. 所含营养素的数量
   C. 食物的大小
   D. 所含营养素间的相互比例
   E. 消化、吸收和利用率
22. 食物营养价值的常用评价指标包括（　　）。
   A. 营养素的种类及含量
   B. 营养质量指数
   C. 食物利用率
   D. 食物的抗氧化能力
   E. 食物的血糖生成指数
23. 下列有关谷粒的叙述，正确的包括（　　）。
   A. 谷粒由外向里可分为谷皮、糊粉层、谷胚和胚乳四个部分
   B. 谷皮含纤维素、半纤维素和矿物质
   C. 糊粉层含有蛋白质和 B 族维生素
   D. 谷胚富含 B 族维生素和维生素 E，以及脂肪
   E. 胚乳中主要是淀粉和少量脂肪
24. 十字花科蔬菜包括（　　）。
   A. 小白菜　　B. 萝卜
   C. 花菜　　D. 胡萝卜
   E. 生菜
25. 水果中的有机酸作用包括（　　）。
   A. 刺激消化腺分泌
   B. 保护维生素 C
   C. 增进食欲
   D. 阻碍矿物质的吸收
   E. 引起便秘
26. 抗营养因子包括（　　）。
   A. 植物固醇
   B. 多酚化合物

C. 植物红细胞凝血素
D. 大豆低聚糖
E. 蛋白酶抑制剂

27. 下列食用油中，不属于高饱和脂肪酸类的包括（　　）。
A. 大豆油　　B. 椰子油
C. 鱼油　　D. 牛油
E. 橄榄油

28. 研制强化食品的目的包括（　　）。
A. 弥补食物在加工、储存时造成的营养素损失
B. 改善一定地域范围内人群的营养素摄入水平
C. 弥补某些天然食品营养成分的缺陷
D. 特殊人群的预防需要
E. 延长食品的保存时间，防止食物腐败变质

29. 营养调查的内容包括（　　）。
A. 实验室生化检查
B. 体格检查
C. 膳食调查
D. 营养缺乏病临床检查
E. 一般情况调查

30. 膳食调查常用方法包括（　　）。
A. 食物交换份法　　B. 记账法
C. 询问法　　D. 化学分析法
E. 计算法

31. 下列有关膳食调查方法叙述，正确的包括（　　）。
A. 称重法的主要优点是能准确称量食物份额的大小
B. 记账法耗费人力少，适合家庭、托幼机构、学校和部队的调查
C. 化学分析法由于费用高，仅适于较小规模调查
D. 24 小时回顾法一般选用连续 5 天调查方法
E. 食物频率法可研究既往膳食习惯和某些慢性疾病的关系

32. 在用膳食史法进行膳食调查时，可能的误差来源包括（　　）。
A. 随时间增加的变异
B. 估计食物消费频率
C. 食物成分表
D. 改变真实膳食
E. 遗漏食物

33. 给成年人进行身高测量时，以下操作正确的包括（　　）。
A. 测量者眼睛与滑测板底面保持同一水平面进行读数
B. 被测量者站在踏板上，脚跟靠拢，脚尖分开约 90°
C. 测量者需确保被测量者的双肩胛角、臀部和脚跟同时接触立柱
D. 被测量者需脱帽、赤足，室温保持在 25℃
E. 测量时，被测量者应保持收腹，两臂自然下垂

34. 给 2 岁以上人群测量体重时，以下操作正确的包括（　　）。
A. 使用前以 1 kg 标准砝码为参考校准体重秤
B. 记录体重时应精确到小数点后两位
C. 测量前需确保体重秤放置平稳
D. 读数时应确保视线与体重秤刻度线平行
E. 测量时应穿着日常衣物，避免厚重外套

35. 给成年人测量血压时，以下操作正确的包括（　　）。
A. 肘窝与心脏处于同一水平高度
B. 袖带下缘放置在肘窝上方约 2.5 cm 处
C. 充气至桡动脉搏动消失后再升高 30 mmHg
D. 第一阶段柯氏音为收缩压
E. 读数以水银柱凸面的顶端为准

36. 以下有关膳食状况评价叙述，正确的包括（　　）。

A. 一个人习惯吃 2 餐为一个人日
B. 计算乳类摄入量时要折算为鲜奶量再相加
C. 计算大豆类摄入量时要折算为豆腐干量再相加
D. 个体摄入量达到或超过 RNI，可认为摄入量充足
E. 能量 EER=能量 EAR

37. 下列关于中国居民平衡膳食宝塔的叙述，正确的包括（　　）。
A. 对应能量需要量在 1600~2400 kcal 人群
B. 是一个营养上比较理想的膳食模式
C. 谷薯类食物位于顶层
D. 各类食物的摄入量一般指食物的熟重
E. 鱼、禽、肉、蛋、奶等食物位于第三层

38. 下列有关体格测量的评价叙述，正确的包括（　　）。
A. 身高别体重偏低，表示较急性的营养不良
B. BMI < 18.5 kg/m^2 是体重过低
C. 男性腰围≥ 85 cm 判定为中心性肥胖
D. 女性腰臀比 > 0.85 判定为中心性肥胖
E. 年龄别身高低于参考标准身高中位数减两个标准差，为重度生长迟缓

39. 下列有关慢性病评价方法叙述，正确的包括（　　）。
A. 典型糖尿病症状加糖化血红蛋白≥ 6.5% 可诊断为糖尿病
B. 既往有高血压史，目前正在使用降压药物，血压低于 140/90 mmHg，不应诊断为高血压
C. 血脂测定通常包括血清 TC、甘油三酯（TG）、HDL-C 和 LDL-C 四项
D. 非同日两次血尿酸的水平超过 360 μmol/L 可诊断为高尿酸血症
E. 高密度脂蛋白胆固醇升高对于动脉粥样硬化性心血管疾病是一个保护因素

40. 《中国居民膳食指南（2022）》对于一般人群提出八条核心准则，包括（　　）。
A. 食物多样，谷类为主
B. 吃动平衡，健康体重
C. 多吃蔬果、奶类、全谷物、大豆
D. 适量吃鱼、禽、蛋、瘦肉
E. 少盐少油，控糖禁酒

41. 《中国居民膳食指南（2022）》推荐成年人身体活动量，说法正确的包括（　　）。
A. 各年龄段人群应每天坚持日常身体活动
B. 每天主动进行身体活动 6000 步
C. 减少久坐时间，每两个小时起来动一动
D. 每周至少进行 3 天中等强度身体活动
E. 适当进行高强度有氧运动和阻抗运动

42. 减少食盐摄入量的措施包括（　　）。
A. 关注隐形盐，少吃高盐（钠）食品
B. 用大酱类替代食盐
C. 选用新鲜食材，巧用替代的方法
D. 烹调时使用定量盐勺或控盐瓶
E. 菜下锅时就放盐

43. 下列有关平衡膳食宝塔的叙述，正确的包括（　　）。
A. 共分五层
B. 蔬菜类和水果类占据第二层，每人每天应分别吃 300~500 g 和 200~350 g
C. 坚果每天 25 g 左右
D. 每人每天摄入烹调油不超过 25~30 g
E. 每周吃鱼 2 次，达到 300~500 g

44. 下列有关孕妇、乳母营养需要与膳食指导的叙述，正确的包括（　　）。
A. 建议至少在孕前 3 个月开始每日服用 400 μg 叶酸补充剂
B. 有早孕反应的孕妇要补充适量碳水化合物
C. 孕中期每日膳食蛋白质的推荐摄入量需要增加 30 g
D. 孕前低体重，孕期总增重 11.0~16.0 kg
E. 乳母膳食应比一般非孕妇女每日增加 25 g 蛋白质

45. 下列关于婴幼儿辅食添加的叙述，正确的包括（　　）。
A. 建议从 3 月龄开始添加
B. 建议从富含铁的泥糊状食物开始添加
C. 多由液体、半固体逐渐过渡到固体食物
D. 添加量由少到多，由稀到稠
E. 种类逐渐增加

46. 下列有关儿童营养需要与膳食指导叙述，正确的包括（　　）。
A. 学龄前儿童设计膳食时，以一日“三餐三点”制为宜
B. 学龄前儿童应选择营养素密度高的食物
C. 9~17 岁钙的 RNI 为 1000 mg/d
D. 在青春期，一般来说男性的体格突增比女孩早 2 年
E. 食物多样，每天 12 种

47. 下列有关老年人营养需要与膳食指导的叙述，正确的包括（　　）。
A. 老年人男女膳食蛋白质的 RNI 分别为 72 g/d 和 62 g/d
B. 提倡老年人多吃鱼类
C. 多采用清蒸、炖煮的方法
D. 对老年素食人群推荐大豆及其制品，并推荐选用发酵豆制品，补充易缺少的维生素 B_{12}
E. 高龄老年人 BMI 建议为 22~26.9 kg/m^2

48. 营养配餐的理论依据包括（　　）。
A. 中国居民平衡膳食宝塔
B.《中国营养科学全书》
C.《中国食物成分表》
D.《中国居民膳食指南》
E.《中国居民膳食营养素参考摄入量》

49. 食谱的评价内容包括（　　）。
A. 三大营养素供能比评价
B. 能量和营养素的摄入量评价
C. 三餐能量摄入分配评价
D. 优质蛋白质比例评价
E. 食物种类多样化评价

50. 为了确定食谱是否编制科学合理，食谱的评价步骤包括（　　）。
A. 计算各类食物的数量和重量
B. 计算营养素的量，与同年龄、同性别人群的可耐受最高摄入量进行比较
C. 将食物按照食物类别排序
D. 碳水化合物、脂肪、蛋白质三种营养素提供能量及占总能量的比例
E. 计算出动物性及大豆类食物中蛋白质占总蛋白质的比例

51. 水肿型儿童蛋白质-能量缺乏症的临床表现包括（　　）。
A. 血清蛋白不下降或略有下降
B. 面部丰满，称“满月脸”
C. 极度消瘦如皮包骨，体重下降
D. 浮肿
E. 皮肤易感染、破溃及皮疹

52. 下列有关维生素缺乏症状的叙述，正确的包括（　　）。
A. 维生素 A 缺乏导致“蟾皮症”
B. 成人维生素 D 缺乏导致佝偻病
C. 维生素 B_2 缺乏导致“口腔生殖系统综合征”
D. 烟酸缺乏导致脚气病
E. 叶酸缺乏导致巨幼红细胞贫血

53. 下列有关维生素食物来源的叙述，正确的包括（　　）。
A. 维生素 B_1 广泛存在于谷类、豆类、坚果、酵母、肉、鱼等食物中
B. 肝脏富含维生素 A 原
C. 牛奶中维生素 B_2 含量丰富
D. 玉米中的烟酸为游离型，吸收效果好
E. 水果中刺梨的维生素 C 含量最高

54. 下列有关矿物质缺乏症状的叙述，正确的包括（　　）。
A. 成年人缺钙会导致骨质疏松
B. 缺铁会导致巨幼红细胞贫血
C. 缺碘会导致克汀病

D. 缺硒会导致克山病

E. 缺锌会导致异食癖

55. 下列有关矿物质食物来源叙述，正确的包括（　　）。

A. 奶及奶制品富含钙

B. 动物全血、动物肝脏、畜禽肉含非血红素铁，吸收好

C. 海产品富含碘

D. 动物内脏、瘦肉、牡蛎富含锌

E. 每日钙补充剂补充量不应超过 2000 mg

56. 高同型半胱氨酸血症是因为缺乏（　　）。

A. 维生素 B_{12}　　B. 视黄醇

C. 维生素 B_6　　D. 烟酸

E. 叶酸

57. 下列食物中，高血压患者可以选择的包括（　　）。

A. 炸鸡　　B. 菌藻类食物

C. 水果　　D. 水产品

E. 全脂奶油

58. 根据《成人高脂血症食养指南（2023版）》，下列关于血脂异常患者的饮食治疗原则。叙述正确的是（　　）。

A. 每日烹调油不超过 25 克

B. 选用部分食药物质调节血脂水平

C. 脂肪摄入量占总能量 25%~35% 为宜

D. 适当增加不饱和脂肪酸的摄入

E. 动物蛋白摄入多选用鱼类、瘦肉

59. 营养指导员小春建议痛风患者在日常饮食中应食物多样，并限制嘌呤的摄入，以下建议不正确的包括（　　）。

A. 每天全谷物食物不低于主食量的 40%

B. 减少豆腐、豆干等豆类加工制品

C. 避免鸡蛋、牛奶等高蛋白食物

D. 鼓励摄入低 GI 的谷类食物

E. 尽量多吃水果

60. “三减三健”包括（　　）。

A. 健康口腔　　B. 减油

C. 健康体重　　D. 健康视力

E. 减糖

61.《国民营养计划（2017—2030 年）》中重大行动包括（　　）。

A. 生命早期 1000 天营养健康行动

B. 学生营养改善行动

C. 吃动平衡行动

D. 老年人群营养改善行动

E. 临床营养行动

62. 关于营养标签，下列说法正确的包括（　　）。

A. 用于指导消费者平衡膳食

B. 可满足消费者知情权

C. 预包装食品标签是营养标签的一部分内容

D. 包括营养成分表，营养声称和营养成分功能声称

E. 营养标签是预包装食品标签的一部分内容

63. 国内预包装食品营养标签的基本要求包括（　　）。

A. 标签的营养信息应真实、客观

B. 应使用中文

C. 选择适当的营养标签的格式

D. 食品营养成分表含量应以具体数值标示

E. 最小销售单元的包装上应有营养标签

64. 食品营养标签属于食品标签的一部分，它的目的包括（　　）。

A. 宣传食品的保健功能

B. 指导消费者平衡膳食

C. 保护消费者知情权

D. 促进食品贸易规范

E. 保护生产企业知识产权

65. 关于预包装食品营养标签的强制标示内容，下列说法正确的包括（　　）。

A. 能量、核心营养素的含量值

B. 营养成分功能声称的其他营养成分含量

C. 营养强化后食品中该营养成分的含量值

D. 使用氢化油脂时，不用标示出反式脂肪酸的含量
E. 能量、核心营养素占营养素参考值的百分比

66. 下列关于《餐饮食品营养标识指南》的叙述，正确的是（　　）。
A. 餐饮食品营养标识应当真实、客观、清晰、醒目
B. 网络交易餐饮食品可在餐盒等容器上标识营养信息
C.《餐饮食品营养标识指南》不是强制执行性文件
D. 自助取用和展示用的餐饮食品，可在餐饮食品旁标示营养信息
E. 鼓励标明每份餐饮食品的质量或体积

67. 按照《营养健康食堂建设指南》要求，建设营养健康食堂，应满足一系列要求，包括（　　）。
A. 连续3年未发生食品安全事故，连续2年未受过食品安全相关行政处罚
B. 开展形式多样的营养健康知识宣传活动，营造营养健康氛围
C. 配备有资质的专（兼）职营养指导人员
D. 对所提供的餐饮食品进行营养标示
E. 设立“营养健康角”

68.《营养与健康学校建设指南》对食品安全的规定包括（　　）。
A. 学校食堂实施“明厨亮灶”
B. 学校食堂要实施分餐制度
C. 学校食堂要建立食品安全追溯体系
D. 学校食堂和校外供餐单位要建立健全食品安全管理制度，并在显著位置公示
E. 建立学校相关负责人陪餐制度和家长陪餐制度

69. 根据《营养与健康学校建设指南》要求，下列说法不正确的包括（　　）。
A. 使用电子产品开展教学时长原则上不超过教学总时长的20%
B. 学生营养餐食物种类每周至少达到12种
C. 以班级为单位的健康教育课程每学期至少10学时
D. 学生每学习日在校饮用奶及奶制品达200 mL
E. 学生营养餐每天公示带量食谱和营养素供给量

70. 社区营养改善的措施包括（　　）。
A. 普及营养知识
B. 调整膳食结构，预防慢性病
C. 监测营养状况指标
D. 营养教育和咨询服务
E. 推行食品强化

71. 营养教育包括（　　）。
A. 营养信息传播　B. 营养行为干预
C. 人际传播　D. 大众传播
E. 营养调查

72. 营养健康促进的基本策略包括（　　）。
A. 倡导　B. 赋权
C. 协调　D. 合作
E. 赋能

73. 营养健康促进的优先工作领域包括（　　）。
A. 调整卫生服务方向
B. 制定促进健康的公共营养政策
C. 发展个人营养健康技能
D. 开展社区营养健康促进行动
E. 创造营养健康支持性环境

74. 人际传播的特点包括（　　）。
A. 不需要任何非自然的媒介
B. 传播者是专业的传播机构和人员
C. 覆盖范围较小，传播速度较慢
D. 信息容易失真
E. 反馈及时，交流充分

75. 人际传播的主要形式包括（　　）。
A. 电视　B. 交流指导
C. 小组讨论　D. 咨询
E. 报纸

76. 关于常见传播媒介的特点，下列说法正确的包括（　　）。
A. 电视的优点是传播速度快，覆盖面广，信息量大，易于普及
B. 报纸需要受众具有一定的阅读能力
C. 画片、画册、折页的缺点是受版面限制，信息量较少
D. 视频材料直观形象生动，对受众文化程度要求较低
E. 新媒体信息易于被多次、多级再传播，可以在短时间内迅速扩散，影响力大

77. 依据格林模式，影响行为的因素分为（　　）。
A. 倾向因素　B. 促成因素
C. 遗传因素　D. 环境因素
E. 强化因素

78. 在健康信念模式中，是否采纳有利于健康的行为相关因素包括（　　）。
A. 感知疾病的威胁
B. 感知采纳健康行为的益处和障碍
C. 自我效能
D. 社会人口学因素
E. 提示因素

79. 行为阶段改变理论包括（　　）。
A. 无转变打算阶段
B. 打算转变阶段
C. 转变准备阶段
D. 行动阶段
E. 复发阶段

80. 以下属于拉斯韦尔“5W”传播模式的要素包括（　　）。
A. 传播效果　B. 传播主体
C. 传播媒介　D. 反馈
E. 传播受众

81. 饮食行为干预基本原则包括（　　）。
A. 科学性原则　B. 重要性原则
C. 可行性原则　D. 循序渐进原则
E. 保密性原则

82. 生活方式评估的内容包括（　　）。
A. 饮食行为　B. 身高、体重
C. 吸烟饮酒　D. 工作压力
E. 既往史

83. 关于饮食行为干预方法，下列说法正确的包括（　　）。
A. 饮食行为干预前需要对营养与健康信息进行分析，明确存在的健康问题及其危险因素
B. 优先干预重要行为和低可变行为
C. 干预计划实施中应如实记录各项活动的开展情况
D. 干预效果评估可以采用近期效果评价，中远期效果评价等
E. 对干预计划、干预过程、干预效果需要进行认真分析，总结有效的干预措施和方法

84. 高可变性行为的特征包括（　　）。
A. 正处在发展时期或刚刚形成的行为
B. 与文化传统或生活方式关系不大
C. 在其他计划中已有成功改变的实证
D. 社会不赞成的行为
E. 有身体上或心理上严重依赖

85. 饮食行为干预的中远期效果评价指标包括（　　）。
A. 知识知晓率　B. 发病率
C. 患病率　D. 死亡率
E. 信念持有率

86. 下列关于平面材料的叙述，正确的包括（　　）。
A. 常见的形式有海报、传单、折页和小册子
B. 海报的特点是有强烈的视觉效果，文字、构图具有较强吸引力
C. 传单的优点是设计简单、制作快捷
D. 小册子的特点是信息量大、内容系统完整
E. 折页是黑白印刷的正面有健康教育知识的单页

87. 下列关于小组讨论的叙述，正确的包

括（　　）。

A. 6~10 名符合特定条件的目标人群

B. 步骤为开场白→初步讨论→深入讨论→结束语

C. 小组讨论的核心部分是初步讨论

D. 深入讨论时特别强调本次讨论的核心信息、关键技能

E. 时长 1 个小时左右

88. 面对面营养咨询的形式包括（　　）。

A. 网络咨询　　B. 个别咨询

C. 街头咨询　　D. 集体咨询

E. 门诊咨询

89. 营养指导员小春在开展网络咨询中使用“问答集锦”，下列叙述正确的包括（　　）。

A. “问答集锦”可以大大节省时间

B. 根据咨询对象状况及问题做适当调整，保证针对性

C. 可减少对重复性问题的解答

D. 遇到相同问题时，可根据需要稍作修改后回答

E. “问答集锦”主要针对不会回答的疑难问题设置

90. 进行营养咨询的基本原则包括（　　）。

A. 友好性原则　　B. 针对性原则

C. 保密性原则　　D. 全面性原则

E. 平等性原则

91. 下列有关食品污染的叙述，正确的包括（　　）。

A. 按性质可分为生物性污染、化学性污染及物理性污染

B. 含蛋白质丰富的食物腐烂变臭

C. 评价食品卫生质量的细菌污染指标主要有菌落总数和霉菌菌相

D. 滥用食品添加剂属于化学性污染

E. 粮食中掺入沙石属于物理性污染

92. 下列有关食源性疾病的叙述，正确的包括（　　）。

A. 食源性疾病中以食物中毒最为常见

B. 我国细菌性食物中毒居首位的是沙门氏菌

C. 沿海地区多发生肉毒中毒

D. 污染食品的金属主要是汞、镉、铅、砷

E. 我国食源性疾病发病事件数和死亡人数最多的是四季豆中毒

93. 下列有关食物中毒成分叙述，正确的包括（　　）。

A. 木薯中的有毒成分是氰苷

B. 苦杏仁中的有毒成分是植物血凝素

C. 四季豆中的有毒成分是皂苷

D. 鲜黄花菜中的有毒成分是秋水仙碱

E. 发芽土豆中的有毒成分是龙葵素

94. 下列有关各类食品主要的食品安全问题及其卫生管理的叙述，正确的包括（　　）。

A. 粮谷的安全水分为 12%~14%

B. 豆类的安全水分为 10%~13%

C. 蔬菜、水果在生长时遇到干旱或收获后不恰当地存放、储藏和腌制，硝酸盐和亚硝酸盐含量增加

D. 畜肉最适宜食用的阶段是后熟

E. 熏肉易受到多环芳烃的污染

95. 公共卫生的职能范围包括（　　）。

A. 预防和控制疾病与伤残

B. 改善与健康相关的自然和社会环境

C. 提供基本医疗卫生服务

D. 保障和促进公众健康

E. 专注于治疗一个个单独患者的疾病

96. 健康生活方式中，健康四大基石包括（　　）。

A. 合理膳食　　B. 适量运动

C. 戒烟限酒　　D. 规律睡眠

E. 心理平衡

97. 流行病学的学科特征包括（　　）。

A. 个体的特征

B. 对比的特征

C. 概率论和数理统计学的特征

D. 预防为主的特征

E. 社会心理的特征

98. 在营养领域，常见的流行病学研究方法包括（　　）。

A. 横断面研究　　B. 生态学研究

C. 病例对照研究　　D. 队列研究

E. 流行病学实验研究

99. 统计学的意义包括（　　）。

A. 收集数据　　B. 总结经验

C. 进行预测　　D. 科学决策

E. 治疗疾病

100. 下列属于计量资料的包括（　　）。

A. 血压　　B. 体重

C. 性别　　D. 治疗效果

E. 血红蛋白

参考答案

模拟试卷一

1. E 2. C 3. E 4. A 5. E 6. C
7. D 8. D 9. D 10. C 11. E 12. C
13. C 14. C 15. B 16. C 17. B 18. B
19. D 20. C 21. B 22. D 23. C 24. C
25. C 26. E 27. E 28. A 29. D 30. D
31. C 32. C 33. C 34. D 35. D 36. C
37. C 38. C 39. E 40. B 41. C 42. D
43. C 44. A 45. B 46. D 47. D 48. A
49. D 50. C 51. D 52. E 53. C 54. A
55. B 56. D 57. D 58. A 59. E 60. C
61. C 62. E 63. D 64. D 65. C 66. A
67. E 68. B 69. D 70. A 71. B 72. E
73. B 74. C 75. E 76. E 77. B 78. A
79. B 80. A

模拟试卷二

1. B 2. A 3. C 4. A 5. C 6. B
7. B 8. B 9. D 10. D 11. E 12. A
13. C 14. A 15. A 16. D 17. D 18. E
19. B 20. B 21. C 22. C 23. A 24. A
25. B 26. A 27. E 28. C 29. D 30. A
31. D 32. B 33. A 34. A 35. C 36. C
37. B 38. E 39. E 40. C 41. E 42. B
43. D 44. D 45. B 46. B 47. B 48. B
49. D 50. C 51. E 52. B 53. A 54. D
55. A 56. E 57. A 58. D 59. E 60. C
61. B 62. C 63. E 64. E 65. A 66. B
67. B 68. E 69. B 70. C 71. A 72. A
73. C 74. C 75. C 76. D 77. A 78. D
79. D 80. D

模拟试卷三

1. D 2. D 3. E 4. A 5. C 6. B
7. D 8. B 9. D 10. E 11. D 12. B
13. E 14. B 15. C 16. D 17. A 18. A
19. E 20. B 21. E 22. B 23. C 24. D
25. D 26. A 27. E 28. C 29. E 30. C
31. C 32. D 33. E 34. E 35. C 36. A
37. C 38. C 39. B 40. C 41. E 42. E
43. C 44. A 45. D 46. C 47. A 48. E
49. D 50. B 51. A 52. C 53. E 54. C
55. C 56. D 57. B 58. C 59. E 60. D
61. C 62. A 63. B 64. A 65. C 66. E
67. E 68. C 69. D 70. C 71. B 72. C
73. B 74. D 75. A 76. D 77. C 78. A
79. E 80. A

模拟试卷四

1. B 2. E 3. A 4. D 5. C 6. D
7. C 8. E 9. D 10. D 11. D 12. A
13. D 14. A 15. E 16. D 17. A 18. E
19. B 20. B 21. C 22. C 23. E 24. E
25. A 26. C 27. B 28. A 29. D 30. B
31. C 32. C 33. B 34. E 35. A 36. C
37. D 38. B 39. A 40. C 41. E 42. D
43. E 44. D 45. C 46. B 47. E 48. C
49. A 50. C 51. B 52. E 53. C 54. C
55. C 56. D 57. B 58. D 59. D 60. B
61. D 62. A 63. C 64. D 65. B 66. A
67. C 68. D 69. C 70. C 71. B 72. B
73. A 74. A 75. D 76. C 77. C 78. E
79. E 80. C

模拟试卷五

1. A 2. A 3. A 4. E 5. D 6. C
7. E 8. C 9. D 10. D 11. B 12. E
13. E 14. A 15. C 16. E 17. D 18. A
19. D 20. C 21. E 22. A 23. E 24. A
25. A 26. D 27. B 28. D 29. B 30. A
31. A 32. B 33. C 34. D 35. E 36. E
37. B 38. E 39. D 40. B 41. B 42. C
43. A 44. D 45. E 46. D 47. C 48. A
49. A 50. D 51. E 52. E 53. C 54. E
55. C 56. C 57. D 58. E 59. B 60. C
61. B 62. D 63. C 64. A 65. A 66. D
67. E 68. A 69. D 70. B 71. C 72. A
73. E 74. C 75. B 76. B 77. B 78. D
79. A 80. B

模拟试卷六（多选题）

1. ABCE 2. ABCDE 3. ABE 4. ABC
5. BDE 6. BCD 7. CE 8. ADE 9. AC
10. ABCD 11. ABCE 12. ACDE 13. ABE
14. ABCDE 15. BCD 16. ABCE 17. ACDE
18. BCDE 19. ACD 20. ABDE 21. ABDE
22. ABCDE 23. ABCD 24. ABC 25. ABC
26. BCE 27. ACE 28. ABCD 29. ABCDE
30. BCD 31. ABCE 32. BCE 33. ACDE
34. CDE 35. ABCDE 36. ABDE 37. AB
38. ABD 39. ACE 40. ABC 41. ABE
42. ACD 43. ABDE 44. ABDE 45. BCDE
46. ABE 47. ABCDE 48. ACDE 49. ABCDE
50. ACDE 51. BDE 52. ACE 53. ACE
54. ACDE 55. ACD 56. ACE 57. BCD
58. ABDE 59. ABCE 60. ABCE 61. ABCDE
62. ABDE 63. ABCDE 64. BCD 65. ABCE
66. ABCDE 67. ABCDE 68. ABCDE
69. ABCE 70. ABDE 71. AB 72. ABC
73. ABCDE 74. ACDE 75. BCD 76. ABCDE
77. ABE 78. ABCDE 79. ABCD 80. ABCE
81. ABCD 82. ACD 83. ACDE 84. ABCD
85. BCD 86. ABCD 87. ABE 88. BCDE
89. ABCD 90. ABCE 91. ABDE 92. ABD
93. ACDE 94. ABCDE 95. ABCD
96. ABCE 97. BCDE 98. ABCDE
99. ABCD 100. ABE

模拟试卷的视频讲解，可以扫描本书封底二维码获取。